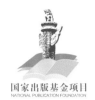

肿瘤规范化手术丛书

胃癌规范化手术

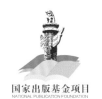

国家出版基金项目
NATIONAL PUBLICATION FOUNDATION

肿瘤规范化手术丛书

胃癌规范化手术

主　编　季加孚　步召德

副主编　张一楠　吴晓江

编　者（按姓氏汉语拼音排序）

步召德	陈佳辉	范　彪	冯梦宇
符　涛	何　流	季　科	季　鑫
金成根	李嘉临	李　阳	苏　昊
王安强	韦净涛	吴晓江	杨合利
杨雪松	张　霁	张一楠	周　凯

视频术者和制作者

　　季加孚　步召德

北京大学医学出版社

WEIAI GUIFANHUA SHOUSHU

图书在版编目（CIP）数据

胃癌规范化手术 / 季加孚, 步召德主编. —北京：
北京大学医学出版社, 2022.12
ISBN 978-7-5659-2792-8

Ⅰ. ① 胃… Ⅱ. ① 季… ② 步… Ⅲ. ① 胃癌—外科手术
Ⅳ. ① R735.2

中国版本图书馆CIP数据核字(2022)第244293号

胃癌规范化手术

主　　编：季加孚　步召德
出版发行：北京大学医学出版社
地　　址：（100191）北京市海淀区学院路 38 号　北京大学医学部院内
电　　话：发行部 010-82802230；图书邮购 010-82802495
网　　址：http ://www.pumpress.com.cn
E — mail : booksale@bjmu.edu.cn
印　　刷：北京金康利印刷有限公司
经　　销：新华书店
责任编辑：冯智勇　　责任校对：靳新强　　责任印制：李　啸
开　　本：889 mm × 1194 mm　1/16　印张：21.5　字数：696 千字
版　　次：2022 年 12 月第 1 版　2022 年 12 月第 1 次印刷
书　　号：ISBN 978-7-5659-2792-8
定　　价：220.00 元

前　言

自 1881 年 Theodor Billroth 成功完成第一例胃癌手术至今，胃癌外科发展历史已逾 140 余年。当前胃癌的治疗模式，是建立在分期基础上的多学科综合治疗，根治手术依然是胃癌治疗的核心。手术质量很重要，规范的手术是关键，不仅决定了患者的预后，而且影响围手术期安全。胃癌手术解剖复杂，涉及多个术野的转换，需处理的血管及淋巴结区域繁杂，这些都给初学者造成了不小的困难。现将我们的胃癌手术技术和经验编撰成书，以规范化治疗为基础，模块化手术为纲领，力求将复杂的胃癌根治手术分解为若干步骤，降低学习难度，提高手术效率和安全度。

《胃癌规范化手术》全书共计 17 章，涉及胃癌综合治疗、规范化切除、消化道重建、术中常见问题与处理、术后并发症的预防与处理等胃癌外科的方方面面。不仅有胃癌综合治疗理念的介绍，亦有胃癌手术操作的详细描述。本书具有以下特点：第一，将模块化手术思维贯穿始终，力求将复杂的胃癌手术分解为不同的模块。每个模块不仅对手术步骤进行讲解，亦涉及术者与助手之间的配合，可缩短学习曲线，提高手术效率，保证手术安全。第二，尽管腹腔镜技术在胃癌外科中应用越来越广泛，开腹手术依然是胃癌手术的基础，只有深刻理解开腹手术的各个环节，才能对胃癌外科解剖与手术有更深刻的认知，因此本书着重讲解胃癌开腹手术，希望每个医师能够奠定扎实的胃癌外科基本功。第三，在其他胃癌手术书籍中，多用示意图进行阐述，会对初学者造成一定的困惑。本书在各个手术模块中，都以示意图结合手术实际照片进行示例说明，示意图简明、清晰地显示手术核心步骤，术中照片则更真实地反映手术过程及解剖实际。在摄制术中照片过程中，编写团队克服了诸多困难，每张照片均精心挑选，力求以最清晰、最直观同时以最具美感的方式呈现给读者。

本书从策划到成书历时数年，是北京大学肿瘤医院胃癌手术经验的总结。在工作之余，临床一线外科医师进行文字编写、图片摄制、视频剪辑，每段文字、每张图片、每个视频都力求完美。尽管如此，疏漏或不足之处在所难免，还请广大读者不吝指出。付梓之际，向北京大学医学出版社表示衷心感谢，向所有参加此书编写和审校的同仁表示敬意。

季加孚　步召德

视频目录

开腹根治性远端胃切除术 66

腹腔镜根治性远端胃切除术 99

开腹根治性全胃切除术联合脾切除术 128

开腹根治性近端胃切除术 136

开腹根治性远端胃切除术后器械 Billroth Ⅰ式吻合 143

开腹根治性远端胃切除术后 Billroth Ⅱ式 +Braun 吻合 153

腹腔镜辅助根治性远端胃切除术后辅助切口 Billroth Ⅱ式 +Braun 吻合 157

全腹腔镜根治性远端胃切除术后腹腔镜下 Billroth Ⅱ式 +Braun 吻合 164

开腹根治性全胃切除术后 Roux-en-Y 吻合 183

开腹根治性全胃切除术后 Orvil 法 Roux-en-Y 吻合 196

开腹根治性近端胃切除术后食管残胃吻合 217

开腹根治性近端胃切除术后双通道吻合 231

目　录

第一章　胃癌规范化治疗概述 1

第一节　临床分期为基础的治疗策略 1

第二节　胃癌规范化手术概述 6

第三节　胃癌规范化围手术期治疗 10

第二章　胃癌手术解剖 13

第三章　开腹探查与腹腔镜探查术 43

第四章　开腹根治性远端胃切除术 49

第一节　概述 49

第二节　解剖要点 49

第三节　手术适应证及禁忌证 65

第四节　术前评估与准备 65

第五节　规范化手术操作 66

第五章　腹腔镜根治性远端胃切除术 95

第一节　概述 95

第二节　手术入路 97

第三节　规范化手术操作 99

第六章　根治性全胃和近端胃切除术 123

第一节　概述 123

第二节　解剖要点 124

第三节　根治性全胃切除手术适应证、禁忌证及术前准备 127

第四节　根治性全胃切除规范化手术操作 128

第五节　根治性近端胃切除规范化手术操作 136

第七章　远端胃切除术后消化道重建 139

第一节　概述 139

　　第二节　Billroth Ⅰ式吻合 ……………………………………………………………… 139

　　第三节　Billroth Ⅱ式吻合 ……………………………………………………………… 152

　　第四节　Roux-en-Y 吻合 ………………………………………………………………… 171

　　第五节　Uncut Roux-en-Y 吻合 ………………………………………………………… 173

第八章　全胃切除术后消化道重建 ……………………………………………………… 183

　　第一节　概述 ……………………………………………………………………………… 183

　　第二节　食管空肠端侧吻合 ……………………………………………………………… 183

　　第三节　OrVil 法 Roux-en-Y 吻合 ……………………………………………………… 196

　　第四节　反穿刺法 ………………………………………………………………………… 203

　　第五节　食管空肠功能性端端吻合 ……………………………………………………… 207

　　第六节　Overlap 法吻合 ………………………………………………………………… 211

　　第七节　Roux-en-Y 吻合术式评价 ……………………………………………………… 215

第九章　近端胃切除术后消化道重建 …………………………………………………… 217

　　第一节　概述 ……………………………………………………………………………… 217

　　第二节　食管残胃吻合 …………………………………………………………………… 217

　　第三节　间置空肠吻合 …………………………………………………………………… 226

　　第四节　双通道吻合 ……………………………………………………………………… 231

第十章　胃癌扩大根治术 ………………………………………………………………… 249

　　第一节　联合胰体尾及脾脏切除术 ……………………………………………………… 249

　　第二节　联合横结肠切除术 ……………………………………………………………… 251

　　第三节　联合肝脏切除术 ………………………………………………………………… 254

　　第四节　腹主动脉旁淋巴结清扫 ………………………………………………………… 258

第十一章　复发性胃癌 …………………………………………………………………… 265

　　第一节　概述 ……………………………………………………………………………… 265

　　第二节　解剖要点 ………………………………………………………………………… 266

　　第三节　手术适应证、禁忌证、术前评估与准备 ……………………………………… 269

　　第四节　手术步骤 ………………………………………………………………………… 269

第十二章　胃癌姑息手术 ………………………………………………………………… 273

第十三章　胃癌术中常见问题与处理 ……………………………………………………… 275

　　第一节　出血 …………………………………………………………………………… 275

　　第二节　周围器官损伤 ………………………………………………………………… 279

第十四章　胃癌术后并发症预防与处理 …………………………………………………… 281

　　第一节　术后出血 ……………………………………………………………………… 281

　　第二节　十二指肠残端漏 ……………………………………………………………… 283

　　第三节　吻合口漏 ……………………………………………………………………… 285

　　第四节　淋巴漏和乳糜漏 ……………………………………………………………… 286

　　第五节　腹腔感染、腹腔积液 ………………………………………………………… 287

　　第六节　消化道梗阻 …………………………………………………………………… 290

　　第七节　周围脏器损伤 ………………………………………………………………… 295

　　第八节　急性胰腺炎 …………………………………………………………………… 297

　　第九节　急性胆囊炎 …………………………………………………………………… 299

　　第十节　残胃动力障碍 ………………………………………………………………… 301

　　第十一节　肺部感染 …………………………………………………………………… 302

第十五章　加速康复外科在胃癌手术中的应用 …………………………………………… 305

　　第一节　加速康复外科（ERAS）简介 ……………………………………………… 305

　　第二节　ERAS 在入院前的应用 ……………………………………………………… 307

　　第三节　ERAS 在术前准备中的应用 ………………………………………………… 308

　　第四节　ERAS 在手术中的应用 ……………………………………………………… 310

　　第五节　ERAS 在术后管理中的应用 ………………………………………………… 311

第十六章　胃癌特殊问题 …………………………………………………………………… 315

　　第一节　胃食管结合部腺癌 …………………………………………………………… 315

　　第二节　早期胃癌 ……………………………………………………………………… 320

第十七章　胃癌术后随访 …………………………………………………………………… 331

索引 …………………………………………………………………………………………… 333

第一章　胃癌规范化治疗概述

第一节　临床分期为基础的治疗策略

外科手术是胃癌最有效的治疗方法。1881 年 Theodor Billroth 成功完成了第一例胃癌根治术之后，胃癌手术方式不断发展。在荷兰 Dutch 研究结果公布之后，D2 根治术被确定为经典的胃癌手术术式，并确立了手术在胃癌诊疗中的核心地位。但是，单纯手术治疗并不能够彻底解决肿瘤的治愈问题。尽管外科手术技术、手术设备及围术期管理水平不断进步，进展期胃癌术后复发率仍高达 20%～60%，复发的肿瘤患者往往在一年内死亡。此外，随着分子生物学、细胞生物学、免疫学等科学技术的不断发展，胃癌复发转移的分子机制逐步被揭示。1975 年肿瘤微转移概念的提出，血行、淋巴、种植转移理论的确立，明示胃癌是一种全身系统性疾病，单纯手术切除很难达到根治效果。因此，化疗、放疗与手术相结合的胃癌综合治疗模式逐步为人们所接受。

近年来，胃癌的综合诊疗取得丰硕成果，2007 年日本研究团队的 ACTS-GC 研究和 2012 年韩国研究团队的 CLASSIC 研究，均证实胃癌术后辅助化疗能够让患者生存获益，为东亚地区胃癌患者术后辅助化疗提供了循证医学证据。2006 年英国 MAGIC 研究和 2010 年德国 EORTC 40954 研究，奠定了胃癌术前新辅助化疗的地位，具有划时代的意义。随着医学技术的不断发展，我们对胃癌的理解逐渐加深，医生不应局限于胃癌传统外科手术治疗模式，而是应根据肿瘤的不同分期，多学科综合考量，制订由手术、化疗、放疗等组成的个体化综合治疗方案，以提高胃癌的治愈率，延长患者的生存时间。

一、胃癌的分期

目前胃癌最常用的分期方法有两种，即分别由日本胃癌学会（Japanese Gastric Cancer Association, JGCA）发布的分期和国际抗癌联盟（Union for International Cancer Control，UICC）、美国癌症联合会（American Joint Committee on Cancer，AJCC）联合发布的分期。日本胃癌学会分期是根据肿瘤浸润的解剖特点，特别是淋巴结分布来编订的。UICC/AJCC 分期是目前国际上使用最为广泛的分期方法，其主要是根据原发肿瘤浸润深度（T）、淋巴结转移（N）和远处转移情况（M）进行分期。但近年来这两个体系也有逐渐融合的趋势，在最新版的分期系统中，上述两个分期系统已经一致。尤为重要的是，胃癌手术淋巴结清扫后的检出率对于肿瘤的分期有重要影响。我国《胃癌诊疗规范（2021 年版）》要求最少检出 16 枚淋巴结，最好检获 30 枚以上。胃癌的分期主要有临床分期和病理分期：临床分期指以查体、影像学检查信息为基础进行的分期；病理分期是指以术后病理标本为依据进行分期。UICC/AJCC 分期标准见表 1-1-1～表 1-1-4。

二、分期检查项目

（一）超声内镜

超声内镜（endoscopic ultrasound, EUS）是判断原发肿瘤局部浸润深度的重要方法，在胃癌的精准分期和治疗效果评价方面有重要意义。超声内镜的检查结果可为肿瘤浸润深度（T分期）的判断提供重要依据，对于判断是否存在肿大淋巴结（N分期）也有较好的参考价值，还可以发现远处转移或扩散征象，如周围器官转移病灶（M分期）或存在恶性腹水等。EUS的诊断准确性与操作者的经验和水平相关，T分期判断准确率为60%~90%，N分期准确率在30%~80%。

（二）计算机体层成像

计算机体层成像（computed tomography, CT）检查对胃癌的分期判断十分重要，包括淋巴结转移情况、远处转移情况，如肝转移、肺转移、脑转移等；CT检查是胃癌初步诊断及治疗疗效评价的最重要项目。胃癌患者进行CT检查，应该常规进行增强扫描，同时口服制剂扩张胃腔，有利于消除管壁增厚的假象，更好地显示病变的范围和观察空腔脏器管壁形态及伸展性的变化等；同时有助于判断胃肠道走行，显示与周围脏器关系等。正常胃壁厚度在5mm左右，胃窦部较胃体部稍厚。在CT增强扫描中胃壁常显示为三层结构，内层与外层表现为明显的高密度带，中间为低密度带。内层大致相当于黏膜层，中间层相当于黏膜下层，外层为肌层和浆膜。胃癌在增强CT扫描中主要表现为胃壁增厚、肿块、溃疡、管腔狭窄等。

（三）腹腔镜探查

腹腔镜探查是有创检查，是一种重要的胃癌分期检查方法。影像学分期为T2以上或者淋巴结可疑阳性的患者，可考虑进行腹腔镜探查，以确定是否存在影像学检查无法分辨的腹膜种植转移。腹腔镜探查的优势在于可发现影像学上无法确定的腹膜种植转移病灶。考虑要进行术前治疗的患者，凡是分期为T2以上的患者，均建议进行腹腔镜探查加腹膜灌洗细胞学检查，以明确是否存在腹腔转移。腹腔镜探查对于判断淋巴结转移与否，融合淋巴结能否切除等并无明显优势。综合考虑目前胃癌诊疗指南中的推荐意见：当考虑术前治疗或手术时，应行腹腔镜探查评估腹膜播散情况；如考虑姑息性切除术，

则无须腹腔镜探查。

（四）磁共振成像

胃癌在磁共振成像（magnetic resonance imaging, MRI）检查中主要表现为胃壁增厚，肿瘤部位信号强度异常，在T_1WI呈等或稍低信号，在T_2WI呈高或稍高信号；向胃内或胃壁外突出的软组织肿块，肿块的信号强度与上述胃壁的增厚相同，如出现溃疡则呈不规则低信号或呈裂隙状凹陷，可以发现对比剂充填"龛影"等胃壁破坏的表现，可见正常胃壁组织信号的中断破坏。随着技术的进步，弥散加权成像（diffusion weighted imaging, DWI）等许多新技术能够更好地观察胃壁黏膜的细微变化，提供组织空间构成信息，病理生理状态下各组织成分之间水分子交换的功能状态，从而反映胃黏膜早期的细微改变。

（五）正电子发射计算机体层显像

正电子发射计算机体层显像（positron emission tomography and computed tomography, PET/CT）是根据肿瘤细胞对葡萄糖、氨基酸的代谢能力，氧的利用率及局部血流量的变化来进行诊断的检查方法。在一些特殊病理生理状态下，有可能出现明显的干扰，诸如炎症细胞、结核细胞的代谢，故可产生假阳性。扫描时间选取不当，也可产生假阳性结果。当肿瘤体积较小时，可产生假阴性结果。当肿瘤分化良好导致SUV（standard uptake value，标准摄入值）低，也可产生假阴性结果。PET/CT检查对腹膜转移漏诊率高。因此，需要根据实际情况审慎使用。不推荐作为常规检查方法。

三、不同分期的治疗模式

肿瘤不同分期的治疗模式图见图1-1-1。

早期胃癌根据侵犯深度可考虑胃镜下局部治疗或根治性手术，术后无须进行辅助放疗或化疗；局部进展期胃癌采取以手术为主的综合治疗模式，可直接进行根治性手术；或先进行新辅助化疗，再行根治性手术。根据术后病理分期决定是否需要辅助

表 1-1-1 第 8 版 AJCC/UICC TNM 分期标准

原发肿瘤	局部淋巴结	远处转移
Tx：原发肿瘤无法评价	Nx：淋巴结无法评价	Mx：无法评价是否有远处转移
T0：切除标本中未发现肿瘤	N0：局部淋巴结无转移	M0：无远处转移
Tis：原位癌	N1：局部转移淋巴结 1~2 枚	M1：存在远处转移
T1：侵犯黏膜固有层、黏膜肌层或黏膜下层 T1a：侵犯黏膜固有层或黏膜肌层 T1b：侵犯黏膜下层	N2：局部转移淋巴结 3~6 枚 N3：局部转移淋巴结 ≥7 枚	
T2：侵犯固有肌层 *	N3a：局部转移淋巴结 7~15 枚	
T3：侵犯至浆膜下结缔组织，但没有穿透脏腹膜（浆膜）或侵犯邻近组织结构 **	N3b：局部转移淋巴结 ≥16 枚	
T4：侵犯浆膜或邻近组织结构 *** T4a：侵犯浆膜 T4b：侵犯邻近组织结构		

* 肿瘤可以穿透固有肌层达胃结肠韧带、肝胃韧带或大小网膜，但没有穿透这些结构的脏腹膜。在这种情况下，原发肿瘤分期为 T3。如果穿透这些韧带或网膜脏层，则分期为 T4

** 胃的邻近组织结构包括脾、横结肠、肝、膈肌、胰腺、腹壁、肾上腺、肾、小肠及后腹膜

*** 经胃壁扩张至十二指肠或食管的肿瘤分期取决于包括胃在内这些部位的最大浸润深度

表 1-1-2 第 8 版 AJCC/UICC 胃癌临床 TNM 分期（cTNM）

	N0	N1	N2	N3	任何 N，M1
Tis	0				ⅣB
T1	Ⅰ	ⅡA	ⅡA	ⅡA	ⅣB
T2	Ⅰ	ⅡA	ⅡA	ⅡA	ⅣB
T3	ⅡB	Ⅲ	Ⅲ	Ⅲ	ⅣB
T4a	ⅡB	Ⅲ	Ⅲ	Ⅲ	ⅣB
T4b	ⅣA	ⅣA	ⅣA	ⅣA	ⅣB
任何 T，M1	ⅣB	ⅣB	ⅣB	ⅣB	ⅣB

表 1-1-3 第 8 版 AJCC/UICC 胃癌病理学 TNM 分期（pTNM）

	N0	N1	N2	N3a	N3b	任何 N，M1
Tis	0					Ⅳ
T1	ⅠA	ⅠB	ⅡA	ⅡB	ⅢB	Ⅳ
T2	ⅠB	ⅡA	ⅡB	ⅢA	ⅢB	Ⅳ
T3	ⅡA	ⅡB	ⅢA	ⅢB	ⅢC	Ⅳ
T4a	ⅡB	ⅢA	ⅢA	ⅢB	ⅢC	Ⅳ
T4b	ⅢA	ⅢB	ⅢB	ⅢC	ⅢC	Ⅳ
任何 T，M1	Ⅳ	Ⅳ	Ⅳ	Ⅳ	Ⅳ	Ⅳ

表 1-1-4　第 8 版 AJCC/UICC 胃癌新辅助治疗后 TNM 分期（ypTNM）

	N0	N1	N2	N3	任何 N，M1
T1	I	I	II	II	IV
T2	I	II	II	III	IV
T3	II	II	III	III	IV
T4a	II	III	III	III	IV
T4b	III	III	III	III	IV
任何 T，M1	IV	IV	IV	IV	IV

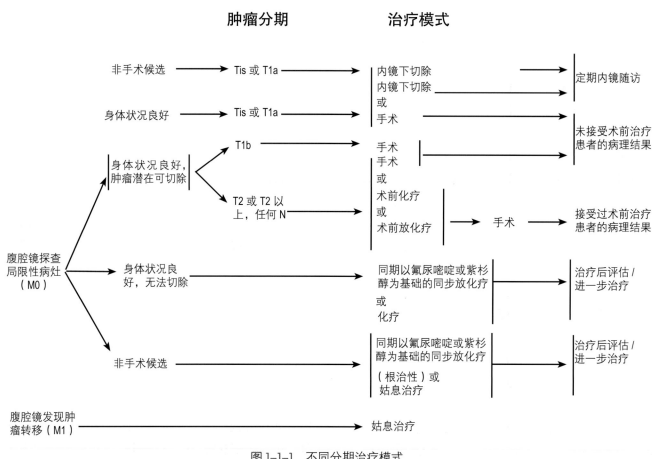

图 1-1-1　不同分期治疗模式

化疗。转移性胃癌采取以化学治疗为主的综合治疗，在恰当的时机给予姑息性手术、放射治疗、介入治疗、射频治疗等局部治疗手段，同时积极给予止痛、支架置入、营养支持等最佳支持治疗。早期胃癌和局部进展期胃癌以治愈为目的；转移性胃癌以改善生活质量、延长生存期为治疗目的。二者治疗理念及策略亦完全不同。

（一）早期胃癌

早期胃癌是指局限于胃黏膜内或黏膜下的胃癌，无论是否存在淋巴结转移。随着对早期胃癌淋巴结转移规律及生物学行为的进一步探索，早期胃癌的治疗模式发生了很大改变，有学者提出了胃癌缩小手术的概念，包括缩小胃切除范围和缩小淋巴结清扫范围等，从而实现在保证根治性治疗的基础上，提高患者的生活质量。缩小手术范围包括：①内镜胃黏膜切除术（endoscopic mucosal resection, EMR）和内镜黏膜下层剥离术（endoscopic submucosal dissection, ESD）；②胃局部切除术；③淋巴结清扫范围的缩小。缩小手术要求治疗前对肿瘤侵犯深度、形态类型、分化程度、肿瘤的大小以及有无淋巴结转移有准确的判断，对切除标本进行详尽的病理学检查，加强术后随诊等。

（二）进展期胃癌

1. 根治性手术

根治性手术要求完整地切除胃原发肿瘤并清扫胃周围淋巴结，并重建消化道。手术切缘要求距离肿瘤边缘 5 cm 以上，食管或十二指肠侧近、远端切缘应距离肿瘤边缘 3~4 cm，切除大、小网膜及胃周各组淋巴结。标准的 D2 根治术要求至少清扫 16 枚淋巴结。T4 分期的肿瘤要求整块切除肿瘤及其所侵犯的组织。D2 根治术是胃癌标准外科手术方式。

2. 淋巴结清扫范围

日本胃癌学会制定了胃周淋巴结分组分站的病理检查和评价指南。胃小弯侧淋巴结（第 1、3、5 组）和胃大弯侧淋巴结（第 2、4、6 组）及胃左动脉旁淋巴结（第 7 组）划分为 N1 站淋巴结。肝总动脉旁淋巴结（第 8 组）、腹腔动脉旁淋巴结（第 9 组）和脾门及脾血管旁淋巴结（第 10、11 组）划分为 N2 站淋巴结。更远处的淋巴结，包括腹主动脉旁淋巴结划分为 N3、N4 站淋巴结，被认为属于远处转移，即 M1。

根据胃癌手术时淋巴结清扫范围，可以将手术划分为 D0、D1 和 D2 手术。D0 手术指 N1 站淋巴结没有完全清扫。D1 切除术是指除了将受侵犯的近端胃、远端胃或全胃切除外，同时切除了大、小网膜淋巴结（包含了贲门右、贲门左淋巴结，胃小弯、胃大弯淋巴结，幽门上、幽门下淋巴结）。D2 切除手术则是在 D1 切除术的基础上，还要求清扫胃左血管旁淋巴结、肝总动脉旁淋巴结、腹腔干淋巴结、脾门和脾动脉旁淋巴结。

目前国内共识是将 D2 根治性手术作为标准的胃

癌外科术式。远端胃癌的 D2 淋巴结除了清扫传统的第一、二站淋巴结外，如果第 6 组淋巴结阳性，还应该清扫 14v 组（肠系膜上静脉旁淋巴结）淋巴结，也就是以往所说的 D2+ 手术的清扫范围。

3. 全胃切除与胃大部切除

对于肿瘤位于胃下部者，远端胃大部切除术的治疗效果与全胃切除基本一致，而且手术并发症明显减少，生活质量提高。对于近端胃癌，行全胃切除还是近端胃大部切除存在争论，两种手术方式都会带来生活质量显著下降和反流问题。早期近端胃癌，主要指 T1 期并且直径小于 4 cm 的肿瘤，可以考虑行近端胃部分切除，否则建议行全胃切除。术中冰冻病理检查切缘是近端胃癌手术的重要原则，有时需开胸手术以确保切缘阴性。

4. 胰体尾脾切除

目前没有可靠证据表明联合脾切除可使进展期胃癌患者生存获益，以下细节问题值得深入思考：①保留脾是否会增加脾门转移淋巴结残留的风险。②联合脾切除是否增加患者术后并发症和死亡风险。③脾切除后对长期生存的影响。根据数据统计，脾门淋巴结，即第 10 组淋巴结是否出现转移与肿瘤的部位以及浸润深度相关。研究结果显示，胃癌的淋巴结不会存在于胰腺的实质内，而是存在于脾血管周围的结缔组织中，清扫该区域的淋巴结，可以达到第 10、11 组淋巴结彻底清扫。因此，对于胃中上部癌直接侵犯胰体尾或第 10、11 组淋巴结阳性者，应行全胃切除联合脾及胰体尾切除术；而对于肿瘤未侵犯胰腺，单纯怀疑有第 10、11 组淋巴结转移者，主张保留脾。没有必要行预防性脾及胰腺体尾部切除及预防性常规清扫第 10 组淋巴结。荷兰的研究结果显示联合切除脾的患者，局部复发的风险反而更高。因此，除非明确肿瘤侵及脾门或探查到脾门有肿大淋巴结，否则不应该联合切除脾及清扫脾门淋巴结。

（三）晚期胃癌

晚期胃癌预后差，治疗效果欠佳。治疗原则以缓解症状、改善生活质量为主。如果出现明显的症状，可以考虑姑息性手术、化疗、对症支持治疗。

姑息性手术指原发肿瘤无法根治性切除，为了减轻由于梗阻、穿孔、出血等并发症引起的症状，可切除原发肿瘤并行胃空肠吻合、穿孔修补、空肠造口等手术操作。晚期胃癌化疗方案应根据实际情况进行选择，身体状态良好，心肺等重要脏器功能尚可者，可选择紫杉类、铂类、氟尿嘧啶类的三药联合方案。反之应选择毒性相对较小的奥沙利铂、卡培他滨两药联合方案。存在消化道梗阻时，可行支架置入或进行胃空肠吻合术以缓解症状。

近年来，晚期胃癌的姑息化疗有较大进步，尤其是新型分子靶向药物的出现，为晚期胃癌的治疗提供了新希望。我们期待临床研究结果，包括化放疗的结合、抗受体药物、疫苗、免疫治疗、抗血管生成药物等。在目前情况下，如果患者的一般状况良好，应鼓励患者参加临床试验，可能从治疗中获得更大利益。

第二节　胃癌规范化手术概述

本节将对胃癌根治术的不同手术方式进行总结梳理，结合我院胃肠肿瘤中心胃癌治疗的规范化、个体化、综合化及前沿化原则进行讨论。

一、胃的切除范围

（一）早期胃癌切除范围

早期胃癌手术切除范围应有 2 cm 以上的断端切缘。对于近端边界不明确的肿瘤，应术前行内镜检查，确定肿瘤边界并予以标记，术中根据标记确定切除范围。

（二）局部进展期切除范围

对于局限型肿瘤，术中应保证切缘距肿瘤 3 cm 以上；对于浸润型肿瘤，则应保证 5 cm 以上。断端距离达不到以上要求者，或可疑切缘阳性者，切缘需行快速冰冻病理学检查，确保断端阴性。对于食管胃结合部癌，食管断端未达到以上断端距离要求，须行术中断端的冰冻病理检查以保证断端阴性。

（三）不同手术方式切除范围

1. 全胃切除术（total gastrectomy, TG）

（1）定义：含贲门（食管胃结合部）和幽门（幽门环）的胃全切。

（2）适应证：cT2~4 或 cN（＋）的胃体部癌和部分胃食管结合部癌，无法保证近端切缘的胃下部癌，通常选择标准全胃切除术。即使能够保证近端切缘，因病变浸润胰腺需行全胃联合胰脾切除术。对于肿瘤位于胃大弯侧，存在 No.4sb 淋巴结转移时，考虑行联合脾切除的全胃切除手术。

2. 远端胃切除术（distal gastrectomy, DG）

（1）定义：含幽门而保留贲门的部分胃切除，切除胃的 2/3 以上。

（2）适应证：肿瘤位于胃远侧端 2/3 的病例，考虑行远端胃切除术。进展期胃癌，局限型（Borrmann Ⅰ型、Ⅱ型），肿瘤边缘距离肿瘤近端切缘 3 cm 以上，浸润型（Borrmann Ⅲ型、Ⅳ型）在 5 cm 以上选择根治性远端胃切除术。

3. 保留幽门胃切除术（pylorus-preserving gastrectomy, PPG）

（1）定义：保留胃上部 1/3 和幽门胃窦部一部分（3~4 cm）。

（2）适应证：位于胃中部的 cT1N0 肿瘤，且肿瘤远端距离幽门 4 cm 以上。

4. 近端胃切除术（proximal gastrectomy, PG）

（1）定义：含贲门（食管胃结合部）的胃切除，保留幽门。

（2）适应证：位于胃上部的 cT1N0 肿瘤，且可以保留 1/2 以上的胃。

5. 胃节段切除术（segmental gastrectomy, SG）

（1）定义：贲门和幽门两者保留的胃全周性切除术，保留幽门的胃切除术除外。

（2）适应证：该术式并非胃癌治疗标准术式，某些 T1a 期胃癌淋巴结转移率极低同时不适合内镜治疗的患者，可考虑该术式。

6. 胃局部切除术（local resection, LR）

（1）定义：胃的非全周性切除。

（2）适应证：胃良性肿瘤、平滑肌肉瘤、胃间质瘤等胃黏膜下肿瘤是胃局部切除的最佳手术适应证。无淋巴结转移的早期胃癌可行胃局部切除术。

7. 残胃全切（completion gastrectomy）

（1）定义：初次手术方式不计，含贲门或幽门的残胃全切除。

（2）适应证：①进展期残胃癌无论病变部位及范围大小。②残胃吻合口癌复发，无腹腔广泛转移，或仅有邻近脏器局部受侵。③首次手术为根治性切除，此次出现梗阻、出血等征象，但无大血管及重要脏器受累。

二、淋巴结清扫范围

（一）淋巴结清扫定义

根据目前的循证医学证据和国内外指南，淋巴结清扫范围要依据胃切除范围来确定。

1. D1 切除包括切除胃大小网膜及其包含在贲门左右、胃大小弯以及胃右动脉旁的幽门上、幽门下淋巴结以及胃左动脉旁淋巴结。

2. D2 切除是在 D1 的基础上，再清扫腹腔干、肝总动脉、脾动脉和肝十二指肠韧带的淋巴结。至少清扫 16 枚以上的淋巴结才能保证准确的分期和预后判断。对于 cT2~4 或者 cN（+）的肿瘤应进行 D2 清扫。

（二）淋巴结清扫适应证

1. D1 清扫：EMR、ESD 适应证之外的 cT1aN0

和 cT1bN0、分化型、直径＜1.5 cm 的胃癌。

2. D1+ 清扫：上述以外的 cT1N0 胃癌。

3. D2 清扫：能根治性切除的 cT2 以上的肿瘤和 cN(+) 的 cT1 肿瘤。

4. D2+ 清扫：为达到肿瘤的根治目的，在一些情况下可实施 D2 以上范围的扩大淋巴结清扫。

（1）胃下部癌同时存在 No. 6 组淋巴结转移，推荐行 D2+ No. 14v 淋巴结清扫。

（2）胃下部癌侵犯十二指肠时推荐行 D2+No. 13 淋巴结清扫。

（3）可疑腹主动脉旁淋巴结转移的胃癌行术前转化治疗后，以治愈为目的时行 D2+ No. 16 淋巴结清扫。

（4）原发肿瘤＞6cm，位于大弯侧，且术前分期为 T3 或 T4 的中上部胃癌建议行脾门淋巴结清扫。

（三）不同术式淋巴结清扫范围

1. 全胃切除术

（1）D0：未满足 D1 的清扫。

（2）D1：No. 1~7。

（3）D1+：D1+No. 8a、9、11p。

（4）D2：D1+ No. 8a、9、11p、11d、12a。

（5）食管浸润癌：D1+，追加 No. 110；D2，追加 No. 19、20、110、111。

2. 远端胃切除术

（1）D0：未满足 D1 的清扫。

（2）D1：No. 1、3、4sb、4d、5、6、7。

（3）D1+：D1+No. 8a、9。

（4）D2：D1+ No. 8a、9、11p、12a。

3. 保留幽门的胃切除术

（1）D0：未满足 D1 的清扫。

（2）D1：No. 1、3、4sb、4d、6、7。

（3）D1+：D1+No. 8a、9。

4. 近端胃切除术

（1）D0：未满足 D1 的清扫。

（2）D1：No. 1、2、3a、4sa、4sb、7。

（3）D1+：D1+No. 8a、9、11p。

（4）食管浸润癌：D1+，追加 No. 110（胸下部食管旁淋巴结）。

（5）D2：D1+No. 8a、9、11、19。

（四）保脾或切脾的循证医学证据

对于 U 区的进展期胃癌，JCOG0110 试验进行了保留脾的非劣性验证。结果显示，脾切除比脾保留的出血多，术后并发症发生率高。脾切除的 5 年生存率 75.1%，脾保留者为 76.4%，两者无统计学差异。因此对于胃 U 区进展期胃癌，肉眼无法看出 No. 10、11 淋巴结转移，对胰腺没有直接浸润，无食管浸润，或食管浸润在 3 cm 内，大弯侧不存在病变，肉眼为非 Borrmann Ⅳ 型的胃癌病例不推荐行常规脾切除。

（五）16组淋巴结不常规清扫的循证医学证据

对于该问题日本学者开展了临床研究 JCOG9501。研究发现，与 D2 清扫相比，D2+16 组淋巴结清扫并不能改善预后，两组间的无疾病进展生存率和总生存率无明显区别。研究者认为，可治愈性的胃癌行 D2+16 组淋巴结清扫术并无生存获益。

根据日本临床肿瘤研究组报告，沿肝总动脉、腹腔动脉、脾动脉有长径 >3 cm 的肿大淋巴结（包含 2 枚以上的融合淋巴结）或邻近 2 枚以上、长径 >15 mm 的肿大淋巴结定义为融合淋巴结（Bulky N）。一项日本 Ⅱ 期临床研究对该类患者首先进行 2 周期新辅助化疗（S1+ 顺铂），然后进行 D2+No. 16 组淋巴结清扫术，术后 5 年总体生存率为 53%。其中仅有 D2 区域 Bulky 淋巴结而无 No. 16a2、b1 转移，患者术后 5 年总体生存率为 68%；而有临床可见 No. 16a2、b1 转移而无 D2 区域 Bulky 淋巴结，患者术后 5 年总体生存率为 57%；两者均存在时，患者术后 5 年总体生存率仅为 17%。因此研究团队认为，胃癌患者如术前发现 No. 16a2、b1 转移，首先进行化疗，然后进行 D2+No. 16 组淋巴结清扫术的治疗模式能够获益。同时对于仅发现 D2 区域 Bulky 淋巴结的患者，新辅助化疗后预防性的 D2+No. 16 组淋巴结清扫术也能够获益。

对少数局限在 No. 16a2、b1 淋巴结肿大的胃癌患者，如无其他非治愈性因素的患者，推荐行新辅助化疗后进行腹主动脉周围淋巴结清扫术。

三、各个术式的重建

（一）全胃切除术后重建方式

Roux–en–Y 重建

我国胃中上部癌的发病率呈逐渐上升趋势，因此全胃切除的患者数量逐渐增加。全胃切除后的消化道重建方式大概有 70 余种，虽然吻合方式多样，但并无一种完美的重建方式。目前最常用的重建方式主要包括两类：食管空肠 Roux-en-Y 吻合术和恢复十二指肠通道连续性的间置空肠代胃术。对于吻合方式的选择，目前国内外仍然存在争论。间置空肠代胃术保留了十二指肠通道，可以使食物通过十二指肠刺激胆汁和胰液分泌，使之与食糜充分混合，有利于食物消化吸收，从而改善患者术后食物的消化和吸收，可提高长期生存患者的生活质量。但手术操作复杂，手术时间较长，必定会增加手术风险和术后并发症。食管空肠 Roux-en-Y 吻合术因操作简单，术后并发症发生率相对较低，能较好地解决发生反流性食管炎的问题。目前临床上使用的 Roux-en-Y 重建方式起源于 1947 年 Orr 医生的改良术式，即食管与空肠行端侧吻合术。虽然其在临床应用已达百年之久，但因操作简单、损伤小、术后并发症少等优点，至今仍被多数外科医生作为全胃术后的重建方式。为增强 Roux 支的储袋功效和防反流功能，Roux-en-Y 空肠支的长度也由 1924 年时的 7.5 cm 逐渐加长到今天的 40~60 cm。

（二）远端胃切除术后重建方式

1. Billroth Ⅰ法重建

该术式是远端胃次全切除后最常用的消化道重建方法。其吻合方法简单，食物通过符合生理途径，术后具有良好的临床效果。但其术后仍然有一些明显的不良症状，如上腹部疼痛和消化不良；胃十二指肠反流被认为是 Billroth Ⅰ 术式最主要的并发症，胆汁反流可能引起残胃和食管下端恶性肿瘤的发生。

2. Billroth Ⅱ 法重建

胃癌侵犯幽门环或十二指肠已有癌累及，残胃较小，预计 Billroth Ⅰ 式吻合造成吻合口张力过高，发生吻合口漏风险过高时，应施行 Billroth Ⅱ 式吻合术。Billroth Ⅱ 式消化道重建也是远端胃次全切除的常用术式，该术式的优点是不受胃切除范围的限制。特别是进展期胃癌一般主张采取 Billroth Ⅱ 式消化道重建，当残胃复发时，采取 Billroth Ⅱ 式消化道重建的患者手术会更容易。由于使用吻合器进行消化道重建，因此传统的手缝法 Billroth Ⅱ 式消化道重建已经很少被采用。Kang 等比较了经腹腔镜手术的 1259 例远端胃次全术后 Billroth Ⅰ 式（875 例）和 Billroth Ⅱ 式（384 例）的临床特征。研究发现 Billroth Ⅱ 式消化道重建更适用于肥胖患者（P=0.003）以及进展期病例（$P<0.001$），而 Billroth Ⅰ 式则常用于胃下 1/3 胃癌，且手术时间相对短。Billroth Ⅰ 式术后并发症发生率高于 Billroth Ⅱ 式（11.4% $vs.$ 6.9%，P=0.011），但是主要并发症的发生率无统计学差异。Billroth Ⅰ 式常发生肠腔内或腹腔出血，而 Billroth Ⅱ 式吻合口漏最常见。

3. Billroth Ⅱ +Braun 法重建

Billroth Ⅱ +Braun 法是在 Billroth Ⅱ 式吻合的基础上增加 Braun 吻合，该吻合术放弃了食物经过十二指肠通路，能显著减少术后反流的发生，是目前国内外应用较为广泛的抗反流术式。Vogel 等研究表明，在 Billroth Ⅱ 式吻合基础上增加 Braun 吻合可通过有效分流而显著减少胆汁反流，甚至认为其可作为 Roux-en-Y 的替代术式。

4. Uncut Roux-en-Y 法重建

经典的 Roux-en-Y 胃空肠吻合术需横断空肠肠管，有可能引起 Roux 潴留综合征。1995 年 Tu 和 Kelly 将不离断空肠肠管的 Roux-en-Y 胃空肠吻合术（Uncut Roux-en-Y 吻合）应用于临床，旨在克服 Roux 潴留综合征。国内梁寒教授回顾性分析了 419 例行远端胃切除术的患者，其中行 Billroth Ⅰ 式胃十二指肠吻合术 138 例，行非离断式 Roux-en-Y 重建 127 例，行改良 Billroth Ⅱ 式胃空肠吻合术 108 例，行 Roux-en-Y 胃空肠吻合术 46 例。研究表明行非离断式 Roux-en-Y 重建患者手术时间和术后住院时间较 Roux-en-Y 胃空肠吻合术短，Roux 潴留综合征发生率较 Roux-en-Y 胃空肠吻合术降低。术后反流性残胃炎发生率明显低于行 Billroth Ⅰ 式胃十二指肠吻合术和改良 Billroth Ⅱ 式胃空肠吻合术。吻合口溃疡发生率明显低于改良 Billroth Ⅱ 式胃空肠吻合术。因此，Uncut Roux-en-Y 重建在保留传统 Roux-en-Y 胃空肠吻合术减少碱性反流优点的同时，克服了发生 Roux 潴留综合征的弊病，是远端胃大部切除理想的消化道重建手术方式。

（三）保留幽门胃切除术（PPG）后重建方式

1. 胃 – 胃吻合法重建

远端胃切除术和全胃切除术是最常用的胃癌手术方式，但是部分患者术后会发生倾倒综合征、胆汁反流性胃炎、反流性食管炎等并发症。这些并发症会进一步导致患者营养不良，体重下降，严重影响患者术后生活质量。在 1967 年 Maki 等首次报道保留幽门胃切除术（pylorus-preserving gastrectomy，PPG）用于胃溃疡的治疗。在 1991 年 Kodama 等首次把 PPG 用于早期胃癌的治疗，可以明显改善远端胃切除术后的症状，减少术后倾倒综合征、胆汁反流性胃炎及反流性食管炎的发生，较好地改善患者术后的整体生活质量。

保留幽门胃切除术主要用于胃中部早期胃癌的治疗，其吻合方式为胃胃吻合。主要操作过程为：在幽门近侧部 3 cm 处切断胃，行胃大部切除，以幽门部残胃口径确定残胃断端大弯侧口径，进行胃胃对端吻合。吻合口两断端用 4-0 丝线固定，后壁用 4-0 丝线行浆肌层缝合和 3-0 可吸收线行全层缝合，前壁采用 3-0 可吸收线行黏膜层对黏膜层、浆肌层对浆肌层的两层连续缝合。最终从幽门到吻合部的距离约 2.5 cm。

（四）近端胃切除术后重建方式

1. 食管残胃吻合

食管残胃吻合是临床上最常用的吻合术式。因近端胃切除手术操作切断了迷走神经，切除了食管胃结合部防反流结构（包括食管下端括约肌、膈肌角、膈肌食管韧带、His 角等），术后残胃内食物易反流入食管内，导致反流性食管炎。同时易出现胃排空障碍、呃逆。另外，吻合口狭窄也可能加重反流症状。最新报道显示，单纯食管残胃吻合后，34.1% 的患者有胃灼热（反酸）症状，22% 的患者诊断为反流性食管炎，22% 的患者有吻合口狭窄，5% 的患者出现吞咽困难。相比于间置空肠和双通道吻合方式，食管残胃吻合术手术操作相对简单，手术时间短，术中出血量少，比较适合于耐受性较差的老年患者和基础病较多的患者。

2. 间置空肠

间置空肠术式的临床应用由来已久。近端胃次全切除术后间置空肠是近年来常用的消化道重建方法。Tokunaga 等回顾分析了 76 例近端胃次全切除术后采取间置空肠或食管胃吻合（esophagogastrostomy，EG）患者术后反流性食管炎发生情况。两组均采取食管或空肠残胃前壁端 - 侧吻合。间置空肠组患者中，重度反流性食管炎的发生率显著低于 EG 组（$P=0.001$）。在间置空肠组，间置空肠长度 10 cm 组较 10 cm 以上组患者更便于术后

内镜检查，以观察残胃情况。间置空肠重建可以降低反流性食管炎和倾倒综合征的发生率，从而改善患者术后营养状态，提高术后生活质量。

3. 双通道法

双通道吻合是目前近端胃切除术后临床上常用的一种术式。Ajkou 等首先报道了采取保留胃窦的双通道消化道重建法。该重建方式的优势在于能够使食物通过十二指肠通路，这对恢复消化道神经内分泌功能及促进胃肠肽激素释放有重要意义。食糜进入十二指肠可刺激十二指肠分泌促胰酶素和缩胆囊素，促进胆囊收缩，促进胆汁排入肠道及胰液、胰酶分泌，并使之与食糜充分混合，有利于消化。改善胃肠激素的调节，促进铁、钙、脂类及蛋白质的吸收，从而改善患者术后的营养状态。该术式的其他一些优点包括：远端残胃保留了内因子分泌能力，有利于维生素 B_{12} 的吸收，促进红细胞生成，可一定程度预防术后恶性贫血的发生。保留残胃十二指肠路径，术后仍可行胆道镜、经内镜逆行性胰胆管造影术等检查或治疗。

第三节 胃癌规范化围手术期治疗

一、辅助化疗

辅助化疗指手术后进行的化疗治疗，其主要目的是通过化疗杀灭手术后可能残留在体内的癌细胞，巩固手术治疗的效果，降低术后肿瘤复发率从而延长生存时间。并不是所有的胃癌患者术后都需要接受辅助化疗，肿瘤分期早的患者并不需要接受辅助化疗，定期复查即可。对于进展期胃癌患者则需要接受辅助化疗，可选单药或联合方案。

日本临床试验（ACTS-GC）证实了术后患者采用 S-1 进行辅助化疗的疗效和安全性。韩国和中国的临床试验（CLASSIC）证实了接受 D2 淋巴结清扫手术（D2 切除）的 Ⅱ ～ Ⅲ B 期术后患者采用卡培他

滨联合奥沙利铂进行辅助化疗的疗效和安全性。

根据我国《胃癌诊疗规范（2021 年版）》，辅助化疗适用于未接受新辅助化疗，D2 胃癌根治术后病理分期为 Ⅱ 期及 Ⅲ 期者。Ⅰ A 期不建议辅助化疗，对于 Ⅰ B 期胃癌是否需要进行术后辅助化疗，目前循证医学证据并不充分，但淋巴结阳性患者（pT1N1M0）应该进行辅助化疗，对于 pT2N0M0 分期的患者，年龄小于 40 岁、组织学分化差、有神经脉管侵犯等高危因素者建议进行辅助化疗，多采用替吉奥单药口服，有可能减少术后复发的可能性。联合化疗应在 6 个月内完成，单药口服化疗时间不宜超过 1 年。辅助化疗应考虑患者术后体力恢复状况，如果没有特殊情况一般在术后 3~4 周开始化疗。对于 Ⅱ 期患者接受单药口服化疗与联合化疗效果基

本一致，但Ⅲ期及以上患者从联合治疗中获益更明显。辅助化疗方案首选基于氟尿嘧啶类药物联合铂类的两药联合方案。多西他赛联合替吉奥方案有可能成为辅助化疗的另一个选择。对于接受过新辅助化疗的患者，术后辅助治疗应当根据术前新辅助化疗疗效判断，有效者延续原方案或根据患者耐受性酌情调整治疗方案，无效者必须更换方案。三药方案是否可以作为辅助化疗的方案尚存争议。对于术前新辅助化疗达到病理完全缓解的患者，原则上建议继续采用术前化疗方案。

二、新辅助化疗

新辅助化疗是指在手术前进行的化疗，目的是通过化疗使肿瘤缩小，从而提高完整切除的可能性，避免切除后肿瘤残留、联合脏器切除或者创伤较大的联合开胸手术等。新辅助化疗是胃癌外科治疗的重要补充，在一定程度上扩大了胃癌外科手术的适应证，具有十分重要的意义。

新辅助化疗主要适应证如下：

1. T3、T4a/N+ 局部进展期肿瘤

对于肿瘤分期偏晚但是尚没有远处转移的患者，先进行术前新辅助化疗可以使肿瘤分期下降，提高完整切除的可能性，提高手术根治性，降低术后复发及转移的可能。

2. T4b 局部晚期肿瘤

这部分患者虽然不属于远处转移，但是肿瘤侵透胃壁，侵犯周围的组织或者器官，比如侵犯胰腺、肝左叶、膈肌等，手术切除困难，为了保证手术的根治性，有可能需要联合切除其他器官诸如脾脏、胰腺体尾部、部分肝脏等，手术创伤非常大，术中及术后并发症诸如出血、胰漏、感染的发生概率明显提升，治疗危险性极大增加。先行新辅助化疗，可以使肿瘤退缩，从而避免联合脏器切除，降低治疗风险，提高生存预后。

3. 融合肿大淋巴结

当存在大量淋巴结转移时，肿大的淋巴结有可能发生融合，甚至侵犯、包绕重要的腹腔大血管，造成手术切除困难、危险性大增，这种情况下直接手术切除困难，并且有可能无法彻底清扫干净转移的淋巴结，先行化疗，可以使淋巴结缩小，提高完整切除的可能。

4. 幽门部肿瘤

当肿瘤位于胃窦部时，分期偏晚的肿瘤往往可能向下继续侵犯至幽门部，甚至延续至十二指肠，侵犯肝十二指肠韧带等，这种情况下手术往往难以保证下切缘干净，肿瘤残留甚至无法完整切除的可能性很大，勉强切除也有导致十二指肠残端漏的可能，引起术后并发症，先行术前化疗可以避免这种情况的发生。

5. 胃上部癌

当肿瘤位于胃上部时，分期偏晚或者位置较高的肿瘤有可能向上继续侵犯腹段食管，甚至延续至胸段食管，这种情况下如果强行手术，为了保证切缘干净，有可能需要联合开胸手术。对于高龄或者肺功能不全的患者开胸手术危险大，易发生心肺并发症，先做术前化疗可以使肿瘤退缩，从而避免联合开胸手术的可能性，降低治疗的风险，提高手术安全性。

三、晚期胃癌转化治疗

转化治疗是指针对晚期胃癌患者，通过化疗等全身治疗方法，使肿瘤降期，从而将肿瘤及其转移灶做到 R0 切除。转化治疗成功的病例，生存时间将显著延长。

转化治疗方案，可以选择联合化疗、化疗联合靶向治疗或者 PD-1 抗体免疫治疗。胃癌首选的靶向药物为曲妥珠单抗，但是需要先行评估 HER-2 状态。其他靶向药物包括雷莫芦单抗及口服药物阿帕替尼等。免疫治疗主要药物是纳武单抗和帕姆单抗等。

1. 远处器官转移

晚期胃癌常常发生肝转移、肺转移等远处器官转移，转移往往是多发并且不可切除的，对于这部分患者，通过转化治疗，如果能够将转移灶减灭、缩小，有可能达到R0切除，进而将原发灶与转移灶联合切除。

2. 腹膜转移的腹腔灌注化疗

胃癌常见的转移方式，除了淋巴结转移，就是腹膜种植转移。对于这部分患者是无法进行根治性手术的。通过腹腔灌注或者热灌注化疗，少数病例有可能将腹膜转移灶杀灭，当复查腹水灌洗细胞学及腹腔镜探查均达到阴性时，意味着转化治疗成功，可行手术治疗。

（王安强　符　涛）

参考文献

[1] Sano T, Yamamoto S, Sasako M, et al. Japan Clinical Oncology Group Study LCOG 0110-MF. Randomized controlled trial to evaluate splenectomy in total gastrectomy for proximal gastric carcinoma: Japan clinical oncology group study JCOG 0110-MF. Jpn J Clin Oncol, 2002, 32(9):363-364.

[2] Sasako M, Sano T, Yamamoto S, et al. D2 lymphadenectomy alone or with para-aortic nodal dissection for gastric cancer. N Engl J Med, 2008, 359:453-462.

[3] Chang J S, Kim K H, Yoon H I, et al. Locoregional relapse after gastrectomy with D2 lymphadenectomy for gastric cancer. Br J Surg, 2017, 104(7):877-884.

[4] Tsuburaya A, Mizusawa J, Tanaka Y, et al. Neoadjuvant chemotherapy with S-1 and cisplatin followed by D2 gastrectomy with para-aortic lymph node dissection for gastric cancer with extensive lymph node metastasis. Br J Surg, 2014, 101(6):653-660.

[5] de Manzoni G, Verlato G, Bencivenga M, et al. Impact of super-extended lymphadenectomy on relapse in advanced gastric cancer. Eur J Surg Oncol, 2015, 41(4):534-540.

[6] Fujimura T, Oyama K, Sasaki S, et al. Inflammation-related carcinogenesis and prevention in esophageal adenocarcinoma using rat duodenoesophageal reflux models. Cancers(Basel), 2011, 3(3):3206-3224.

[7] Kang K C, Cho G S, Han S U, et al. Comparison of Billroth Ⅰ and Billroth Ⅱ reconstructions after laparoscopy-assisted distal gastrectomy: a retrospective analysis of large-scale multicenter results from Korea. Surg Endosc, 2011, 25(6):1953-1961.

[8] Vogel S B, Drane W E, Woodward ER. Clinical and radionuclide evaluation of bile diversion by Braun enteroen terostomy: prevention and treatment of alkaline reflux gastritis. An alternative to Roux-en-Y diversion. Ann Surg, 1994, 219(5):458-466.

[9] Maki T, Shiratori T, Hatafuku T, Sugawara K. Pyloruspreserving gastrectomy as an improved operation for gastric ulcer. Surgery, 1967, 61(6):838-845.

[10] Kodam M, Koyama K. Indications for pylorus preserving gastrectomy for early gastric cancer located in the middle third of the stomach. World J Surg, 1991, 15:628-634.

[11] Chen X F, Zhang B, Chen Z X, et al. Gastric tube reconstruction reduces postoperative gastroesophageal reflux in adenocarcinoma of esophagogastric junction. Dig Dis Sci, 2012, 57(3):738-745.

[12] Zhang H, Sun Z, Xu H M, et al. Improved quality of life in patients with gastric cancer after esophagogastrostomy reconstruction. World J Gastroenterol, 2009, 15(25):3183-3190.

[13] Tokunaga M, Ohyama S, Hiki N, et al. Endoscopic evaluation of reflux esophagitis after proximal gastrectomy: comparison between esophagogastric anastomosis and jejuna interposition. World J Surg, 2008, 32:1473-1477.

[14] Ajkou T, Natusqoe S, Shimazu H, et al. Antrum preserving double tract method for reconstruction following proximal gastrectomy. Jpn J Surg, 1988, 18(1):114-115.

[15] Nakajima K, Kawano M, Kinruni S, et al. Dual-radionuclide simultaneous gastric emptying and bile transit study after gastric surgery with double-tract reconstruction. Ann Nucl Med, 2005, 19(3):185-191.

[16] Jung DH, Lee Y, Kim DW, et al. Laparoscopic proximal gastrectomy with double tract reconstruction is superior to laparoscopic total gastrectomy for proximal early gastric cancer. Surg Endosc, 2017, 31(10):3961-3969.

[17] Iwahashi M, Nakamori M, Nakamur M. et.al Evaluation of double tract reconstruction after gastrectomy in patients with gastric cancer: prospecbve randomized controlled trial. World J Surg, 2009, 33(9):1882-1888.

[18] 郝希山, 李强, 张忠国. 胃癌患者全胃切除术后消化道重建方式的临床研究. 中华胃肠外科杂志, 2003, 6(2):89-92.

[19] 卫洪波, 黄江龙.胃癌根治切除术后的消化道重建. 中华胃肠外科杂志, 2011, 14:406-407.

[20] 刘作金, 刘长安, 龚建平, 等. 间置空肠代胃与Roux-en-Y吻合法消化道重建对患者生存质量影响的研究. 中国实用外科杂志, 2005, 25(7):420-422.

[21] 梁寒. 胃癌远端胃切除术后消化道重建手术方式的选择及临床评价. 中华消化外科杂志, 2016, 15(3):216-220.

[22] 李防璇, 张汝鹏, 赵敬柱, 等. 非离断式Roux-en-Y吻合在远端胃癌根治术后消化道重建中的应用. 中华胃肠外科杂志, 2011, 14(6):411-414.

[23] 胡祥, 田大宇, 宝全. 保留迷走神经、幽门的胃部分切除术治疗早期胃癌. 中国现代手术学杂志, 2006, 10(5): 347-350.

一、胃的形态和分区

（一）胃的形态

胃是消化管各部分最为膨大的部分，上在膈肌食管裂孔以下连接食管，下在上腹部偏右通过幽门连接十二指肠。胃的形态受多种因素的影响，比如体位、体型、年龄、性别、内部构建、周围脏器的位置、腹壁及胃的充盈状态等。当胃空虚并收缩时，胃的两个面（前后壁）几乎呈上下位，但是当胃扩张时却变成为前后位。

1. 体型对胃形态的影响

我们通过活体 X 线钡餐透视，可将胃分成 4 型（表 2-1、图 2-1）。

2. 充盈状态对胃形态的影响

通常，当胃在完全空虚的时候呈现为管型，多呈"J"形，胃底常含有气体，站立时，幽门可以降至第 2 或者第 3 腰椎水平。幽门窦最低可达肚脐以下，整个器官的中轴稍垂直倾斜。当胃在中等程度充盈时，胃大部分处于左季肋区，小部分胃会处于腹上区。当胃在高度充盈时可呈现为球囊形，可以向前和下方伸展，随着胃容量增加，幽门向右移，导致整个胃显得更倾斜。当结肠或者小肠扩张时，胃底可朝向肝和膈肌扩大。

（二）胃的分区

胃有前壁、后壁，大弯、小弯和入、出口。朝向前上方的壁是胃的前壁，朝向后下方的壁是胃的后壁。胃小弯（lesser curvature of stomach，LC）凹向右上方，形成胃的内侧缘，其最低点明显转折处称为角切迹（angular incisure），它的位置和形态随着胃的扩张而改变。胃大弯（greater curvature of stomach，GC）大部分凸向左下方，其长度是胃小弯的 2~3 倍，可以随着个体和呼吸的不同而改变。胃的近端和食管相连处是胃入口，称为贲门（cardia）。贲门的左侧，食管末端左缘与胃底形成锐角，称为贲门切迹（cardiac incisure），即 His 角。胃的远端与十二指肠相连，是胃的出口，称为幽门（pylorus）。由于幽门括约肌的存在，当圆形的幽门在胃的表面收缩时，在幽门表面有一环形沟，幽门前静脉常横行过幽门前方，可以据此来确定幽门的位置。

1. 胃在解剖上分为 5 部分

（1）贲门部：胃的最近端区域是胃与食管相连的部位，称为贲门。贲门常位于第 11 胸椎水平正中线的左侧，第 7 肋软骨后方。对于成年人，贲门与切牙的距离平均约 40 cm。腹部食管的内侧向下延续与胃小弯相连，外侧缘与胃大弯相延续。胃贲门近端有生理功能的食管下端括约肌，界域不明显，与长度仅有 2~3 cm 的膈下腹段食管相连，是胃最小的

表 2-1　体型对胃形态的影响

体型	胃形态	胃体	胃角	胃大弯侧
中等体型	弱力型胃，钩型胃	垂直	明显的鱼钩型	下缘几乎与髂嵴一样高
偏瘦体型	无力型胃，长型胃	垂直呈水袋样	-	胃大弯可达髂嵴平面以下
矮胖体型	牛角型，角型胃	略近横位	胃角处不明显	胃大弯常常位于肚脐上面
正力体型	正常张力胃	胃底和胃体斜向右下或垂直	角切迹明显	胃大弯最低点在肚脐附近

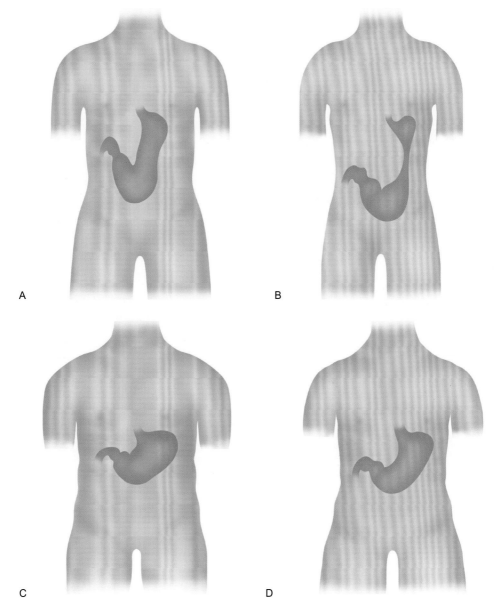

图 2-1 胃的形态

A.中等体型胃；B.偏瘦体型胃；C.矮胖体型胃；D.正力体型胃

一部分，其与胃底大弯之间形成一个交角，称为 His 角（图 2-2）。

（2）胃底部：His 角左侧的胃腔向头侧突出，略高于贲门部，贲门平面以上，向左上方膨出的部分，临床上有时称为胃穹隆（fornix of stomach），是胃的最高的部分，故而站立位时，内含有吞咽时进入的空气。胃内的气体常充盈于此部位，约 50 ml，X 线检查可见此气泡。

（3）胃体部：是指胃底以下占据胃面积最大的

一部分，自胃底向下至角切迹处的中间大部分，是胃内容物主要的容纳部分。

（4）胃窦部：胃小弯侧向远端斜行延续，在接近远端 1/3 时，转向水平，遂形成一切迹，称为角切迹。由此一般在相对应的胃大弯侧做一个虚拟线，在此线的远端即为胃窦部，或称幽门窦。从组织学上并没有如此清晰的界限，而是有一移行带。如此区分，只是为了便于肉眼的识别。幽门窦通常位于胃的最底部，胃溃疡和胃癌多发生于胃的幽门窦近

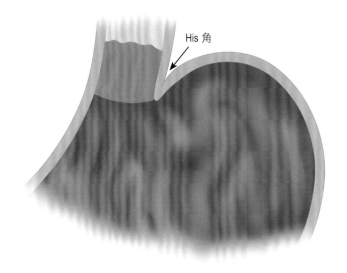

图 2-2　His 角

胃小弯处，幽门管长 2~3 cm。

（5）幽门部：是胃的出口部分，幽门约在第 1 腰椎右侧，腰椎椎体的下缘。胃人弯的位置相对较低，其最低点一般在肚脐平面。近侧为胃窦的延续，远侧经幽门括约肌和十二指肠相通，其表面解剖位置约在上腹部胸骨柄肚脐连线中点右侧 1~2 cm 处。

2. 胃在临床上分为 3 部分

（1）胃底部：贲门平面以上，向左上方膨出的部分。

（2）胃体部：介于胃底部与窦部之间，是胃的最大部分。

（3）胃窦部：胃小弯下部有一个凹入的刻痕，称为角切迹，自此向右为胃窦部。

3. 胃的大、小弯侧

将胃的大、小弯侧各分 3 等份，连接其对应的点，可分为上 1/3（U）、中 1/3（M）、下 1/3（L）（图 2-3）。

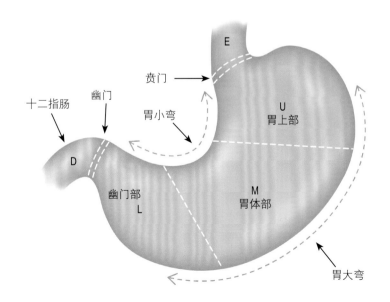

图 2-3　胃的分区

E. 腹段食管；U. 胃上部；M. 胃体部；L. 幽门部；D. 十二指肠

二、胃的毗邻脏器、韧带和皱襞

（一）胃的毗邻脏器（图2-4、图2-5）

1. 小弯侧

胃小弯位于胃的出入口连接的右侧缘，形成胃的内侧缘。它从食管内侧向下延续，经右膈脚交叉纤维的前方，在胰腺上缘的前方向右下方弯曲，于正中线的右侧终止于幽门。有一个较为明显的位置标记为角切迹。小网膜连接于胃小弯，内有胃左和胃右血管走行。

2. 大弯侧

胃大弯的长度是胃小弯的2~3倍。从贲门切迹开始，向上、向后外侧作弓状弯曲至左侧。大弯侧的最高点可随着个体和呼吸的不同而改变，一般位于左侧第6肋骨前的水平，即胃底的顶点。从此处行向前下方并稍凸向左走行，平第1腰椎下缘，平卧位时可到第10肋软骨处，最后转向内侧终止于幽门处。常有一个浅沟，称为胃中间沟，其弯曲度与幽门管相似。胃大弯的起始部由腹膜覆盖，并且与胃前面的腹膜相连。胃大弯的外侧通过胃脾韧带与含有胃网膜血管的大网膜相连。来自胚胎时期的胃背侧系膜的胃脾韧带和大网膜，以及胃膈韧带和脾肾韧带，它们是相互延续的部分，其名称仅表示连续的腹膜层的不同区域及相连的结缔组织。

3. 前面

胃的整个前（上）面都被腹膜覆盖。右侧缘邻近左半肝的上方和腹前壁的下方，称为肝区。通过此处可以放置胃造口术的导管。当胃空虚时，横结肠亦可以靠近于胃前面。左侧上部分位于左肋缘的后方紧邻膈，称为膈区。膈肌将其与左胸膜、左肺底、心包和左侧第6~9肋骨和肋间隙相分隔。另外，膈肌还位于腹横肌附着于肋骨的上部肌纤维的后方。此面的左上部向后弯曲，并与脾的胃面相连接。下部接触腹部前壁，此部位移动性大，通常称之为胃前壁的游离区，是胃的腹部触诊部位。

4. 后面

胃后壁隔着网膜囊与胰腺、左肾上腺、左肾、脾、横结肠及其系膜相互毗邻。上述器官共同构成

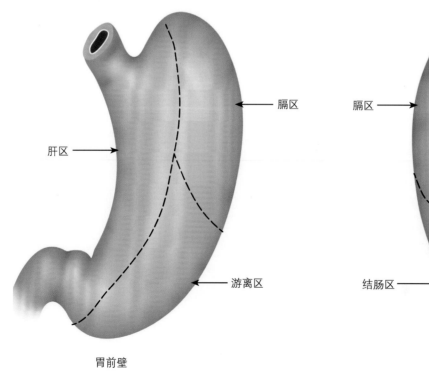

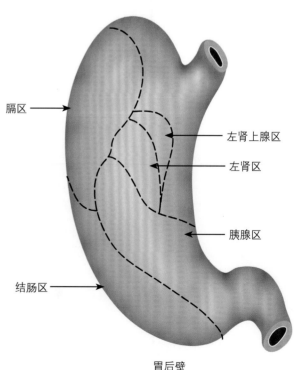

图2-4　胃前、后壁毗邻示意图

胃床（stomach bed），胃与胃床通过小囊隔开（胃扩张时即在此小囊上滑动）。此面的左上部向前外侧弯曲，并与脾的胃面相邻。胃的后面大部分由腹膜覆盖，但近贲门处，有一个小的三角形区域缺乏腹膜覆盖，直接与左膈脚或者左肾上腺相接触。胃左血管在该裸区的右端到达胃小弯。胃膈韧带经该裸区的外侧部达膈下表面。胃后表面位于左膈脚和膈肌下部纤维，膈左下血管、左肾上腺、左肾上部、脾动脉、胰前面和横结肠系膜上层的前方。横结肠系膜将胃与十二指肠空肠曲和近端回肠隔开（图 2-5）。

5. 上口

食管开口于胃的贲门处，腹部食管的右侧与胃小弯相连，左缘与胃大弯相延续。

6. 下口

通过幽门与十二指肠相连。

（二）胃的韧带和皱襞（图2-5、图2-6）

胃周围有一些由脏腹膜形成的韧带，使得胃与其他脏器或组织相连，以维持胃的位置相对稳定。由于都是来自腹膜，包裹各脏器，故各邻近韧带彼此移行，根据整片脏腹膜包裹各脏器的具体情况，各韧带多数为双层腹膜，但也有的仅仅是单层（如胃膈韧带），甚至多至 4 层（如大网膜）。多数韧带内均含有相应脏器的血管走行，是上腹部手术必须准确辨认的组织解剖标志。

（1）胃膈韧带：位于胃贲门部右侧和膈相连接，向右转折覆盖食管裂孔，成为膈食管韧带。

（2）胃脾韧带：连接胃和脾之间，向左移行于胃膈韧带。

（3）肝胃韧带：连接胃小弯和肝的脏面之间，它是由起源于胚胎腹侧胃系膜的双层腹膜，从胃壁小弯侧开始向外延续为小网膜，向上走行达肝门，

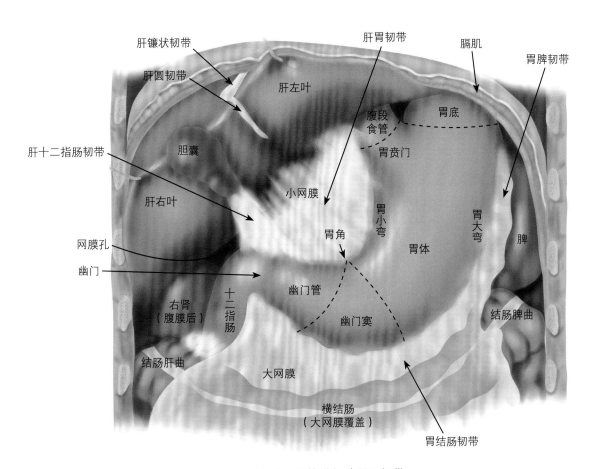

图 2-5 胃的毗邻脏器及韧带

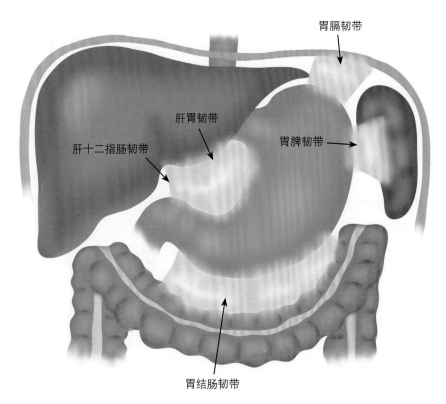

图 2-6　胃的韧带示意图

分为两部分：近侧部大而薄的肝胃韧带和远侧部小而厚的肝十二指肠韧带，后者附着于幽门区和十二指肠上段水平部。肝十二指肠韧带的游离缘内走行着门静脉、肝动脉和胆总管，构成了网膜 Winslow 孔的腹侧缘，而 Winslow 孔是小腹膜囊（网膜囊）的入口。

（4）胃结肠韧带：位于胃大弯和横结肠之间，向前、向下折叠为冗垂的大网膜；作为胚胎背侧胃系膜的衍生物，大网膜从胃大弯向下方延展，其内含有位于双层前叶和双层后叶之间的小网膜囊下隐窝。

（5）胃胰韧带：指贲门、胃底、胃体向后移行至胰腺上缘的腹膜连续，只不过是一些腹膜皱襞，或称胃胰皱襞。

三、胃癌手术中的筋膜结构

（一）概念

首先要区分几个概念：①腹膜（浆膜）：间皮细胞构成的完整上皮；②筋膜：增厚的疏松结缔组织；③融合筋膜：双层腹膜愈合处，失去间皮细胞结构；④系膜：双层腹膜及其中间的脂肪、血管、神经组织；⑤间隙：腹膜与筋膜间的疏松结缔组织，无血管走行，不会随腹膜融合。

在胃癌根治术中，术者进行胃癌根治手术时，对胃及周围脏器解剖的熟悉是很有必要的，要求术者在掌握胃及血管的正常解剖的同时，还要了解胃及周围网膜和筋膜的层次、结构、分布及间隙，淋巴的动态流向，动静脉走行差异，动脉的变异分布等。同时，熟练掌握胃周围筋膜的解剖结构以及了解筋膜的相关胚胎发育过程、筋膜的间隙、结构和层次及分布也是很重要的。广义上的内脏筋膜包括腹腔中各种系膜、韧带及结缔组织，而腹腔各个系膜和韧带又混杂着血管、神经、淋巴管等。血管及淋巴管在网膜内走行，淋巴沿着网膜囊内血管回流，所以网膜囊内可存在转移淋巴结及种植的癌细胞。肿瘤往往沿筋膜之间的间隙扩散，筋膜可以构成肿瘤扩散的屏障，筋膜分布与血管鞘形成有关，这些均关系到淋巴结清扫层次及范围。根据筋膜及网膜的分布和层次进行分离，不仅可减少手术中的损伤和出血，也是进行淋巴结清扫时应该显露的途径，所以在胃癌根治手术过程中合理切除胃周围的网膜及筋膜与淋巴结清扫同样重要。

（二）胃周围筋膜组织的发生

在胚胎发育第 6 周的时候，胃是呈现上下走行的直管状结构，由腹主动脉发出动脉分支供应血液，腹侧系膜及背侧系膜是由系膜包绕着胃和血管分别形成的（图 2-7A、B），背侧系膜的两层浆膜间分布着走向腹主动脉的动脉、神经、淋巴管等。伴随组织发育，内脏发生旋转及位置变化，浆膜之间出现

融合。起初胃的形状为梭状膨大，它的背侧缘生长较为迅速，故而形成胃大弯；其背侧系膜向左下方折叠延长，与胃之间形成网膜囊，在幽门和贲门处胃背侧系膜逐渐缩短和愈合，并且与后腹膜粘连在了一起。肝脏移位到右侧，脾脏移位到左侧，胰腺位于后腹膜腔。一部分背侧系膜向左膨出，扩展呈袋状，形成网膜囊。网膜囊背侧与膈肌腹侧面及后腹膜融合，腹侧的下半部由胃大弯侧向下方延伸，扩展到横结肠的下方，下垂呈裙状。其中背侧系膜的两层浆膜反转、折叠而成 4 层，形成由 4 层浆膜构成的大网膜（图 2-7C、D）。胃背侧系膜发育形成胃结肠韧带、大网膜延长部、网膜囊后壁等一系列

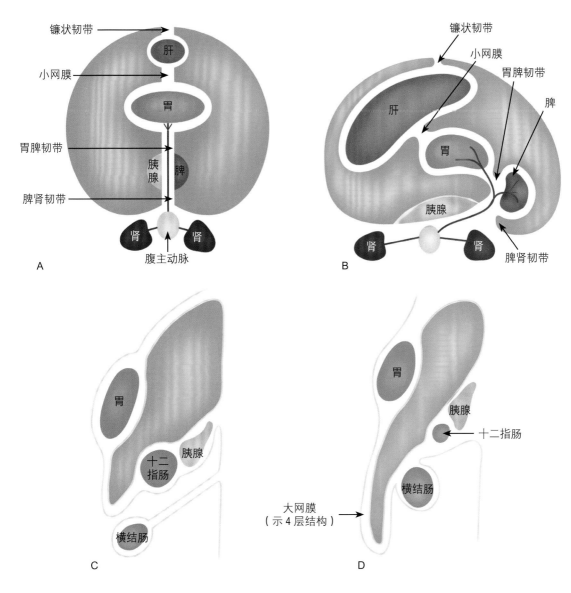

图 2-7　胃的组织发生示意图

A.胚胎第 6 周水平位胃及筋膜关系；B.胚胎第 12 周水平位胃及筋膜关系；C.大网膜形成的初期；D.大网膜形成的后期

结构，包括胃胰皱襞和肝胰皱襞、胰腺前筋膜及与胃背系膜后层相融合的横结肠系膜前叶等，并发育出胰腺、脾脏等器官。胃的腹侧缘生长缓慢，形成胃小弯，并转向右侧，与肝脏相邻。胃的腹侧系膜形成肝十二指肠韧带、肝胃韧带和膈胃韧带，与胃幽门、肝门和膈相接。

第二层和第三层浆膜在横结肠下方进行融合，网膜囊的下凹陷得以形成，第四层浆膜与横结肠前叶形成融合筋膜。网膜囊后壁浆膜、融合筋膜及横结肠系膜后叶构成横结肠系膜，所以横结肠系膜的融合筋膜是胃癌手术时正确的剥离平面。胰后融合筋膜由融合筋膜从胰体部下缘开始移行到胰腺后面与后腹膜融合形成。胰腺被膜是网膜囊的第三层浆膜覆盖胰腺前面，移行到胰腺上方构成网膜囊后壁，在网膜囊穿窿部与胃后壁浆膜连续（图2-8、图2-9）。

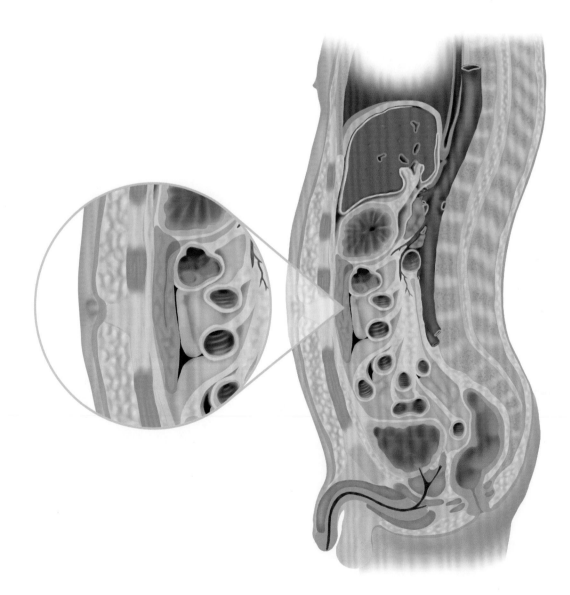

图 2-8　大网膜

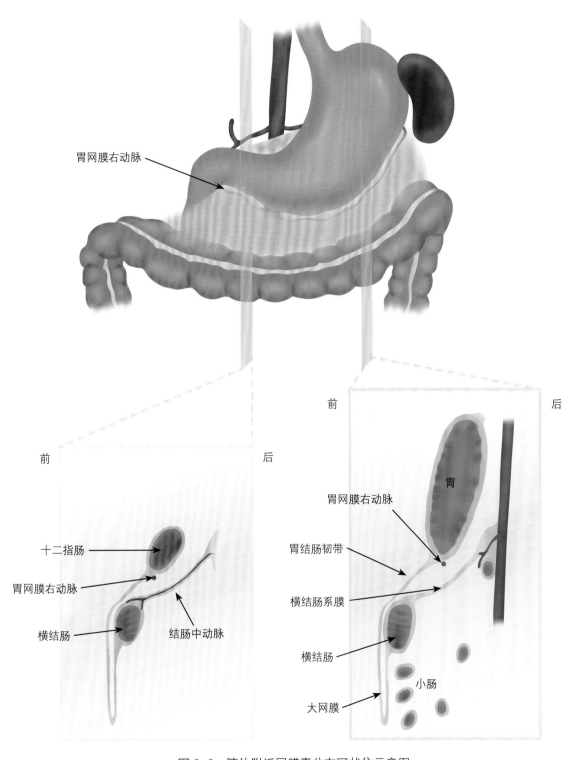

图 2-9　胰体附近网膜囊分布冠状位示意图

分布在左肾及肾上腺、腹后壁、腹腔动脉及肠系膜上动脉前面及膈肌脚的筋膜是从胰腺上缘开始的网膜囊后壁的筋膜，在膈下腹膜返折处和小网膜后叶相互连续，胃胰皱襞由其中胰腺体部上缘的中央走向胃小弯侧后壁的筋膜形成。网膜囊峡部由走行在胰腺上缘与肝十二指肠韧带后面左侧缘相互连续形成的肝胰皱襞构成，它把网膜囊分为右侧的小网膜囊和左侧的大网膜囊，腹腔动脉的3个分支及腹腔动脉周围淋巴结存在于这两个皱襞之中。网膜后壁内的胃胰皱襞和肝胰皱襞内走行着胃癌所属淋巴结，通常由前腹部入路进行操作，手术时不易彻底地清扫网膜囊襞及胃胰皱襞内的淋巴结（见图2-9）。

（三）胃周围筋膜的分布及关系

胃周围筋膜包括胃腹侧系膜范围和胃背侧系膜范围。前者包括肝十二肠韧带、肝胃韧带、胃小网膜囊。后者包括胃背侧筋膜后层（胃胰皱襞、肝胰皱襞、与胃背侧系膜后层相融合的横结肠系膜前叶、胰腺前筋膜、脾肾韧带）和胃背侧系膜前层构成的广义上的大网膜囊（横结肠网膜带、脾胃韧带、胃结肠韧带、胃膈韧带、大网膜延长部）。

肝十二指肠韧带（hepatoduodenal ligament, HDL）是肝门横裂与十二指肠球部侧壁之间的连接部位，由稍厚的双层腹膜组织组成，其内有胆总管、门静脉、肝固有动脉、淋巴管、淋巴结、迷走神经走行及少量脂肪结缔组织结构。

肝胃韧带（gastrohepatic ligament, GHL）由连于肝和胃小弯之间的双层腹膜组织构成，是位于肝和腹段食管之间的腹膜组织。它的后方为网膜囊上隐窝，前方则是肝胃隐窝。从整体的角度来观察肝胃韧带，它其实是由肝食管韧带、肝膈韧带和肝胃韧带三部分组成，而非单一的由肝胃韧带独自形成的，在其内部包含着淋巴结、近胃小弯的胃左动脉、胃左静脉以及包绕血管的疏松结缔组织（见图2-5）。

胃膈韧带（diaphragmatic stomach ligament, DSL）是贲门左侧、腹段食管连于膈下面的腹膜结构，主要是由胃后壁的腹膜反折构成的（图2-10）。

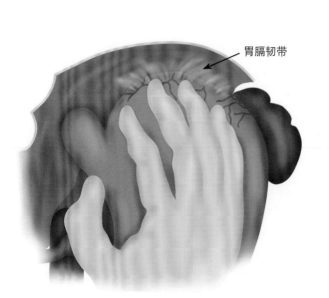
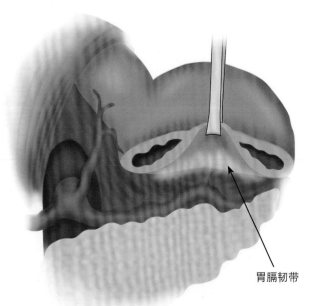

图 2-10　前、后胃膈韧带

胃脾韧带（spleenstomach ligament，SSL）是位于胃底和脾门之间的双层腹膜结构。胃脾韧带向下与大网膜左侧部连续，韧带内含胃网膜左血管起始段、胃短动脉、胃短静脉、脾脏和胰腺周围的淋巴管、淋巴结以及少量脂肪结缔组织（图2-11）。

胃结肠韧带（gastrocolic ligament，GCL）是由连接于胃大弯与横结肠之间的大网膜的前两层相连而形成的，实际上是属于胃大网膜的一部分，也是由汇集胃大弯处的胃前壁和胃后壁两层胃被膜与结肠相连而成的结构。胃大网膜的前两层由胃前壁和胃后壁的腹膜往下逐渐延续形成，前两层腹膜向下逐渐延续到达小骨盆入口处后，转折向后移行成为大网膜的后两层。由前向后第一层延续成为第四层，第二层移行成为第三层）（图2-12）。

胃胰皱襞（stomach pancreatic plica，SPP）是在肝胃韧带的深处小弯侧贲门下1.5~2 cm处，胃小弯侧壁与胰腺紧密相连的部分。它实质是在肝胃韧带的后方、胃小弯的较高处的一个腹膜皱襞，介于胃、胰之间，其内包含有胃左动、静脉及迷走神经后干的腹腔支以及依附在胃左动、静脉周围的淋巴结和少量脂肪结缔组织。肝胰皱襞（liver pancreas plica，LPP）主要位于左侧肾区、膈肌角、肠系膜上动脉前面周围，是由胰腺上缘开始的网膜囊后壁筋膜在膈下腹膜反折处和小网膜后叶相连续而形成的，LPP和SPP中有走行于腹腔动脉发出的胃左动脉、脾动脉和肝总动脉的分支血管以及胃周围淋巴区的腹腔动脉周围淋巴结群。在外科医生实施胃癌根治术过程中都需要完整切除SPP和LPP，以达到清除其内走行的血管、淋巴组织的目的（图2-13）。

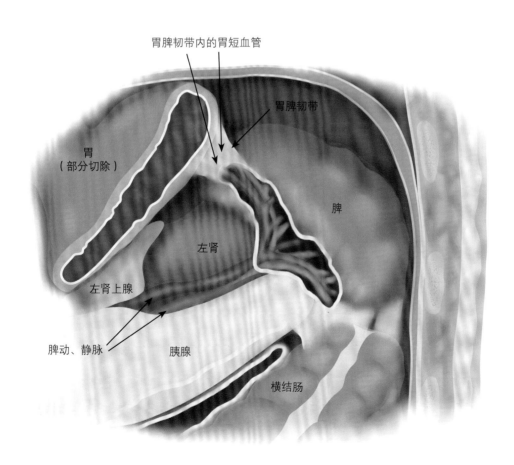

胃脾韧带内的胃短血管

胃脾韧带

胃
（部分切除）

脾

左肾

左肾上腺

脾动、静脉

胰腺

横结肠

图 2-11 胃脾韧带

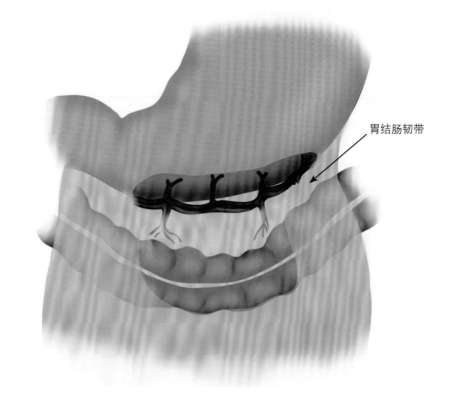

胃结肠韧带

图 2-12　胃结肠韧带

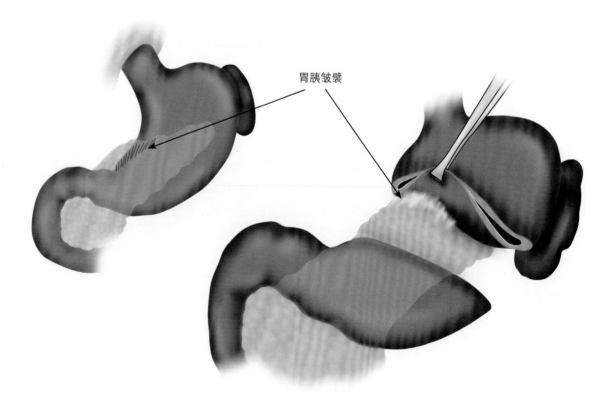

胃胰皱襞

图 2-13　胃胰皱襞

胃周围筋膜与相关血管的走行：腹主动脉最初发出腹腔动脉干，后者分出胃左动脉、脾动脉和肝总动脉。脾动脉由腹腔动脉干发出后，走行于网膜囊后壁，在胰腺体尾部上缘则转向左方，走行途中向下方和向上方分出小分支血管走向脾门部。它下方的分支会分布到胰腺体尾部，包括胰大动脉、胰背动脉等；上方分支则分布到位于胃体部后壁的胃胰动脉。它在脾门发出分支逐渐移行成为走行在网膜囊腹侧系膜内的为胃大弯侧和大网膜区域供血的胃短动脉和胃网膜左动脉。胃左动脉弓在胃胰皱襞中走向左上方，在到达胃小弯上部附近分为走向胃小弯的下行支血管和可以延伸至食管胃贲门部的上行支血管。在实际尸体解剖中发现上行支和下行支都发出前支和后支血管，前、后两支血管都分布于胃的前壁和后壁。肝总动脉在肝胰皱襞中走向右侧分支为肝固有动脉和胃十二指肠动脉，而肝固有动脉进入肝十二指肠韧带后走向肝门区域。

（四）血管走行与网膜囊及筋膜的关系

有学者从机体的对称性出发，将胃进行一系列的转变，构建出胃系膜模型，其在结构、血管构成和功能方面与结直肠系膜模型高度相似。通常情况下胃与肠道不同，它不存在此种经典的系膜结构，这就产生了各种意义上的胃系膜。于是有人提出了全胃系膜切除术，切除系膜的范围应为外科意义的胃系膜，即肝十二指肠韧带、肝胰皱襞、脾胰皱襞、胃膈韧带、胃脾韧带、胃结肠韧带及大网膜等。而胰腺筋膜前后叶、横结肠系膜前叶、脾结肠韧带及脾肾韧带等结构为解剖学意义上的胃系膜，不应切除。

有学者研究发现在人体中筋膜组织对于胃癌细胞的早期扩散起着重要屏障作用，但是胃肿瘤细胞在胃癌的进展期可以沿着筋膜间隙路径转移。这样就导致了筋膜组织间隙成为胃肿瘤细胞的天然转移通道。所以胃肠外科医生在行胃癌根治术的过程中不仅需要清除胃恶性肿瘤所属的淋巴结组群，同时还要清除包在淋巴组织外层、使之不与健康组织相连的完整筋膜，包括浅层的血管鞘内的淋巴。而对于深层的血管鞘可以不予处理，以保证手术的最大

安全性和根治性。所以筋膜的完整切除及血管鞘周围的淋巴清扫层次在胃癌根治术中至关重要。

四、胃的动脉

（一）胃的血液供应

来自腹腔干的肝动脉、胃动脉和脾动脉主要构成胃的动脉供血。首先沿着胃大弯、胃小弯形成两个动脉弓，再由两个动脉弓上发出许多小支到达胃的前、后壁，在胃壁内又进一步进行分支，吻合成网。胃的动脉主要有4支，即：沿着胃小弯侧走行的胃左动脉、胃右动脉，以及沿着胃大弯侧走行的胃网膜左动脉、胃网膜右动脉。另外，胃近端大量的血液是由膈下动脉和来自脾的胃短动脉进行供应。其中，最大的动脉是胃左动脉。少数情况下（15%~20%），变异的肝左动脉发自胃左动脉。因此，近端结扎胃左动脉有可能导致急性左肝缺血，在术中要注意这种情况。胃右动脉发自肝固有动脉（或者胃十二指肠动脉）。胃网膜左动脉来源于脾动脉，胃网膜右动脉来源于胃十二指肠动脉。大部分情况下，血管之间存在广泛的侧支连接，如果能够保证胃大、小弯侧的血管弓不受影响，即使结扎了4支主要血管中的3支，胃依然能够存活（图2-14）。

1. 胃左动脉

胃左动脉（left gastric artery）是起源于腹腔干的最小的分支。它向上走行至中线左侧，并经胃胰皱襞，跨过左膈肌脚到达左膈下动脉和左肾上腺的内侧或前方，接着向前进入小网膜的上方，与胃小弯的上端相连，然后转向前下方，沿着胃小弯在小网膜的两层腹膜间走行。在其走行的最高点发出一支食管支。在沿胃小弯走行的过程中，发出许多分支走行于胃的前面和后面，并在角切迹附近与胃右动脉相吻合。胃左动脉在贲门处分出食管支来供养食管，经过胃小弯它发出5~6个分支到胃的前、后壁。胃左动脉也可来自肝总动脉或它的左分支，或直接来自腹主动脉。最常见的变异是起源于肝左动脉（或者起源于肝总动脉）的副胃左动脉，走行于

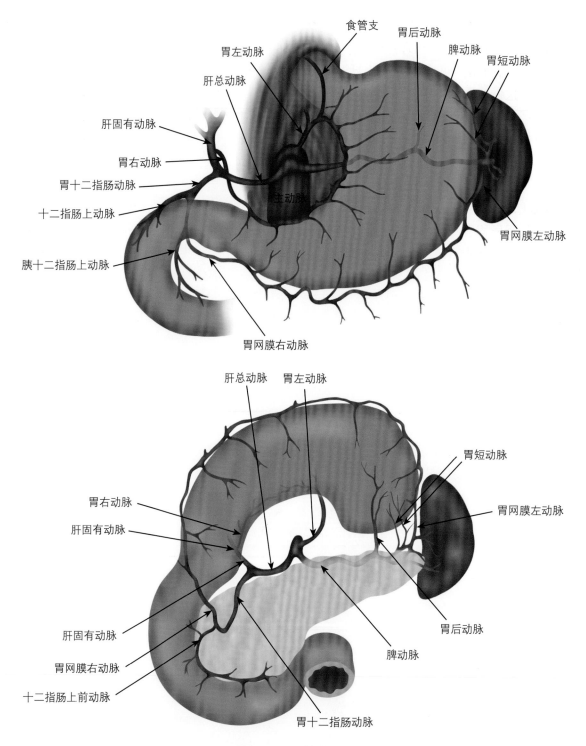

图 2-14　胃的动脉

小网膜上部的两层腹膜之间，最后沿着胃小弯走行。这在东亚人中比在欧洲人中更常见。副肝左动脉来源于胃左动脉比来源于副胃左动脉更常见。所以偶尔见到肝固有动脉左支或副肝左动脉（临床上称之为"迷走肝左动脉"）起源于胃左动脉，分离切断食

管-胃结合部的小网膜时切勿盲目结扎，以免导致肝左叶部分缺血坏死。副右肝动脉起源于胃左动脉似乎更为罕见，副肝右动脉更多发于肠系膜上动脉，在门静脉和小网膜胆管后方走行。因此，它可以通过搏动在门静脉后面被识别出来。副肝右动脉靠近

门静脉的位置增加了胰头切除术中损伤的风险。在Panagoulie报告的病例中，副肝右动脉没有沿着肝总动脉走行，实际上，它的走行更像副肝左动脉，起源于胃左动脉。这样的副肝右动脉在胃切除过程中会带来额外的损伤风险。Adachi等根据252例解剖观察，将其变异情况进行了总结，如图2-15所示。

2. 胃右动脉

胃右动脉（right gastric artery）主要来自肝固有动脉，也可发于肝固有动脉左支、肝总动脉或胃十二指肠动脉，走行在幽门上缘，转向左上，在肝胃韧带内沿胃小弯走行，终支多与胃左动脉吻合成胃小弯动脉弓，沿途其分支分布到胃的前、后壁。

根据Adachi等解剖研究，胃右动脉变异见图2-16。

3. 胃网膜右动脉

胃网膜右动脉（right gastroepiploic artery）在十二指肠第一部分的后方、胰头的前方，在大网膜前两层腹膜间沿胃大弯左行。它发出后在中线处向下走行，到达幽门下方，接着在胃结肠系膜间沿胃大弯向外走行，距胃大弯较远，为1~2 cm，最后与胃网膜左动脉相吻合（吻合部位多变）。胃网膜右动脉发出胃支上行至胃窦的前、后表面及胃体下部；网膜支下行至大网膜；另外，该动脉还分布于十二指肠第一部分的下部。其中还存在一些变异的情况。

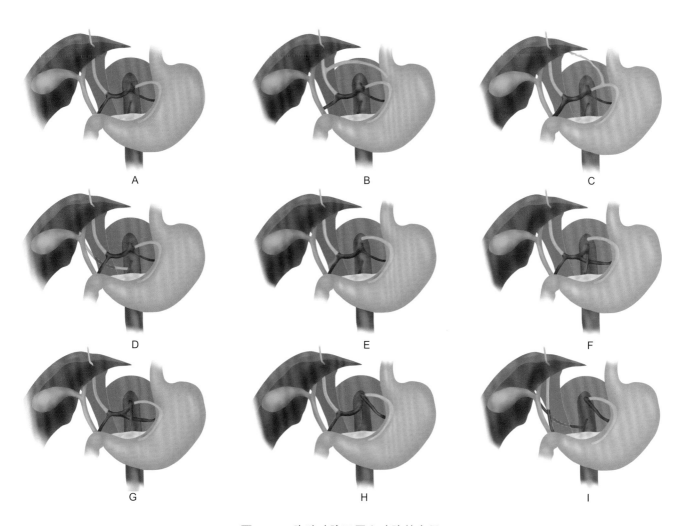

图2-15 腹腔动脉及胃左动脉的变异

A. 55.6%（140/252）；B. 9.1%（23/252）；C. 9.9%（25/252）；D. 4.4%（11/252）；E. 3.6%（9/252）；F. 0.8%（2/252）；G. 1.2%（3/252）；H. 0.4%（1/252）；I. 0.4%（1/252）

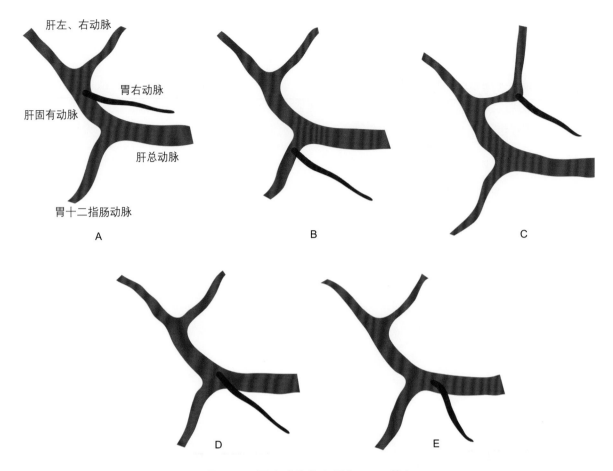

图 2-16　胃右动脉的变异（Adachi 等）

A. 来自肝固有动脉（48.7%）；B. 来自胃十二指肠动脉（14.7%）；C. 来自肝左动脉（19.9%）；D. 来自肝总动脉到肝固有动脉和胃十二指肠动脉分支附近（8.9%）；E. 来自肝总动脉（1.6%）

4. 胃网膜左动脉

　　胃网膜左动脉（left gastroepiploic artery）起源于脾动脉末端或其脾支，经胃脾韧带沿着大网膜前两层腹膜间走行，沿胃大弯向右走行，终支大多在胃大弯处与胃网膜右动脉吻合，形成胃大弯动脉弓。行程中发出很多分支至胃前、后壁和大网膜。胃网膜左动脉发出分支，经胃脾韧带到达胃底，经胃结肠系膜到达胃体，其长度约 8cm，比胃网膜右动脉的胃支更长。该动脉走行途中发出网膜支，网膜支在胃结肠系膜间下行至大网膜。在胃网膜左动脉根部附近常有 1 条较大的网膜支，下行至大网膜的外侧部，为胃网膜的外侧部提供了大量动脉血供。胃大部切除术常从胃左动脉的第 1 个胃壁支与胃短动脉间确定在胃大弯侧切断胃壁的位置。胃网膜左动

脉可以视为脾动脉的终末分支，分支方式见图 2-17。

5. 胃短动脉

　　胃短动脉（short gastric arteries）主要起于脾动脉末端或其分支，胃大弯的胃底部主要由其供应血液。其也可以发自脾动脉或其终末动脉，也可来自胃网膜左动脉的近侧，走行于胃脾韧带的两层之间，分布至胃底和贲门口，并与胃左动脉和胃网膜左动脉的分支相吻合。很少情况下，与这些血管一起，在脾动脉的远端可能发出 1 条副胃左动脉。胃短动脉数目不恒定，一般为 5~7 条（见图 2-11）。

6. 胃后动脉

　　胃后动脉（posterior gastric artery）的出现率约为 72%，大多 1~2 支，目前关于它的起源、走行和

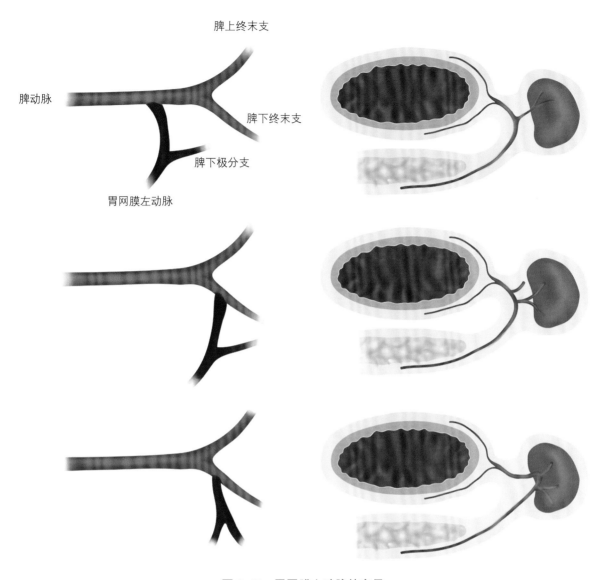

脾上终末支

脾动脉

脾下终末支

脾下极分支

胃网膜左动脉

图 2-17 胃网膜左动脉的变异

分布仍然缺乏共识。一般认为胃短动脉是为胃体上部后壁供血,向胃底上行,到达胃的后表面。胃短动脉的最常见来源是胃左动脉(Ⅰ型);其次是来自脾动脉(Ⅱ型),一般起于脾动脉(a)或其上极支(b),有的有 2 支胃后动脉(c),上行于网膜囊后壁腹膜后方,经胃膈韧带至胃后壁,分布于胃体后壁的上部;还有的来自胃左动脉和脾动脉(Ⅲ型),最少见的是来自腹腔干(Ⅳ型)。

胃后动脉在胃、脾、胰和网膜囊后壁手术时有重要意义:①在胃部分切除术、胰十二指肠切除术和壁细胞迷走神经切断术中结扎该血管可能导致胃壁坏死和残端漏。尤其在胃大部切除术和高位胃切除合并脾切除术中,胃后动脉是残胃的主要供血动脉,尽管胃的脉管系统非常丰富并且坏死是不常见的,但在供应胃后部的血液是单个动脉提供的情况下,胃后动脉供应的突然中断,将会在形成侧支循环前导致残胃的坏死,这在胃切除术后患者中尤其令人关注,因为动脉供应对于残胃的迅速和充分愈合至关重要,可以防止包括穿孔在内的坏死并发症。②在全胃切除、全胰切除或胰尾切除术中,应注意胃膈韧带处有无胃后血管,如有应仔细结扎,以免造成腹膜后血肿。③对这种血管起源变异(图 2-18)的了解可以证明其在经导管动脉栓塞治疗胃溃疡慢性出血中是有用的。

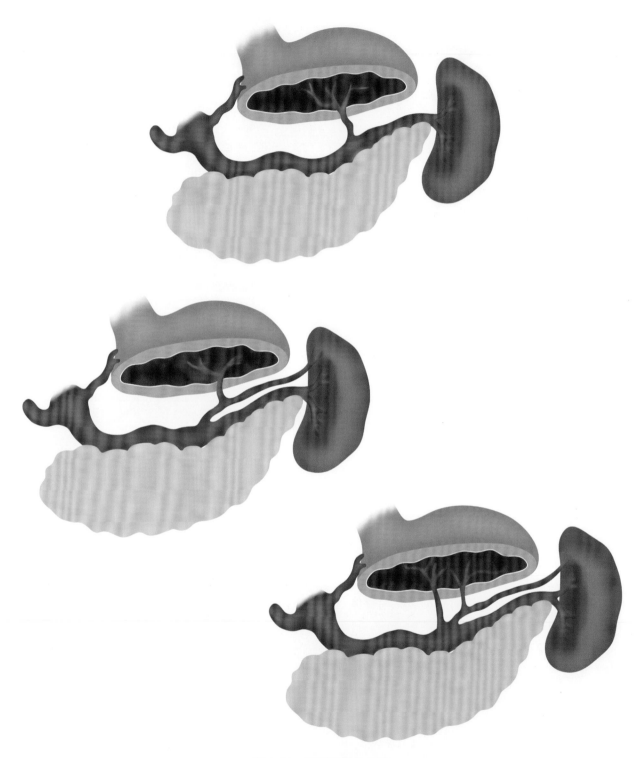

图 2-18　胃后动脉的变异

除上述动脉外，可由左膈下动脉发 1~2 小支供应胃底上部和贲门。这些小支在胃大部切除术后保证残胃的血供方面具有一定意义。

（二）胃的动脉吻合

1. 入口处

起源于胸主动脉的食管动脉与贲门口周围供应胃底的血管之间相吻合。

2. 出口处

在幽门口，供应十二指肠的广泛的血管网与肠系膜上动脉的分支和来自腹腔干动脉的幽门血管相吻合。幽门动脉（pyloric arteries）是胃右动脉和胃网膜右动脉的分支，在幽门括约肌的远端从周围穿入十二指肠，到达黏膜下层，随即分为 2~3 条分支返回幽门管的黏膜下方，最后到达幽门窦的末端。幽门动脉可在其起始部位附近与十二指肠的黏膜下层动脉相吻合，幽门动脉的终末支还与来自胃窦的动脉相吻合。幽门括约肌由胃动脉和幽门动脉的分支供应，这些分支在浆膜下层和黏膜下层分出贯穿整个括约肌。

3. 大、小弯处

供应胃的主要的有名血管，在胃壁特别是在黏膜下层，形成了广泛的动脉吻合。胃网膜左、右动脉以及胃左、右动脉可分别在胃大弯和胃小弯处相互吻合。动脉吻合还形成于底部的胃短动脉和胃左动脉之间、窦部的胃右动脉和胃网膜右动脉之间。

4. 动脉间吻合的意义

供应胃的丰富的动脉确保了其发挥正常生理功能所需的大量黏膜血流，即使在 1 条或多条动脉闭塞时仍能行使正常功能。因此，胃对缺血具有相当大的抵抗力，甚至可以缺失多条动脉供应。

（三）胃的重要侧支循环

1. 胃下动脉弓

胃下动脉弓是在胃大弯侧由胃网膜左动脉和右动脉吻合而成。该动脉弓发出胃升支动脉和网膜降动脉。

2. 胃上动脉弓

覆盖全胃的分支是由胃上动脉弓发出的，其沿胃小弯由胃左动脉和胃右动脉吻合而成。胃右动脉分支可与胃十二指肠动脉分支、十二指肠上动脉分支、胰十二指肠上后动脉分支或者胃网膜右动脉分支合并。胃左动脉分支可与来自脾动脉末梢发出的胃短动脉分支、胃网膜左动脉分支、左膈下动脉发出的贲门食管支分支或者源自胃左动脉的副肝左动脉分支等相吻合。

3. 胃网膜大动脉弓

它位于横结肠下大网膜后叶，涉及此侧支循环的动脉包括肝动脉、胃十二指肠动脉、胃网膜右动脉、胃网膜左动脉和脾动脉的内终末支。

4. 肝胃动脉环

肝胃动脉环是源于原始胚胎的肝左动脉和胃左动脉之间的弓形吻合。在成人，动脉弓可能完整存在；它的上半部可能发出副胃左动脉，下半部发出来自胃左动脉的所谓副肝左动脉（25%）。

5. 胃脾膈动脉环

该旁路可受到脾动脉末支发出的胃短动脉与左膈下贲门食管动脉返支之间的交通支影响，或者受左膈下贲门食管动脉与胃左动脉、肝左动脉发出的副胃左动脉分支、变异的肝动脉分支等发出的贲门食管支之间的交通支影响（图 2-19）。

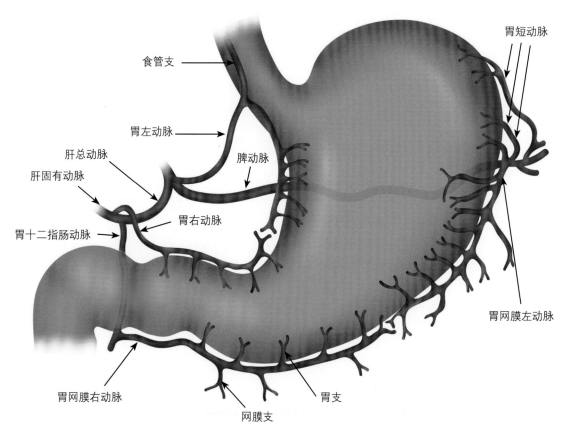

食管支

胃左动脉

肝总动脉

肝固有动脉

脾动脉

胃十二指肠动脉

胃右动脉

胃短动脉

胃网膜左动脉

胃网膜右动脉

胃支

网膜支

图 2-19　胃的重要侧支循环

五、胃的静脉回流

胃的静脉多与同名动脉伴行，无静脉瓣，分别汇入脾静脉、肠系膜上静脉或者直接进入门静脉。胃右静脉沿着胃小弯进行延伸，并汇入肝门静脉。在途中，它收纳来自幽门前静脉的血液，该静脉通过幽门和十二指肠交界处，这是识别幽门的标志。胃左静脉，也称为胃冠状静脉，沿着胃小弯向左蔓延，在贲门处向右下旋转，并流入肝门静脉或脾静脉。胃网膜右静脉沿胃大弯右行延伸，并注入肠系膜上静脉。胃网膜左静脉沿胃大弯左行延伸，并注入脾静脉。胃短静脉来自胃底，并通过胃脾韧带注入脾静脉。另外，大多数人还具有胃后静脉，其通过胃膈韧带和网膜囊后腹膜部分从胃底后壁汇入脾静脉（图 2-20 ）。

1. 胃短静脉

胃短静脉（ short gastric vein ）有 3~5 条，引流胃底和胃大弯的上部，汇入脾静脉或其中 1 条大分支。

2. 胃网膜左静脉

胃网膜左静脉（ left gastroepiploic vein ）通过多条分支引流胃体的前、后两面和邻近的大网膜的静脉血。该静脉沿胃大弯在胃结肠系膜的两层之间向上外侧走行，并通过胃脾韧带内汇入脾静脉。

3. 胃网膜右静脉

胃网膜右静脉（ right gastroepiploic vein ）引流大网膜、胃体远端和胃窦的血液。它在胃结肠系膜的上部内，向内行至大网膜。在近幽门处，向后汇入胰颈下方的肠系膜上静脉。胃网膜右静脉可在肠系

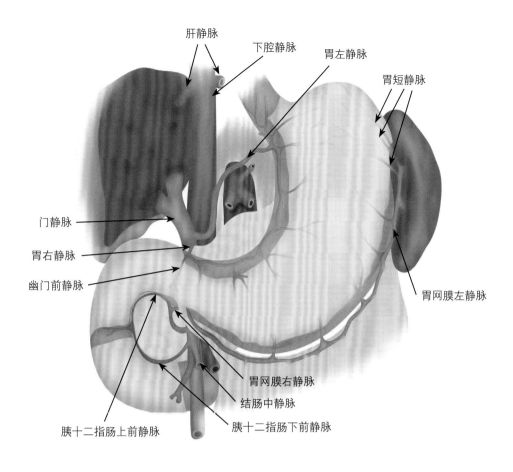

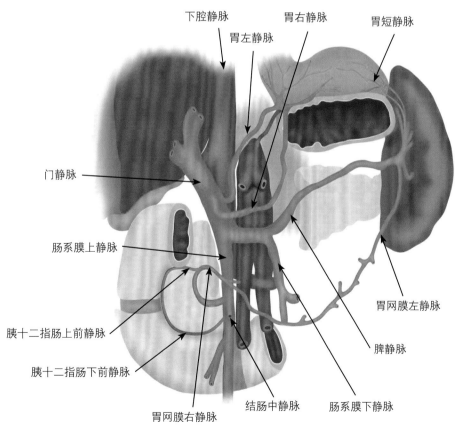

图 2-20　胃的静脉

膜上静脉的入口附近接受结肠右静脉，形成胃结肠干（gastrocolic trunk）和（或）有胰十二指肠上静脉的加入（图 2-21）。

4. 胃左静脉

胃左静脉（left gastric vein）又称冠状静脉，是胃胰皱襞内重要的解剖标志，胃左静脉引流胃体上部和胃底部的血液。它沿胃小弯上行至食管裂孔处，并有数条食管下静脉汇入该静脉，然后转向后内侧，行于小囊后腹膜的后面。它常在相当于来自门静脉起始部的 1~2 cm 处的十二指肠第一部分的上缘水平上汇入门静脉（a）；在超过 1/3 以上的人群中，胃左静脉止于脾静脉（b）；在极少数情况下，它汇入门脾静脉交角处（c）（图 2-22）。

5. 胃右静脉

胃右静脉（right gastric vein）较小，沿胃小弯的内侧端走行，在腹膜下自幽门后部和十二指肠第一部分反折至小囊的后壁，其在十二指肠第一部分水平上直接汇入门静脉。其在幽门开口处上行于幽门前方，并接受幽门前静脉的血流。极少情况下，胃右静脉直接汇入肝内的门静脉分支。

6. 胃后静脉

有时可出现 1 条或多条独立的胃后静脉（posterior gastric vein），从胃后表面的中间汇入脾静脉。在门静脉高压时可表现得特别突出。

来自食管黏膜的血液常汇入黏膜下静脉丛，然后进入一个更深的内在静脉丛，最后通过穿静脉汇入食管旁静脉。对于腹段食管，穿静脉汇入胃左静脉的分支。在更低的胸段食管处，它们汇入奇静脉和半奇静脉系统的分支内。为适应在呼吸时出现的压力变化，在这一区域可能存在双向流动。

由肝纤维化、肝硬化或门静脉血栓形成或其他不同的原因造成的门静脉压力长期过高（典型的是大于 15 mmHg）时，食管和胃静脉曲张是发生在食管远端和胃底黏膜下丛的异常静脉扩张。门静脉高压可导致门静脉系统的静脉分支和静脉循环系统之间的闭塞的胚胎静脉通道再通，以及门静脉分支之间吻合的小的静脉进行性扩张。这些部位的静脉瓣

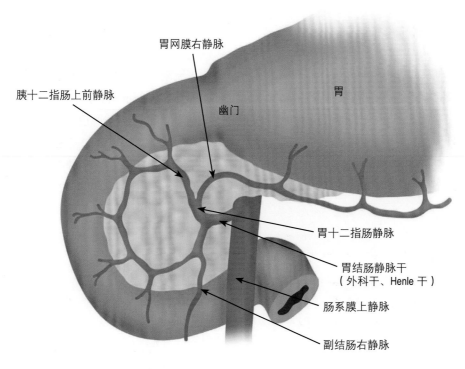

图 2-21　胃网膜右静脉

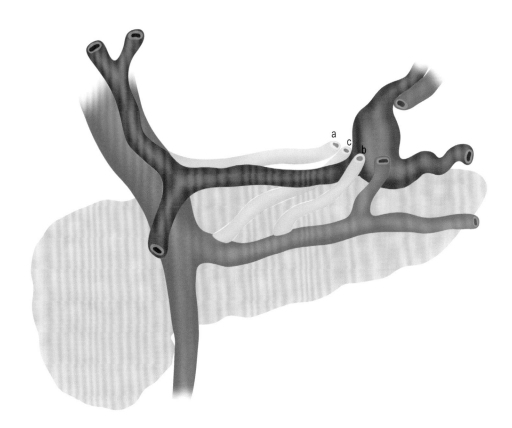

图 2-22　胃左静脉注入门静脉的主要汇入点
a.汇入门静脉；b.汇入脾静脉；c.汇入门脾静脉交角处

膜功能下降，可以使得血液逆流，导致静脉曲张的发展。内镜检查时常可见到食管远端的静脉曲张，而且突出到食管腔；它们很容易破裂，是消化道出血的主要来源。胃静脉曲张也可能发生于贲门的下表面。

六、胃的淋巴引流

（一）胃的淋巴分布

　　胃有丰富的淋巴管网，与引流其他上腹部器官的淋巴管相连。大体上，它们与供应胃的动脉途径相伴行。在胃食管交界处延续食管下部的淋巴管；在幽门处延续为引流十二指肠和胰腺的淋巴管。然而，现已确认很多独立的淋巴结组群，独立淋巴结组群的具体分布区域和胃血管的分布相关。淋巴结转移是根治性胃癌术后重要的预后因素，淋巴结清扫是胃癌外科研究的主要领域之一。

　　胃的淋巴引流大多通过中间淋巴结到达腹腔淋巴结。来自胃壁的淋巴流入黏膜层中出现的淋巴管，然后在黏膜下层形成丰富的淋巴网络，最后淋巴管流入胃周淋巴系统，该系统沿着供给胃的主要动脉分布。胃的淋巴液主要是沿胃大、小弯淋巴结所在位置方向流动。在胃小弯的上半部比如近贲门部的淋巴结，与环绕贲门的贲门周围淋巴结相连的是下胃左（L.L.G）淋巴结（胃上淋巴结）。幽门上方是少量幽门上淋巴结。胃网膜右（R.G.E）淋巴结（胃下淋巴结）在胃大弯侧的胃结肠韧带内伴随胃网膜右动脉干走行，呈现为链状分布。淋巴液从这些淋巴结向右流向位于胰头前、幽门和十二指肠第一部分下方的幽门下淋巴结。还有一些更小的胃网膜左（L.G.E）淋巴结在大弯侧接近脾脏处。事实上这些区域不能清楚地分开，为了简化，我们把胃的淋巴引流区分为 4 个不同的引流区域。胃的左上前 / 后壁中的 1 区淋巴流入下胃左和贲门旁淋巴结，继而淋巴从该处伴随胃左动脉和冠状静脉流向腹腔动脉血管床。归入此系统的还有位于左膈肌脚处的上胃左（U.L.G）淋巴结。胃左淋巴结包括下胃左淋巴结、贲门旁淋巴结及上胃左淋巴结。胃的幽门段小弯侧区域（2区），其淋巴直接或间接地经过幽门上淋巴结流入右胰上（R.S'p）淋巴结。胃底大弯侧区域如近脾脏处的淋巴沿胃脾韧带内走行的淋巴管引流。其中部分直接汇入左胰上（L.S'p）淋巴结，其他间接汇入小的胃网膜左（LGE）淋巴结及位于脾门的脾脏淋巴结。从胃体远端胃大弯侧及幽门区（4区）引流的淋巴液汇入胃网膜右淋巴结，继而流向位于胰头前、部分在幽门后或部分在幽门下的幽门下淋巴结。这组淋巴结接受的是紧邻幽门的大弯侧数组淋巴管。经胰前淋巴管同时也与肠系膜上淋巴结相连的幽门下淋巴结，随后将淋巴液通过位于幽门和十二指肠球部后方的淋巴管进一步排入右胰上淋巴结（图2-23）。

位于胰腺上方腹腔动脉及其分支周围的腹腔[中胰上（M.S'p）]淋巴结汇集来自上胃左淋巴结（1区）、右胰上淋巴结（2区和4区）和左胰上淋巴结（胰脾淋巴结）(3区）的淋巴。从腹腔淋巴结开始，淋巴液通过胃肠（GI）淋巴干流向胸导管。通常或多或少地初始阶段的胸导管（如不同淋巴干汇聚处）都以乳糜池的形式存在。

在颈部的胸腔上界，在注入左锁骨下和左颈静脉交角之前的胸导管尚接收左锁下淋巴干等其他淋巴管。在胃肿瘤患者，有时可触及转移的左锁骨上淋巴结，亦称为Virchow淋巴结或Troisier淋巴结。十二指肠淋巴同时引流胰腺的淋巴结。

胃的淋巴管回流至胃大、小弯侧血管周围的淋巴结群最后汇入腹腔淋巴结，胃各部淋巴回流虽大致有一定方向，但因胃壁内淋巴管有广泛吻合，故几乎任何一处的胃癌皆可侵及胃其他部位相应的淋巴结。淋巴转移是胃癌主要的转移途径之一，早期胃癌的淋巴转移率为5%~20%，进展期胃癌的淋巴转移率高达70%左右。一般情况下按淋巴流向转移，少数情况也有跳跃式转移。胃腺癌可以扩散到远处的淋巴结，跳跃到相邻的结节，但是跳跃转移发生的方式尚不清楚。不同的研究报告表明，跳跃转移常涉及胃左动脉旁淋巴结、肝总动脉和腹腔干旁淋巴结，其发生率从5%到14%不等。Maruyama描述了11%的患者在组织学上未涉及胃周淋巴结，其中24%的病例跳跃转移涉及第7至第11站淋巴结，在1%的病例中涉及肝十二指肠韧带淋巴结和主动脉旁

淋巴结转移。Choi等一项针对2231名患者的大型研究表明，跳跃转移的发生率从胃癌总体人群的1.8%到转移性淋巴结患者的4.8%不等。跳跃转移最常见的位置是第7站（63.2%），然后是第8和第9站（33%和30.2%）。跳跃转移涉及其中的一个淋巴结转移的患者为79.2%[7]。

胃周淋巴结分为23组，具体如下（图2-24）：

No. 1 贲门右侧淋巴结　沿胃左动脉上行支进入胃壁的第1支（贲门支）的淋巴结和贲门侧的淋巴结

No. 2 贲门左侧淋巴结　贲门左侧的淋巴结，左膈下动脉食管贲门支分支，沿此血管的淋巴结（含根部）

No. 3a 小弯淋巴结（沿胃左动脉）　沿胃左动脉分支的小弯淋巴结，贲门支下方的淋巴结

No. 3b 小弯淋巴结（沿胃右动脉）　沿胃右动脉分支的小弯淋巴结，胃小弯的第1支向左的淋巴结

No. 4sa 大弯左群淋巴结（沿胃短动脉）　沿胃短动脉的淋巴结（含根部）

No. 4sb 大弯左群淋巴结（沿胃网膜左动脉）　沿胃网膜左动脉和大弯第1支的淋巴结

No. 4d 大弯右群淋巴结（沿胃网膜右动脉）　沿胃网膜右动脉的淋巴结，向大弯的第1支的左侧淋巴结

No. 5 幽门上淋巴结　胃右动脉根部和沿向胃小弯的第1支的淋巴结

No. 6 幽门下淋巴结　胃网膜右动脉根部到胃大弯的第1支的淋巴结和胃网膜右静脉与到前上胰十二指肠静脉的合流部的淋巴结

No. 7 胃左动脉淋巴结　从胃左动脉干根部到上行支的分歧部的淋巴结

No. 8a 肝总动脉前上部淋巴结　肝总动脉的前面、上面的淋巴结，从脾动脉的分出部到胃十二指肠动脉的分出部的淋巴结

No. 8b 肝总动脉后部淋巴结　肝总动脉后面的淋巴结，从脾动脉的分出部到胃十二指肠动脉的分出部（与No. 12p，No. 16a2int连续）

No. 9 腹腔动脉周围淋巴结　腹腔动脉周围的淋巴结和胃左动脉、肝总动脉、脾动脉根部淋巴结的一部分

No. 10 脾门淋巴结　胰尾末端以远的脾动脉周

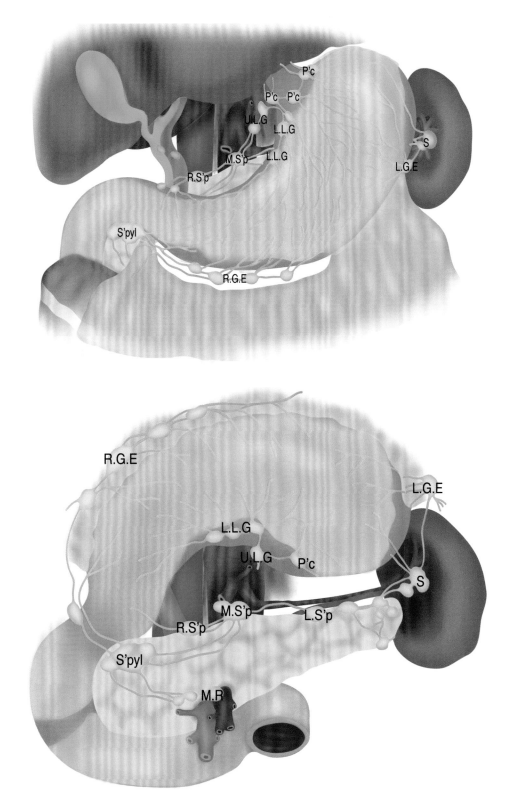

图 2-23　胃的淋巴分布

M.S'p 中胰上淋巴结；R.S'p 右胰上淋巴结；L.S'p 左胰上淋巴结；S'pyl 幽门下淋巴结；R.G.E 胃网膜右淋巴结；U.L.G 上胃左淋巴结；P'c 贲门旁淋巴结；L.L.G 下胃左淋巴结；S.脾淋巴结；L.G.E 胃网膜左淋巴结；M.R 肠系膜根部淋巴结

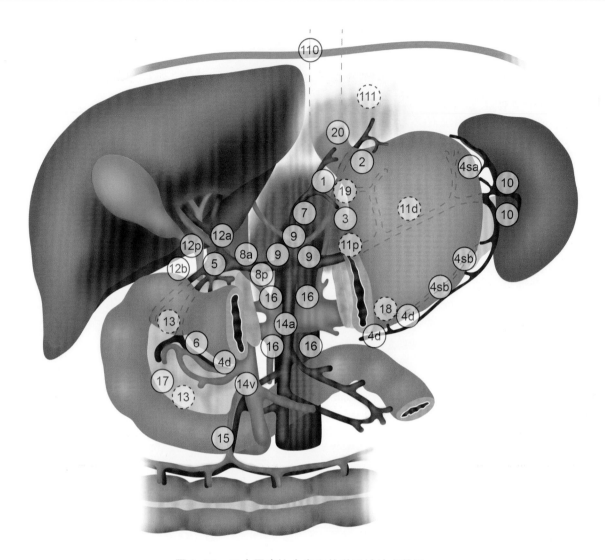

图 2-24 日本胃癌协会定义的淋巴结站点数目

围、脾门部的淋巴结，胃短动脉根部和至胃网膜左动脉的胃大弯的第 1 支淋巴结

No. 11p 脾动脉近端淋巴结 脾动脉近端淋巴结（脾动脉根部至胰尾末端距离的 2 等分位置的近侧位）

No. 11d 脾动脉远端淋巴结 脾动脉远端淋巴结（脾动脉根部至胰尾末端距离的 2 等分位置始至胰尾末端）

No. 12a 肝十二指肠韧带内（沿肝动脉）淋巴结 由左、右肝管汇合部到胰腺上缘的 2 等分高度向下方，沿肝动脉的淋巴结（《胆管癌处理规约》中的 No. 12a2）

No. 12b 肝十二指肠韧带内（沿胆管）淋巴结 由左、右肝管汇合部到胰腺上缘的 2 等分高度向下方，沿胆管的淋巴结（《胆管癌处理规约》中的

No. 12b2）

No. 12p 肝十二指肠韧带内（沿门静脉）淋巴结 由左、右肝管汇合部到胰腺上缘的 2 等分高度向下方，沿门静脉的淋巴结（《胆管癌处理规约》中的 No. 12p2）

No. 13 胰头后淋巴结 胰头部十二指肠乳头部向头侧的淋巴结（在肝十二指肠韧带内的为 No. 12b）

No. 14v 肠系膜上静脉淋巴结 在肠系膜上静脉的前面，上缘为胰下缘，右缘为胃网膜右静脉与胰十二指肠上前静脉的汇合部，左缘为肠系膜上静脉的左缘，下缘为结肠中静脉分歧部

No. 14a 肠系膜上动脉淋巴结 沿肠系膜上动脉的淋巴结

No.15 结肠中动脉周围淋巴结 结肠中动脉周围的淋巴结

No.16a1 腹主动脉周围a1淋巴结 主动脉裂孔（膈肌脚包绕的4~5 cm）的腹主动脉周围淋巴结

No.16a2 腹主动脉周围a2淋巴结 腹腔动脉根部上缘至左肾静脉下缘高度的腹主动脉周围淋巴结

No.16b1 腹主动脉周围b1淋巴结 左肾静脉下缘至肠系膜下动脉的腹主动脉周围淋巴结

No.16b2 腹主动脉周围b2淋巴结 肠系膜下动脉根部至腹主动脉的分歧部高度的腹主动脉周围淋巴结

No.17 胰头前部淋巴结 胰头部前面，附着于胰腺及胰腺被膜下存在的淋巴结

No.18 胰下缘淋巴结 胰体下缘的淋巴结

No.19 膈下淋巴结 膈肌的腹腔面，主要是沿膈动脉的淋巴结

No.20 食管裂孔部淋巴结 淋巴结膈肌裂孔部食管附着的淋巴结

No.110 胸下部食管旁淋巴结 与膈肌分离，附着于胸下部食管的淋巴结

No.111 膈肌上淋巴结 膈肌胸腔面，与食管分离存在的淋巴结（附着于膈肌、食管的为No.20）

No.112 后纵隔淋巴结 从食管裂孔和食管分离存在的后纵隔淋巴结

除了上述胃周淋巴结外，一是左锁骨上淋巴结，如触及肿大则可能为癌细胞沿胸导管转移所致；二是脐周淋巴结，如肿大有可能为癌细胞通过肝圆韧带淋巴管转移所致。这二处淋巴结在临床上是很有意义的。

（二）淋巴引流途径

1.分别收纳胃小弯侧胃壁相应区域的淋巴，输出管注入腹腔淋巴结的胃左、右淋巴结分别沿着同名血管进行排列。

2.收纳胃大弯侧相应区域的淋巴的胃网膜左、右淋巴结沿着同名动静脉血管排列。胃网膜左淋巴输出管注入脾淋巴结，胃网膜右淋巴输出管回流至幽门下淋巴结。

3.位于贲门周围的贲门淋巴结常归入胃左淋巴结，收集贲门附近的淋巴，最后注入腹腔淋巴结。

4.在幽门上、下方的幽门上、下淋巴结，收集胃幽门部的淋巴，胃网膜右淋巴结以及十二指肠上部和胰头的淋巴还汇入幽门下淋巴结。幽门上、下淋巴输出管汇入腹腔淋巴结。

5.在脾门附近的脾淋巴结，收集胃底部和胃网膜左淋巴结的淋巴，沿着胰上缘脾动脉分布的胰上淋巴结汇入腹腔淋巴结。

6.其他途径：胃的淋巴管与邻近器官亦有广泛联系，故胃癌细胞可向邻近器官转移。除此之外，还可通过食管的淋巴管和胸导管末段逆流至左锁骨下淋巴结（图2-25）。

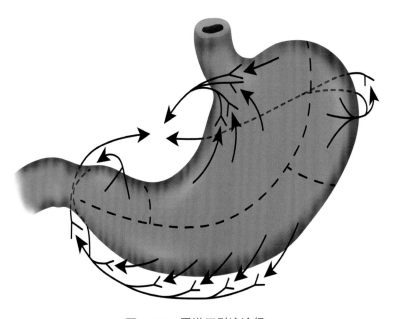

图2-25 胃淋巴引流途径

七、胃的神经支配

（一）概述

胃接受含传入和传出纤维的交感和副交感神经支配。第6至第9或第10脊髓胸段前角细胞的轴突组成交感神经节前纤维，初始位于脊神经前根，随后以交通支的形式出脊神经，经过交感干附近加入胸内脏神经到达腹腔神经丛和腹腔神经节。其中部分在交感干内形成突触，但多数是与腹腔神经节及肠系膜上神经节内的细胞形成突触。这些细胞的轴突，即神经节后纤维，以神经丛的形式伴随腹腔及肠系膜上动脉的各种分支分布于胃。这些神经丛主要由交感纤维组成，但含有部分来自经迷走神经干的腹腔分支所形成的腹腔神经丛中的副交感神经纤维。传入冲动由走行与前述径路相反的神经纤维介导，但并不在交感神经内形成突触，它们的神经细胞体位于脊髓后根神经节并通过脊神经后根进入脊索。

1. 腹腔神经丛

包绕腹腔动脉干和肠系膜上动脉根部的腹腔神经丛是最大的自主神经丛，由右半和左半组成，各自含有一个较大的腹腔神经节和较小的主动脉肾神经节和一个肠系膜上神经节，而肠系膜上神经节通常是不成对的。它们和其他更小的神经节由节间联络纤维整合而成神经丛。该神经丛的交感成分由大（上）、小（中）、最小（下）胸内脏神经及第1腰交感干神经节发出的神经纤维构成，而其副交感神经根由后迷走神经干的腹腔分支和前迷走神经干发出的更小腹腔分支组成。神经丛直接发出神经纤维至部分邻近脏器，但其大多数分支则与上部腹主动脉发出的动脉伴行。从腹腔神经丛发出的众多神经纤维联合构成环绕腹腔干和胃左动脉、肝动脉、脾动脉的网状神经丛。从肝动脉丛延续而来的次级神经丛继续沿胃右动脉和胃十二指肠动脉分布，自后者又沿胃网膜右动脉和前/后胰十二指肠上动脉形成包绕。脾动脉丛继续发出分支包绕胃短动脉和胃网膜右动脉。

2. 肠系膜上丛

肠系膜上丛是腹腔神经丛的最大分支并包含肠系膜上神经节。肠系膜上神经丛分出次级神经丛，包绕并伴行胰十二指肠下动脉、空肠动脉及肠系膜上动脉的其他分支。由1~4支以斜行交通支相连的小神经组成胃左神经丛，与胃左动脉伴行并发出末支达贲门末端和胃，并与左膈丛发出的小支交联。其他神经纤维于小网膜的双层之间与伴随动脉伴行并且支配近端胃。它们与胃右丛及迷走神经胃支相交通。

3. 肝丛

肝丛同样包含交感和副交感传出及传入纤维并发出次级神经丛伴行肝动脉的所有分支。它们和胃右动脉丛一道支配幽门区，进而和位于十二指肠第一部同胰头之间的胃十二指肠动脉丛一起，发出纤维至胆总管及其邻近组织。当胃十二指肠动脉分为胰十二指肠前上动脉和胃网膜右动脉支后，神经也同样进一步分为二级分支并分布于十二指肠第二部、胆总管末段、胰管胰头和部分胃。位于小网膜游离缘的肝丛发出一支或多支肝胃支，并于小网膜的双层之间到达左侧至贲门末端及胃小弯，与胃左丛合并，并且加强之。脾丛发出次级神经丛至胰腺动脉、胃短动脉、胃网膜左动脉并支配相应器官。其中可能会有一支神经折向上支配胃底。

4. 膈丛

膈丛辅助支配胃贲门末端。从右丛发出的一支有时转向左后方经腔静脉膈肌裂孔达贲门开口区，而左膈丛则发出固定的末梢支至贲门开口。同时从左膈神经发出的一细支也支配贲门。

5. 胃和十二指肠的副交感神经

胃和十二指肠的副交感神经起源于第四脑室基底的迷走神经背核，传入纤维的末端同样终止于该神经核。胃和十二指肠的副交感神经是由内脏传入和传出神经细胞混合组成。神经纤维通过迷走神经、食管丛、迷走神经干等构成传出神经。传入神经由腹腔迷走神经干发出的胃、幽门、肝和腹腔支构成。迷走神经前干发出沿胃小弯向下走行的胃支，支配胃的前面并且可以达到幽门。其中的一支大胃前神经常常比其他支粗大。各种胃支可能在浆膜下层走行一段距离后再潜入肌层，尽管它们与邻近的胃神经相交通，真正的胃前丛通常并不存在，幽门支发自迷走神经前干或者大胃前神经并向右走行于小网膜的双层之间，直到转向下经过或靠近肝丛达幽门窦、幽门和十二指肠近段。常与后迷走神经干的分支合并的小的腹腔支沿胃左动脉走行至腹腔丛。

6. 后迷走神经干

后迷走神经干发出胃支呈辐射状进入胃后面，支配从胃底至幽门窦的区域。其中的大胃后神经通常大于其他分支。同前面的分支相似，虽然没有真正的胃后丛存在，但是它们与邻近的胃神经相交通。腹腔支粗大并沿胃左动脉到达腹腔丛，从该腹腔支发出的迷走神经纤维经腹腔神经丛发出的血管丛分布到幽门、十二指肠和胰腺等。

（二）交感神经、副交感神经和内脏传入神经

1. 交感神经

交感神经起于脊髓第6~10胸节段的胃的交感神经节前纤维，经交感干、内脏神经至腹腔神经丛内腹腔神经节。它们在神经节内交换神经元，发出节后纤维，并且随腹腔干的分支至胃壁。交感神经的作用为抑制胃的分泌和蠕动，增强幽门括约肌的张力，并使胃血管收缩。

2. 副交感神经

来自迷走神经的胃的副交感神经节前纤维。迷走神经前干向下行于腹段食管的前面，大约在食管中线附近浆膜的深面。手术过程中寻找前干时，需

切开此处浆膜，方可显露。由来自左迷走神经的纤维在食管的神经丛构成的前干通常发出2~3条细的分支到达贲门口，在胃贲门处分为肝支、幽门支和胃前支。肝支通常会有1~3条，在小网膜内向右行参加肝丛的构成。肝支在小网膜的两层腹膜间横行，朝向游离缘走行直至肝门分叉处。在此，部分纤维向下与肝动脉相邻支配幽门、十二指肠和胰腺。幽门支常于大胃前神经走行处发出；它向内下方走行至幽门窦，在向上走行汇入肝丛之前，发出幽门分支。前神经的变异包括副幽门支和在小网膜中走行的高、低肝支和幽门支。胃前支沿着胃左动脉在小网膜内距胃小弯约1cm处向右行，它沿途发出4~6条小支，这些小分支与胃左动脉的胃壁分支相伴行，从而分布至胃前壁，最后于胃角切迹附近分布于幽门窦及幽门管前壁，以"鸦爪"形分支。迷走神经后干（常常位于疏松结缔组织内的正后方）贴腹段食管右后方下行，至胃贲门外分为腹腔支和胃后支。腹腔支从迷走神经干后方发出，携带大部分的神经纤维沿着胃左动脉始段汇入腹腔神经丛。沿胃小弯深面右行的胃后支，会延伸至胃窦近端，但是通常不会达到幽门括约肌，伴随胃左动脉的胃壁分支沿途分出很多小支至胃后壁，最后也分布于幽门及幽门管的后壁以"鸦爪"形分支。迷走神经各胃支在胃壁神经丛内，换发节后纤维支配胃腺与肌层，它不仅可以促进胃酸和胃蛋白酶的分泌，并且可以增强胃的运动。它还在胃排空过程中对幽门括约肌的协调松弛起作用。但是，迷走神经的主要纤维是可传递恶心和疼痛的感觉的传入纤维（图2-26）。

3. 内脏传入纤维

胃的感觉神经纤维来自迷走神经，胃的牵拉感和饥饿感冲动经由迷走神经传入延髓；所以胃手术时如果过度牵拉，强烈刺激迷走神经，偶可引起心搏骤停，值得重视。

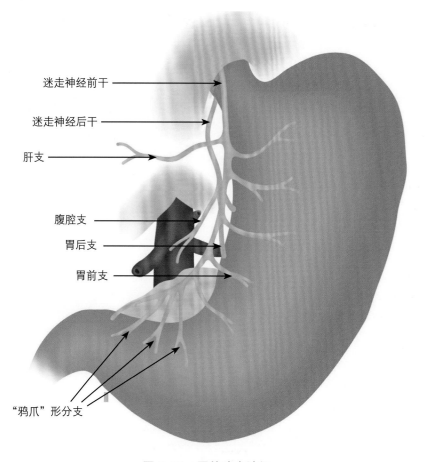

迷走神经前干

迷走神经后干

肝支

腹腔支

胃后支

胃前支

"鸦爪"形分支

图 2-26 胃的迷走神经

（周　凯　季　科）

参考文献

[1] Nakamura H, Uchida H, Kuroda C, et al. Accessory left gastric artery arising from left hepatic artery: angiographic study. AJR Am J Roentgenol, 1980, 134(3):529-532.

[2] Panagouli E, Venieratos D. Right accessory hepatic artery arising from the left gastric artery: a case report. Rom J Morphol Embryol, 2011, 52(3 Suppl):1143-1145.

[3] Loukas M, Wartmann C T, Louis R G, et al. The clinical anatomy of the posterior gastric artery revisited. Surg Radiol Anat, 2007, 29(5):361-366.

[4] Maruyama K, Gunvén P, Okabayashi K, et al. Lymph node metastases of gastric cancer. General pattern in 1931 patients. Ann Surg, 1989, 210(5):596-602.

[5] Choi Y Y, An J Y, Guner A, et al. Skip lymph node metastasis in gastric cancer: is it skipping or skipped. Gastric Cancer, 2016, 19(1):206-215.

[6] 韩方海, 詹文华, 何裕隆, 等. 胃癌根治手术网膜囊及筋膜切除问题. 中国普外基础与临床杂志, 2007, 14(2):230-234.

[7] 卢范, 雷晓寰. 国人胃的迷走神经分布. 解剖学通报, 1981, (1):65-73.

[8] 弗洛克. 奈特胃肠病学(第3版). 丁士刚 译. 北京: 北京大学医学出版社, 2022.

[9] 丁自海, 刘树伟. 格氏解剖学——临床实践的解剖学基础. 济南: 山东科学技术出版社, 2017.

[10] 吴孟超, 吴在德. 黄家驷外科学. 7版. 北京: 人民卫生出版社, 2008.

[11] 汤森德. 克氏外科学(第19版). 彭吉润, 王杉译. 北京: 北京大学医学出版社, 2015.

[12] 张绍祥, 张雅芳. 局部解剖学. 3版. 北京: 人民卫生出版社, 2015.

[13] 丁文龙, 王海杰. 系统解剖学. 3版. 北京: 人民卫生出版社, 2015.

[14] 李和, 李继承. 组织学与胚胎学. 3版. 北京: 人民卫生出版社, 2015.

[15] 王舒宝, 夏志平. 胃癌手术与技巧. 沈阳: 辽宁科学技术出版社, 2018.

第三章　开腹探查与腹腔镜探查术

一、概述

开腹探查术是用来寻找病因或明确病变程度的一种检查或治疗方法，其在胃癌诊治中发挥的作用主要是：①联合术前影像学检查以及腹腔细胞学检查进一步评估肿瘤的临床分期，避免漏诊隐匿性转移灶（肝转移、腹膜转移及腹腔播散等），从而更准确地把握手术指征，使一部分不具备根治手术指征的患者避免不必要的手术带来的创伤；②更准确地评估肿瘤是否可切除，是否存在严重的血管侵犯或周围脏器侵犯；③如果存在远处转移病灶，可以同时取活组织行病理学检查，进一步明确诊断，或行胃空肠吻合短路手术改善患者的进食和营养状况。

近年来随着腹腔镜技术的不断发展以及器械的不断更新，腹腔镜探查术应用越来越广泛。腹腔镜探查有助于发现腹腔内隐匿或微小转移灶，包括肝转移、腹膜种植、大网膜种植等，避免不必要的开腹探查。来自美国 MSKCC（Memorial Sloan Kettering Cancer Center）的一项研究历经 10 年，对 657 例潜在可切除胃腺癌患者进行腹腔镜检查分期，其中 31%的患者存在远处转移病灶，应归为 M1 期。然而腹腔镜检查分期对于肝转移灶和淋巴结转移的判断停留在二维层面，这在一定程度上限制了其单独应用的价值。腹腔镜探查联合腹腔细胞学检查有助于提高分期的准确性。研究表明，腹腔细胞学阳性提示胃癌不良预后，并且是胃癌术后复发的独立危险因素，亦归为 M1 期。对于不考虑新辅助治疗而选择直接手术切除的胃癌患者，如果术前影像学提示肿瘤已浸润至浆膜或存在淋巴结转移，推荐腹腔镜探查明确腹腔内是否有转移灶。对于新辅助治疗后的进展期胃癌患者，推荐腹腔镜探查联合腹腔细胞学检查。总体来讲，对于分期为 T1b 及以上的肿瘤患者，推荐腹腔镜探查联合腹腔细胞学进行分期。对于拟行放化疗或手术的患者，推荐腹腔镜探查；而对于计划行姑息性手术者，不推荐腹腔镜探查。

二、开腹探查术

（一）适应证

1. 术前影像学检查评估为可切除的胃癌。
2. 计划行姑息性手术者。

（二）禁忌证

1. 已出现腹腔以外的转移病灶（例如锁骨上淋巴结转移）。
2. 其他不适合手术的情况，如身体基础状态差，心、肺、肝、肾功能差等。

（三）探查原则

1. 无瘤原则：探查过程中不直接触及肿瘤，不切开肿瘤，不挤压肿瘤。
2. 先正常，后病变，先易后难：探查过程中先探查没有病变的正常区域，再探查有病变的位置；探查时如遇粘连，应小心谨慎，先易后难，在适当的间隙内分离，困难的部分最后处理。
3. 由远到近：探查按照由远到近的顺序进行，例如可以先探查膀胱直肠窝或直肠子宫窝，评估该位置是否有转移，卵巢是否有转移；然后探查肝脏等实质脏器，最后探查胃；如果进入腹腔后发现腹膜或肠系膜有大量可疑转移瘤结节，应取活组织行组织病理学检查。
4. 轻柔细致，避免遗漏：探查时应该足够轻柔细致，避免损伤重要的血管导致出血，避免损伤肿瘤导致癌细胞扩散，同时需要全面探查，尤其注意容易被忽略的部位，如胃后壁、十二指肠降部和水平部。

（四）术前准备

1. 采用胃镜、腹部增强 CT、超声内镜等检查明确肿瘤部位、范围、分期，有无食管及胰腺、横结肠等邻近组织侵犯；评估腹腔、肝脏等远处转移情况，腹膜后、肠系膜淋巴结肿大情况。

2. 准确评估并合理处理可能影响手术的伴发疾病，如高血压病、冠心病、糖尿病、呼吸功能障碍、肝肾疾病等，术前进行肺功能训练。

3. 纠正贫血、低蛋白血症和水、电解质及酸碱代谢平衡紊乱，改善患者营养状况。

4. 幽门梗阻者需术前洗胃，纠正低蛋白血症，以减轻水肿。

5. 术前禁食 6 小时，禁饮 2 小时，术前 2~3 小时可服用碳水化合物饮品（不超过 400 ml，糖尿病患者除外）。

6. 对于计划行根治性胃切除术者，需预防性使用抗生素；单纯行活检者，无须预防性使用抗生素。

7. 术前无须机械性肠道准备，对于拟行横结肠等联合脏器切除者，可选择使用基于等渗缓冲液的机械性肠道准备。

（五）探查流程及步骤

1. 麻醉：气管内插管全身麻醉（全麻）。

2. 体位：仰卧位。

3. 明确切口位置，消毒铺巾。

4. 手术步骤：一般取上腹正中切口，自剑突上 2 cm 开始，沿上腹正中线向下绕脐左侧切开，止于脐下 3 cm，也可根据术者个人习惯止于脐上，必要时延长切口。

（1）切开皮肤、皮下组织和脂肪层：为减少开腹时出血，可采用普通手术刀切开皮肤至真皮上半层，然后采用电刀切开真皮下半层。术者和第一助手分别手持一块干纱布，在切口两侧同时给予下压和外拉的力，两侧力量对称，保持皮肤处于紧张状态，随着层次的加深，干纱布加压的位置也向切口内延伸，这样能让切缘始终保持紧张状态，既方便切开，也有一定的止血效果，尤其适用于腹壁脂肪较厚的肥胖患者（图 3-1~图 3-4）。切开过程中的细小血管出血，可用干纱布加压止血，如果遇到明显的出血点可用电凝止血，动作宜快速精确，切忌反复烧灼，以免发生脂肪液化，影响术后伤口的愈合。

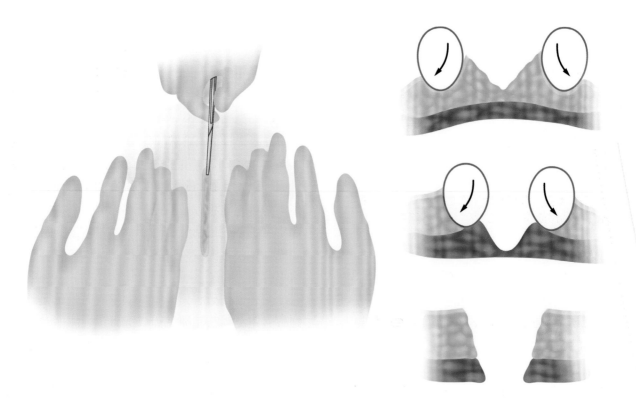

图 3-1 切开皮肤、皮下组织及脂肪

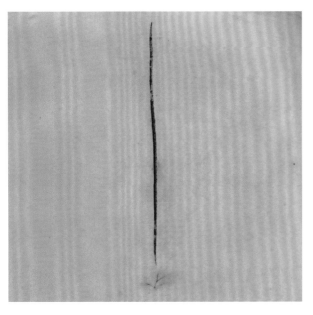

图 3-2　切开表皮。选择上腹正中切口

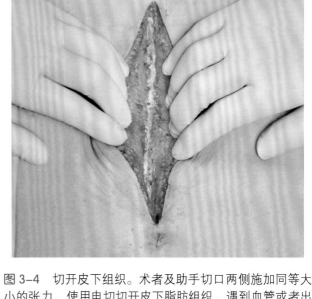

图 3-4　切开皮下组织。术者及助手切口两侧施加同等大小的张力，使用电切切开皮下脂肪组织，遇到血管或者出血点可使用电凝止血，若皮下脂肪较厚，可用手垫纱布伸入切口内"鹰爪"样施加张力便于切开，直至显露白线

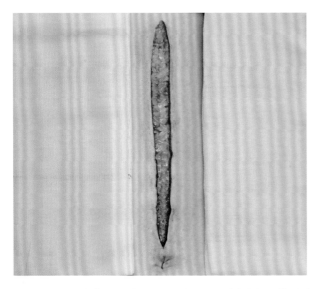

图 3-3　切开真皮。术者和助手在切口两侧施加同等张力牵拉，使用电切切开真皮，显露皮下脂肪组织

腹前正中线上相互交织而成。脐上白线较宽，为 1~2 cm，上窄下宽；脐下白线狭窄而坚固。对于右利手者其右侧腹直肌较左侧发达，因此腹白线会稍向左偏移，反之亦然。②根据手术需求以及患者的胖瘦决定是否去除剑突，以能清晰显示手术视野为原则。

（2）切开白线和腹膜：为了避免损伤腹腔内脏器，在切口下 1/3 的位置，术者与助手使用钳子左右对称将腹膜和腹膜外脂肪组织确切牢靠地提起，采用电刀切开腹膜外脂肪组织和腹膜，进入腹腔。术者用左手的示指和中指经切开的小口进入腹腔，同时施加一个向上托举腹壁的力量，使腹壁远离腹腔内小肠和大网膜，用电刀顺着两手指之间切开白线和腹膜，向上至剑突，向下至脐上（图 3-5）。如果切口需要延至脐下，用同样的方法在脐左侧腹直肌内缘弧形切开腹膜至脐下。对于腹壁较厚或术野显露不充分者，可摘除剑突使术野显露更加充分，从而方便术中操作，尤其对于全胃切除者建议摘除剑突（图 3-6~图 3-8）。

对于重度肥胖的患者，如果电刀使用不当，脂肪液化发生率将明显增加。

解剖要点与注意事项：①取上腹正中切口时需明确腹白线的解剖特征。腹白线由腹前外侧壁 3 层扁肌（腹内斜肌、腹外斜肌和腹横肌）的腱膜在

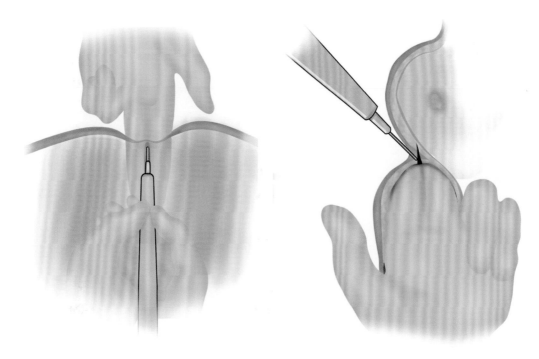

图 3-5 切开白线及腹膜的技巧

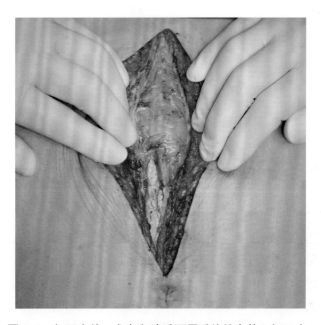

图 3-6 切开白线。术者和助手可用手垫纱布伸入切口内，"鹰爪"样牵拉皮下组织，更好地显露白线。白线在切口中下较宽，容易寻找。可从切口中下打开白线向两侧延长，切开白线后显露腹膜外脂肪组织及腹膜

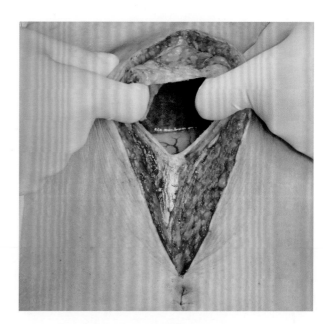

图 3-7 切开腹膜外脂肪及腹膜。进入腹腔后，术者及助手可分别用一指伸入腹腔垫起腹膜及腹膜外脂肪，减少开腹时损伤腹腔内脏器的风险

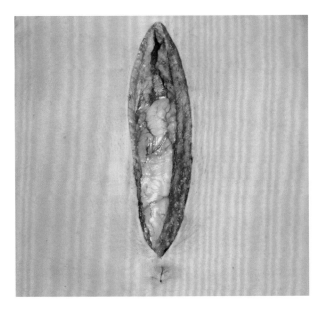

图3-8 完成上腹正中切口

（3）保护腹膜，显露术野：开腹后应采取一定的措施保护腹膜，传统的做法是使用两块腹膜保护纱布垫，将其缝合于两侧腹膜上从而保护切口和腹膜。现在多采用切口保护圈保护腹膜。放置腹壁牵开器，待腹腔探查完成后，用肝拉钩将肝向头侧牵拉，可更好地显露术野（图3-9）。

（4）腹腔探查：首先看大网膜、肠系膜及腹膜是否有转移结节；然后探查膀胱直肠窝或直肠子宫窝，评估该位置是否有转移，卵巢是否有转移；然后依次探查肝脏膈面、肝脏脏面、肝门、脾门、胰体尾部；探查胰腺和横结肠系膜是否受累时，可以沿横结肠表面分离切开大网膜进入网膜囊，进一步明确胰腺、横结肠系膜及大血管是否受侵犯，尤其是胃左血管是否受侵犯及侵犯程度；最后探查胃，检查癌灶部位和浸润范围时切忌用手触及癌灶，以免造成癌细胞脱落。建议用卵圆钳夹住健康胃壁向下牵拉，然后用肝拉钩将肝拉起，从而充分显露病变位置。如果癌组织浸润超过浆膜，建议先采用干纱布将肿瘤覆盖封闭，然后再检查肿瘤浸润的程度与范围、活动度，与胰腺、横结肠系膜等是否存在粘连，胃周区域淋巴结转移情况。探查全部结束后，如果发现可疑腹膜结节或转移结节，应切取可疑组织送病理学检查。

（5）腹腔细胞学检查：全面探查腹腔后，用生理盐水冲洗腹腔及盆腔，进行细胞学检查。向腹腔内倒入250 ml生理盐水，将腹腔内生理盐水取出100~150 ml，送游离细胞学检查。若有血液污染，可加入肝素或低分子量肝素抗凝。

三、腹腔镜探查术

（一）适应证

1.T1b及以上的胃癌。

2.新辅助治疗后的进展期胃癌。

3.术前影像学检查怀疑胃癌合并肝转移或腹腔内播散种植。

（二）禁忌证

1.计划行姑息性手术者。

2.既往接受过上腹部手术，腹腔粘连严重。

3.重度肥胖者（相对禁忌）。

4.其他不能耐受手术的因素，包括高龄、心、肺、肝、肾功能差等。

（三）术前准备

同胃癌开腹探查术的术前准备。

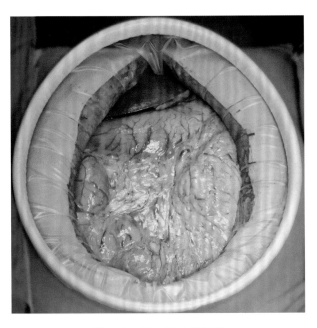

图3-9 置入切口保护圈

（四）探查流程及步骤

1. 麻醉：气管内插管全身麻醉。

2. 体位：仰卧位，手臂放于身体两侧，将患者调整为头高脚低倾斜10°~30°体位，术中可以根据操作情况调整倾斜角度。

3. 明确Trocar孔位置，消毒铺巾。

4. 放置Trocar：Trocar放置无须遵循开放手术切口的最短距离原则。由于腹腔镜手术器械纤长，需要一定的距离对焦，因此需与手术切口部位保持一定的距离。对于腹腔镜探查后需要接受腹腔镜胃切除术者，探查时Trocar的位置应与腹腔镜胃切除术一致。若单纯行腹腔镜探查，后续为开腹手术，则在脐上置入12 mm Trocar为观察孔；若后续为腹腔镜手术，则于脐下置入直径12 mm Trocar为观察孔，再根据需要在右锁骨中线与肋缘下置入5 mm操作孔，以便掀起大网膜或挑起肝脏观察病灶，并留取标本行细胞学检查。

以单纯腹腔镜探查为例，于脐上采用Hasson技术逐层切开腹壁各层组织直至腹膜，直视下建立气腹，控制气腹压10~12 mmHg，置入Trocar，然后经此Trocar置入腹腔镜镜头，首先探查明确有无小肠继发损伤和出血，然后在镜头引导下放置1个操作孔Trocar，按照一定的顺序观察腹壁腹膜、大网膜、腹腔脏器、盆腔脏器等有无明显转移结节。

5. 术者站位根据个人习惯而定，可以站在患者右侧、左侧或两腿中间。日本、韩国的外科医师多采用右侧站位，我国医师多采用左侧站位，完全中间站位较少应用。

6. 探查：首先将镜头斜面向下，依次观察肝脏膈面、横结肠、大网膜（从右向左）、左侧腹壁、左侧结肠旁沟、降结肠、下腹壁及小肠、右侧腹壁、右侧结肠旁沟及升结肠；然后调整镜头斜面向上，依次观察双侧膈顶及肝圆韧带、镰状韧带、左侧前腹壁、下前腹壁、右侧前腹壁。之后调整体位，将头高脚低改成头低脚高30°，用无损伤抓钳将小肠从盆腔牵拉出来，探查双侧髂窝，女性患者需留意双侧附件区。然后向前上牵拉膀胱底或子宫底，向腹侧牵拉乙状结肠，探查膀胱直肠窝或直肠子宫窝有无种植结节。如果盆底有积液，应用注射器将其

吸引收集，然后用生理盐水冲洗盆腔后再收集灌洗液。此后再次调整体位为头高脚低位，将大网膜翻至结肠上区，将结肠向前上提起，观察横结肠系膜、Treitz韧带及十二指肠空肠、空肠起始部有无侵犯，然后自上而下探查小肠系膜及其根部，评估肠系膜是否有转移结节。最后探查胃周及胰腺、脾脏等，将大网膜翻至结肠下区，观察胃前壁及大弯侧是否有肿瘤浸润，评估胃后壁是否有粘连或与邻近器官组织固定。抬起左肝外叶，观察胃小弯侧是否有肿瘤浸润，同时评估肿瘤上缘位置及其与贲门的距离。观察幽门环，评估十二指肠球部是否受侵犯。然后探查脾窝和肝肾隐窝是否有积液，采用生理盐水冲洗后收集灌洗液。如果发现胃后壁粘连固定，可顺着横结肠方向打开胃结肠韧带，显露胰腺和脾门，评估是否有浸润及浸润的程度和范围。探查全部结束后，如果发现可疑腹膜结节或转移结节，应使用腹腔镜剪刀切取组织送病理学检查。

7. 腹腔细胞学检查：全面探查腹腔后，用生理盐水冲洗腹腔及盆腔，进行细胞学检查。

8. 根据探查结果决定下一步治疗方案：若探查和腹腔细胞学检查结果均为阴性，下一步考虑直接行根治性胃切除术；若探查发现腹腔内种植转移灶和（或）腹腔细胞学检查发现癌细胞，则留取组织以明确病理诊断，根据具体情形决定是否行胃空肠吻合短路手术或热灌注化疗。

（冯梦宇）

参考文献

[1] Japanese Gastric Cancer Association. Japanese gastric cancer treatment guidelines 2018 (5th edition). Gastric Cancer, 2021, 24(1): 1-21.

[2] Ajani J A, D'Amico T A, Bentrem D J, et al. Gastric Cancer, Version 2.2022, NCCN Clinical Practice Guidelines in Oncology. J Natl Compr Canc Netw, 2022, 20(2): 167-192.

[3] 国家卫生健康委员会. 胃癌诊疗规范(2018年版). 中华消化病与影像杂志(电子版), 2019, 9(3): 118-144.

[4] 王舒宝, 夏志平. 胃癌手术与技巧. 沈阳: 辽宁科学技术出版社, 2018.

[5] 余佩武. 腹腔镜胃癌手术学. 北京: 人民卫生出版社, 2011.

[6] 潘凯, 杨雪菲. 腹腔镜胃肠外科手术学. 2版. 北京: 人民卫生出版社, 2016.

第四章 开腹根治性远端胃切除术

第一节 概 述

胃癌的外科治疗至今已有 140 余年的历史。1881 年 Theodor Billroth 成功为一例胃癌患者实施胃切除术，历经近 70 年的发展，随着外科学、麻醉学以及肿瘤学的不断发展，胃癌根治术才成为一种相对安全的手术方式。随着人们对胃癌认识的不断深入，胃癌手术切除范围经历了一个缓慢的螺旋式上升发展过程，即从小到大、到过大、再缩小、再扩大，胃癌手术方式逐渐走向合理。尤其是 1962 年日本学者首次提出 D2 淋巴结清扫术可以明显提高胃癌

的 5 年生存率，胃切除 +D2 淋巴结清扫逐渐成为胃癌根治术的标准术式。流行病学资料表明，大部分的胃癌发生在远端胃，胃大部切除或全胃切除术均能完全切除肿瘤。近年的研究表明，远端胃切除术具有与全胃切除术相似的根治效果，术后并发症发生率明显低于全胃切除术。因此，根治性远端胃切除 +D2 淋巴结清扫术目前已成为治疗胃下部癌（L 区）及胃中下部癌（ML 区）的标准手术方式，切除范围要求切除包括幽门在内的至少 2/3 远端胃。

第二节 解剖要点

本部分重点介绍根治性远端胃切除术 +D2 淋巴结清扫术涉及的解剖结构。

一、胃的分区及毗邻

解剖学上将胃分为 4 部分，即贲门、胃底、胃体和幽门。为了手术规范化，1962 年的《日本胃癌处理规约》将胃分为上部、中部和下部三个区域。1999 年第 13 版《日本胃癌处理规约》对此做了修订，采用 U、M 和 L 分别代表上、中、下三部分，E 和 D 分别代表食管和十二指肠，成为国际通用的分区方法，沿用至今（图 4-2-1）。胃幽门位置相对固定，多位于第 12 胸椎至第 1 腰椎（T12-L1）前方，幽门部大弯侧有一浅沟称为中间沟，将其分为幽门窦和幽门管，幽门管长 2~3 cm，向右经幽门与十二指肠球部连接（图 4-2-2）。因此，发生于幽门管区的胃

癌，需留意是否浸润十二指肠，如侵犯十二指肠，则十二指肠的切除范围应达 3~4 cm。

胃周围毗邻多种脏器，前方部分被肝左叶和膈肌遮挡，后方间隔网膜囊与胰腺、左肾及左肾上腺、脾脏、横结肠及其系膜等结构毗邻，胃后的器官共同形成胃床（图 4-2-3）。因此，胃癌肿瘤的位置不同，其邻近的脏器以及区域引流淋巴结也有所不同。例如，胃窦部癌与胃体部癌，其第一站淋巴结和第二站淋巴结存在差异。

二、胃下部癌三站淋巴结分布

根据日本胃癌协会 1998 年胃癌分类标准，对于胃下部 L 区癌，第一站淋巴结包括 No. 3、4d、5、6，第二站淋巴结包括 No. 1、7、8a、9、11p、12a，第三站淋巴结包括 No. 4sb、8b、12b、12p、13、14v、

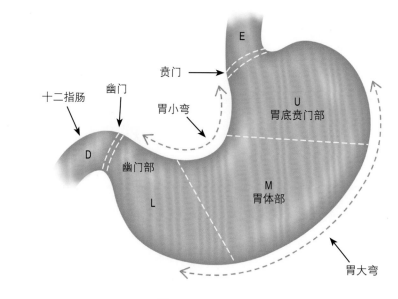

图 4-2-1　胃的分区

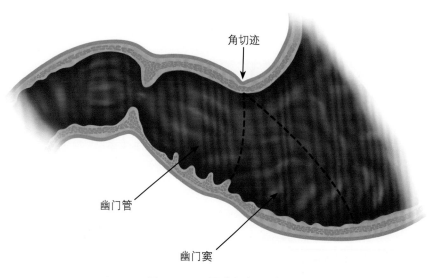

图 4-2-2　胃幽门部形态

16a2、16b1 等。对于胃下部癌侵犯胃中部（LM 区）、胃中部癌（M 区）、胃中部癌侵犯胃下部（ML），第一站淋巴结包括 No.1、3、4sb、4d、5、6，第二站淋巴结包括 No.7、8a、9、11p、12a，第三站淋巴结 包 括 No.2、4sa、8b、10、11d、12b、12p、13、14v、16a2、16b1 等（表 4-2-1）。

根据最新的《日本胃癌治疗指南（第 6 版）》，

按照胃切除范围进行淋巴结分站，对于根治性远端胃切除术，D1 淋巴结清扫应包括：No.1、3、4sb、4d、5、6、7 组淋巴结；D1+ 淋巴结清扫应包括上述 D1 范围内淋巴结 +No.8a、9 组淋巴结；D2 淋巴结清扫应包括 D1 范围内淋巴结以及 No.8a、9、11p、12a 组淋巴结。

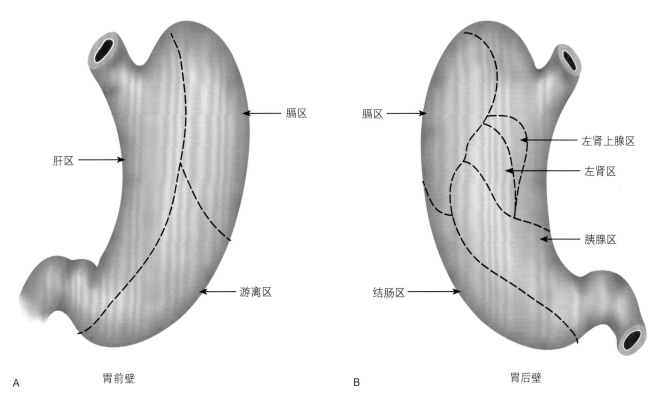

图 4-2-3 胃周围毗邻脏器

表 4-2-1 胃下部癌三站淋巴结分布

淋巴结组别	肿瘤位置		淋巴结组别	肿瘤位置	
	LD L	LM M ML		LD L	LM M ML
No. 1	2	1	No. 12p	3	3
No. 2	M	3	No. 13	3	3
No. 3	1	1	No. 14v	2	3
No. 4sa	M	3	No. 14a	M	M
No. 4sb	3	1	No. 15	M	M
No. 4d	1	1	No. 16a1	M	M
No. 5	1	1	No. 16a2	3	3
No. 6	1	1	No. 16b1	3	3
No. 7	2	2	No. 16b2	M	M
No. 8a	2	2	No. 17	M	M
No. 8b	3	3	No. 18	M	M
No. 9	2	2	No. 19	M	M
No. 10	M	3	No. 20	M	M
No. 11p	2	2	No. 110	M	M
No. 11d	M	3	No. 111	M	M
No. 12a	2	2	No. 112	M	M
No. 12b	3	3			

M：远处转移

三、基于D2淋巴结清扫术的胃周韧带、动静脉、淋巴结及神经分布

No. 1 淋巴结（贲门右淋巴结）：No. 1 淋巴结位于贲门右前侧，胃左动脉上行支进入胃壁的第一支之上。其左侧为贲门左淋巴结，该组淋巴结沿左膈下动脉贲门食管支分布。以胃左动脉上行支进入胃壁的第一支为界，上为 No. 1 淋巴结，下为 No. 3 淋巴结（胃小弯淋巴结）。此外，迷走神经前干沿食管前侧经食管裂孔进入腹腔，进入腹腔后在胃小弯近侧分为肝支和胃前支，肝支分出后走行于肝胃韧带，在左肝缘下 1.5 cm 进入肝十二指肠韧带；胃前支分出后发出若干支支配胃前壁（图 4-2-4、图 4-2-5）。因此，在清扫 No. 1 淋巴结时需注意保护胃左动脉上行支的食管支和胃支，同时避免损伤迷走神经，损伤神经可能会导致术后胃排空障碍。

No. 3 淋巴结（胃小弯淋巴结）：No. 3 淋巴结位于胃小弯的肝胃韧带，上界为胃左动脉上行支进入胃壁的第一支，下界为胃右动脉进入胃小弯胃壁的第一支。肝胃韧带是连于肝门与胃小弯之间的两层腹膜结构，属于小网膜的一部分，其间走行迷走神经肝支、胃左动脉与胃右动脉吻合形成的胃小弯动脉弓。据文献报道，有 5%~15% 的胃左动脉上方会发出副肝左动脉，该动脉多数走行于肝胃韧带较高处，斜行进入肝左叶间裂。因此，在清扫 No. 3 淋巴结时需注意避免损伤迷走神经肝支和副肝左动脉。对于副肝左动脉，绝大部分可离断而不会影响肝脏血供，或有轻微影响，表现为术后转氨酶一过性升高。若肝左动脉存在变异，例如肝左动脉缺如，副肝左动脉则尽可能保留（图 4-2-6~图 4-2-8）。

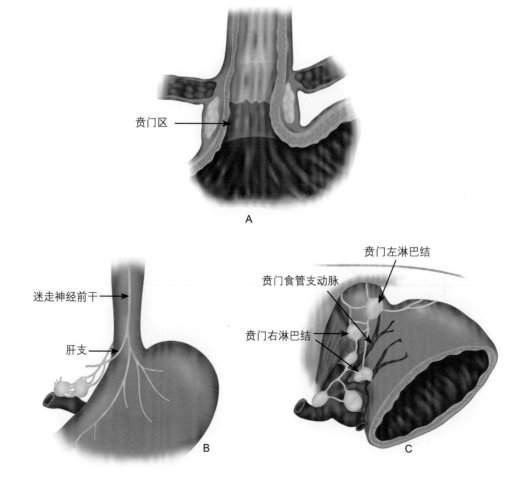

图 4-2-4　贲门部解剖
A. 贲门；B. 贲门部迷走神经；C. 贲门部淋巴结

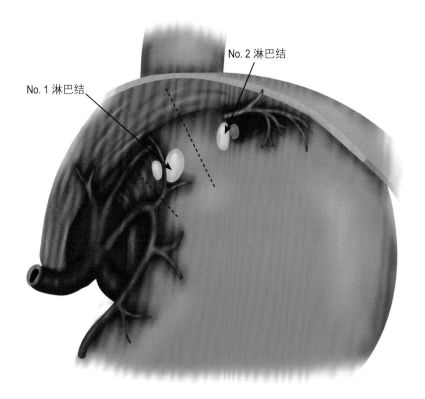

No. 2 淋巴结

No. 1 淋巴结

图 4-2-5　贲门区淋巴结，No. 1 淋巴结、No. 2 淋巴结

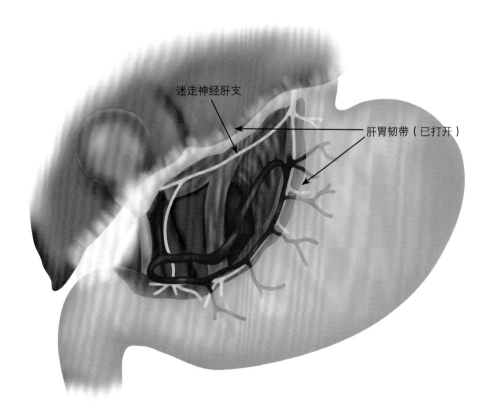

迷走神经肝支

肝胃韧带（已打开）

图 4-2-6　肝胃韧带和迷走神经肝支

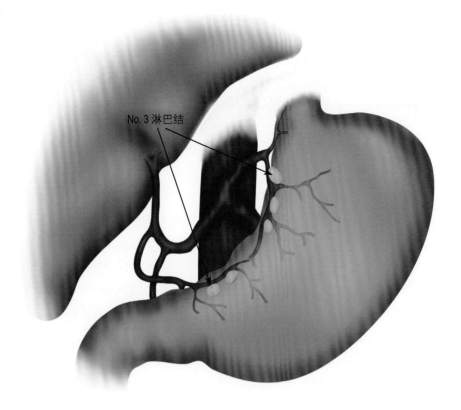

图 4-2-7　胃小弯 No.3 组淋巴结和胃小弯动脉弓

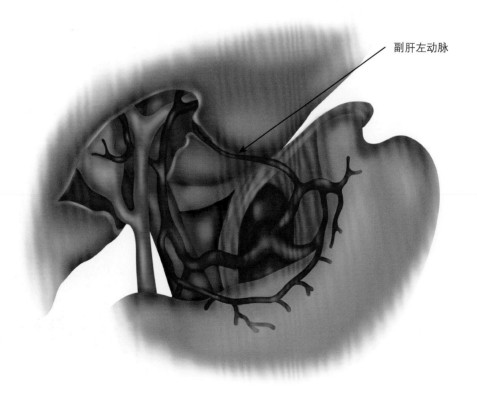

图 4-2-8　副肝左动脉

No. 4 淋巴结（胃大弯淋巴结）：No. 4 淋巴结称为胃大弯淋巴结，分布于整个胃大弯，其中沿胃网膜右动脉分布的淋巴结为 No. 4d，沿胃网膜左动脉分布的淋巴结为 No. 4sb，沿胃短动脉分布的淋巴结为 No. 4sa。对于胃下部癌，D2 淋巴结清扫术清扫范围不包括 No. 4sa。No. 4d 淋巴结右侧毗邻 No. 6 淋巴结，分界线为胃网膜右动脉胃壁分支的第一支；No. 4sb 淋巴结左侧毗邻 No. 10 淋巴结，分界线为胃网膜左动脉胃壁分支的第一支，该处也是胃大部切除时胃大弯侧的解剖标志。胃网膜右动脉发自胃十二指肠动脉，在大网膜前两层腹膜间沿胃大弯左行，沿途发出胃壁分支营养胃前后壁，终支与胃网膜左动脉吻合形成胃大弯动脉弓。胃网膜左动脉是脾动脉或脾动脉下极支的分支，经胃脾韧带进入大网膜前两层腹膜间，沿胃大弯右行，沿途发出胃壁分支营养胃壁，终支与胃网膜右动脉吻合（图 4-2-9）。

胃结肠韧带由连接胃大弯与横结肠的两层腹膜形成，两层腹膜由胃前后壁两层胃被膜延续而来，与横结肠的两层被膜复合下垂形成具有 4 层腹膜的围裙样下垂部分，称为大网膜（图 4-2-10、图 4-2-11）。胃网膜左、右动静脉走行于胃结肠韧带的前两层腹膜之间，该血管供应大弯侧胃壁和全部大网膜的血运，与横结肠边缘血管无交通支，因此手术切除大网膜及横结肠系膜前叶时，推荐在靠近横结肠边缘血管外切开胃结肠韧带，能够避免出血。

胃脾韧带是连接胃大弯上部与脾门的两层腹膜结构，脾动脉发出的胃短动脉和胃网膜左动脉均走行于该韧带中，也包括沿血管分布的 No. 4sa 和 No. 4sb 淋巴结。清扫 No. 4sb 淋巴结时需注意其与 No. 10 淋巴结的分界，No. 10 淋巴结通常分布于胃脾韧带和脾胰韧带汇合处（图 4-2-12）。

No. 5 淋巴结（幽门上淋巴结）：No. 5 淋巴结称为幽门上淋巴结，沿胃右动脉进入胃壁的第一支分布（图 4-2-13）。清扫 No. 5 淋巴结时需包括胃右动脉根部淋巴结，因此需要游离胃右动脉至根部并切断，才能彻底清扫 No. 5 淋巴结。胃右动脉一般发自

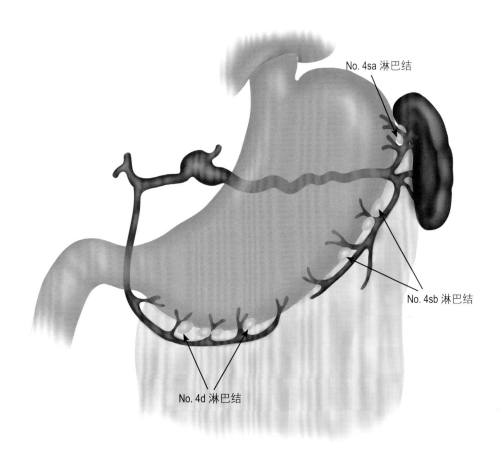

图 4-2-9　胃大弯侧 No. 4 组淋巴结和动脉

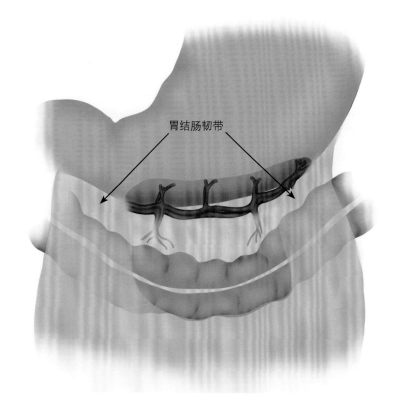

图 4-2-10　胃结肠韧带

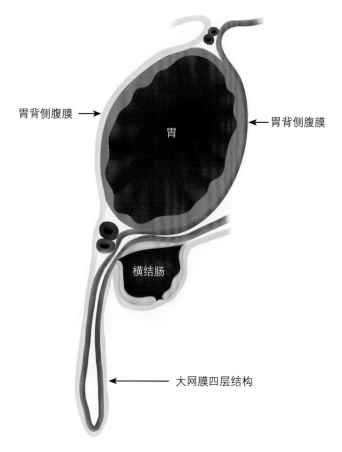

图 4-2-11　大网膜：展示大网膜的 4 层结构

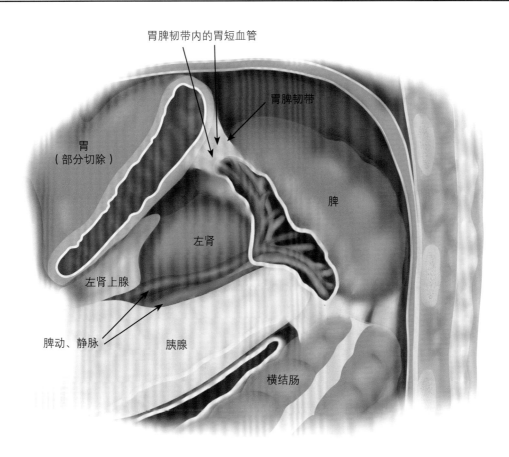

图 4-2-12　胃脾韧带

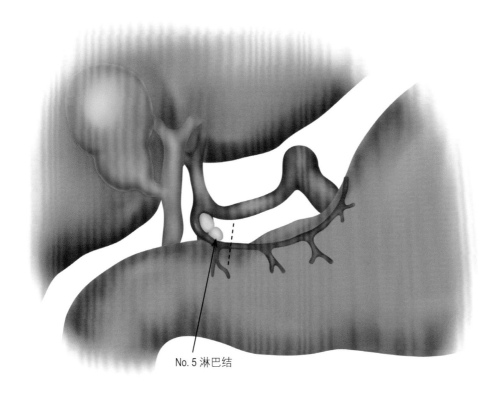

图 4-2-13　幽门上淋巴结

肝固有动脉，但也经常出现解剖变异，有人起自胃十二指肠动脉、肝总动脉或肝左动脉，也有约10%的人胃右动脉缺如。因此正确识别解剖胃右动脉对于清扫No.5淋巴结至关重要（图4-2-14）。

No.6淋巴结（幽门下淋巴结）：No.6淋巴结称为幽门下淋巴结，主要分布于胃网膜右静脉与胰十二指肠上前静脉汇合部。两者汇合后形成胃十二指肠静脉，再与副右结肠静脉汇合后形成胃结肠静脉干，又称Henle干，最终汇入肠系膜上静脉。但该部位静脉回流情况存在解剖变异可能，静脉血管网相对丰富，手术时容易发生静脉撕脱引起大出血。因此，清扫No.6淋巴结时需格外谨慎。此外，胃窦部后壁与胰头颈部相连的腹膜皱襞组织称为胃胰

韧带，远端胃切除时需切开胃胰韧带才能充分游离幽门及十二指肠，彻底清扫No.6淋巴结。如果胃下部癌浸润十二指肠球部，需要清扫No.13胰头后淋巴结；如果胃下部癌存在No.6淋巴结转移，需要同时清扫肠系膜上静脉血管根部的No.14v淋巴结（图4-2-15～图4-2-17）。

No.7淋巴结（胃左动脉淋巴结）：No.7淋巴结称为胃左动脉淋巴结，主要分布于胃左动脉干（图4-2-18），根部以内属于No.9腹腔动脉周围淋巴结。清扫No.7淋巴结时需注意一个重要的解剖结构——胃胰皱襞，其位于肝胃韧带深处小弯侧贲门下1.5～2 cm，将胃小弯侧壁与胰腺紧密连在一起，内有胃左动脉、胃左静脉和迷走神经通过（图4-2-19）。胃左动脉多

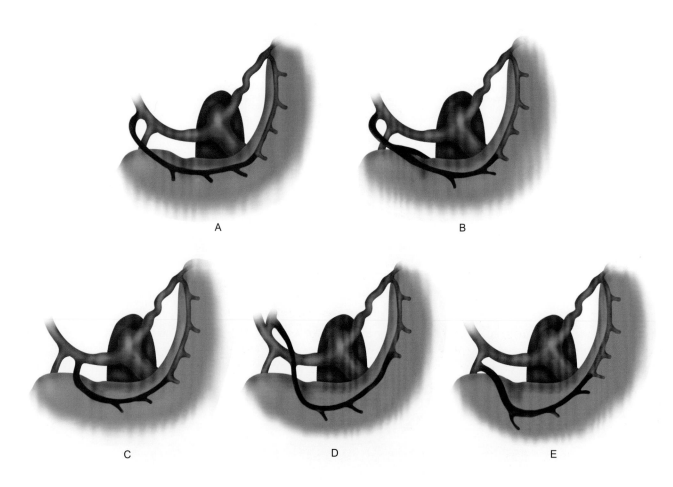

A

B

C

D

E

图4-2-14　胃右动脉的解剖变异

A.发出自肝固有动脉，B.分为前后两支，C.发出自肝总动脉，D.发出自肝左动脉，E.发出自胃十二指肠动脉

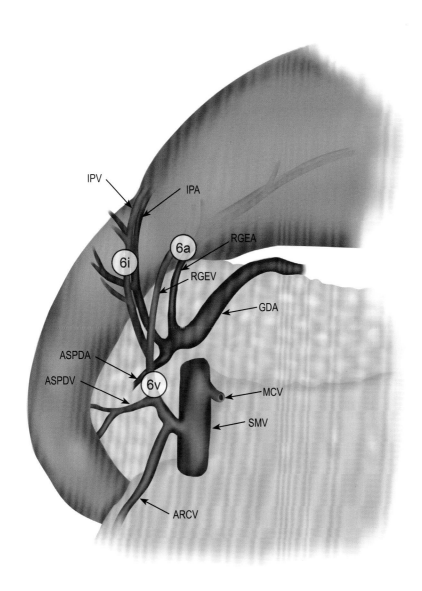

图 4-2-15　No.6 淋巴结

GDA：胃十二指肠动脉；RGEA：胃网膜右动脉；IPA：幽门下动脉；ASPDA：胰十二指肠上前动脉；SMV：肠系膜上静脉；
MCV：结肠中静脉；RGEV：胃网膜右静脉；ARCV：副右结肠静脉；ASPDV：胰十二指肠上前静脉；IPV：幽门下静脉；6a：
沿胃网膜右动脉（RGEA）分布的淋巴结，胃网膜右动脉根部至其到胃大弯第一支分支的淋巴结；6i：沿幽门下动脉（IPA）分布
的淋巴结；6v：沿胃网膜右静脉（RGEV）分布的淋巴结，从 REGA 根部到 RGEV 与胰十二指肠上前静脉（ASPDV）汇合部淋
巴结

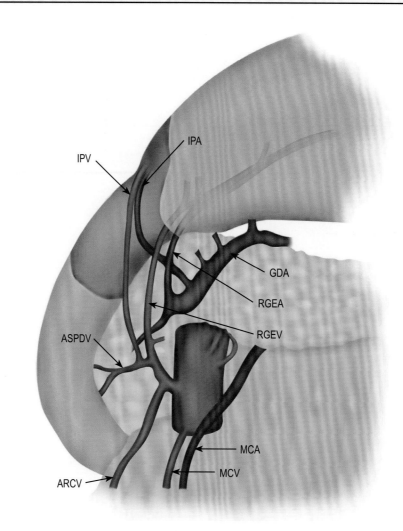

图 4-2-16 胃幽门区血管解剖

（注释参见图 4-2-15）

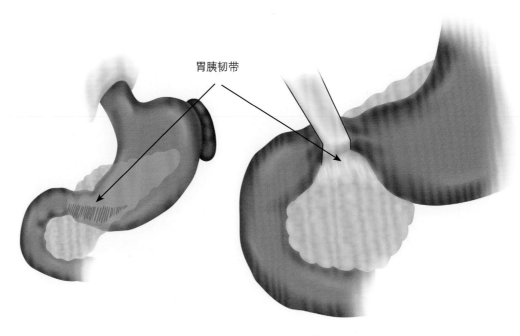

图 4-2-17 胃胰韧带

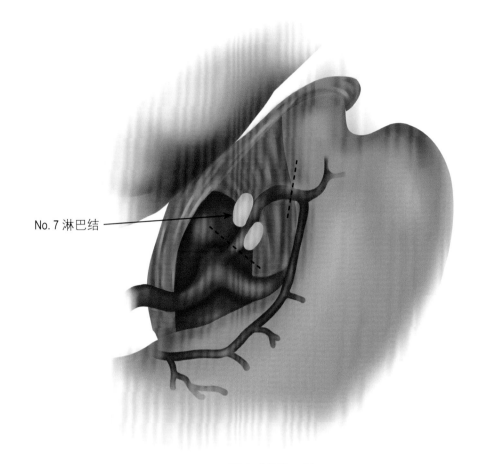

图 4-2-18　胃左动脉淋巴结

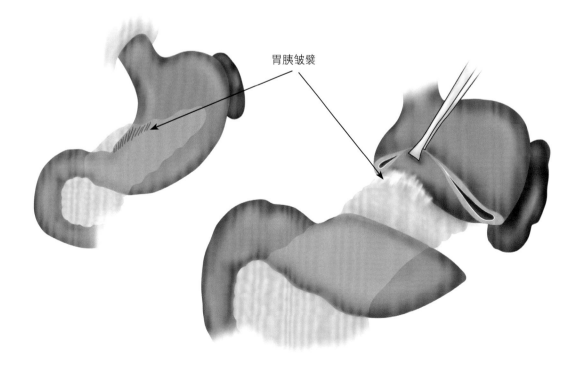

图 4-2-19　胃胰皱襞

发自腹腔动脉，位置相对恒定，极少数存在解剖变异，偶有发自腹主动脉者。胃左静脉又称为胃冠状静脉，走行于胃胰皱襞的浅层。游离胃胰皱襞后首先看到的就是胃左静脉，清扫 No. 7 淋巴结时需要结扎胃左静脉。而胃左静脉解剖位置存在变异，约有 61% 直接汇入门静脉，25% 汇入脾静脉，10% 汇入门静脉与脾静脉交角处。术中胃左静脉处理不当会导致大出血，严重影响手术进程。因此需要重视胃左静脉的解剖位置和汇入点，术前影像学检查可协助判断。

No. 8a 淋巴结（肝总动脉前上部淋巴结）：No. 8a 淋巴结也称为肝总动脉前上部淋巴结，主要分布于肝总动脉干前方。动脉干后方的淋巴结归为 No. 8b 淋巴结，属于第三站淋巴结，D2 胃癌根治术不常规清扫 No. 8b 淋巴结。No. 8a 淋巴结通常位于胰颈部上缘，切断胃胰韧带后将胃向上牵拉，显露网膜囊，在胰颈部上缘可见肝总动脉及 No. 8a 淋巴结（图 4-2-20）。清扫该组淋巴结时也需要注意胃左静脉走行，及时结扎，避免意外损伤导致大出血影响手术进程。

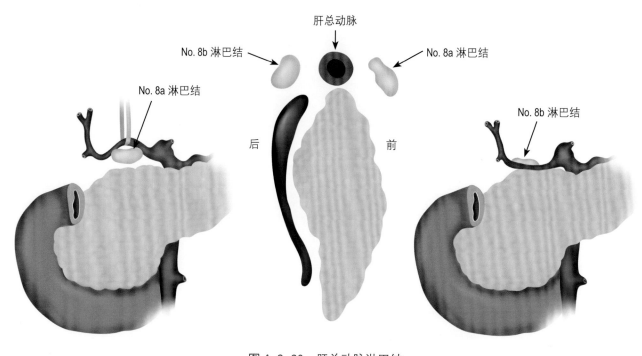

图 4-2-20　肝总动脉淋巴结

No. 9 淋巴结（腹腔动脉周围淋巴结）：No. 9 淋巴结称为腹腔动脉周围淋巴结，主要分布于胃左动脉、肝总动脉、脾动脉的根部以及腹腔动脉周围（图 4-2-21）。

No. 11p 淋巴结（脾动脉近端淋巴结）：No. 11p 淋巴结也称为脾动脉近端淋巴结，主要分布于脾动脉干近端周围。从脾动脉根部到胰尾末端进行二等分，近侧为 No. 11p 淋巴结（脾动脉近端淋巴结），远侧为 No. 11d 淋巴结（脾动脉远端淋巴结）（图 4-2-22）。No. 11d 淋巴结在根治性远端胃切除术中属于第三站淋巴结，D2 淋巴结清扫术不常规清扫。清扫 No. 11p 淋巴结时需注意保护胰腺组织和脾动脉向胰腺发出的分支，避免损伤导致大出血。

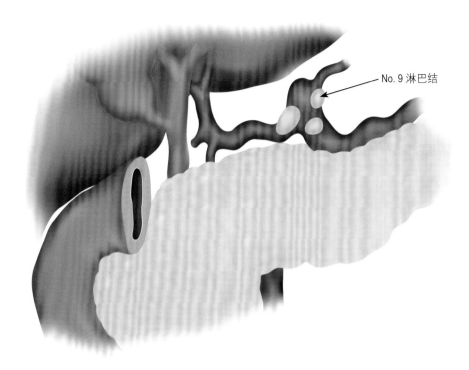

图 4-2-21 腹腔动脉周围淋巴结

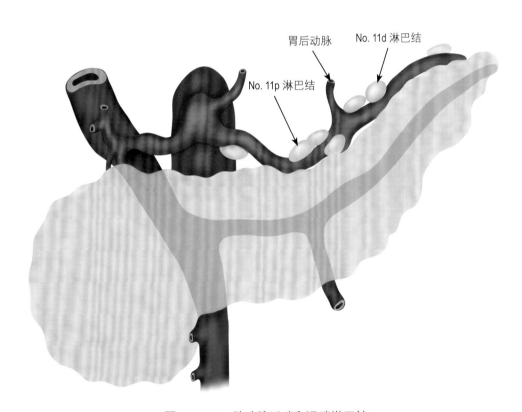

图 4-2-22 脾动脉近端和远端淋巴结

No. 12a 淋巴结（肝十二指肠韧带内肝动脉淋巴结）：No. 12a 淋巴结也称为肝十二指肠韧带内淋巴结（沿肝动脉），主要分布于肝十二指肠韧带内肝动脉周围，其与 No. 13 胰头后淋巴结的分界为胰腺上缘。肝十二指肠韧带是连于肝门和十二指肠上部之间的双层腹膜，由肝脏被膜在肝门处的前方和后方同时下折形成，其中走行胆总管、肝动脉和门静脉，淋巴结分布于周围。因此在清扫 No. 12a 淋巴结时需注意肝十二指肠韧带内血管、胆管的解剖位置，避免损伤胆管引起胆漏，避免损伤肝动脉或门静脉引起大出血（图 4-2-23、图 4-2-24）。

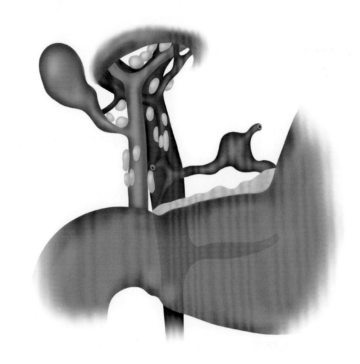

图 4-2-23　肝十二指肠韧带淋巴结

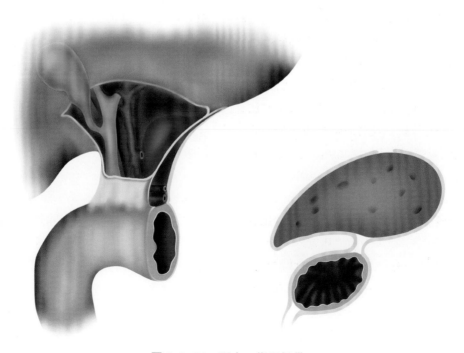

图 4-2-24　肝十二指肠韧带

第三节 手术适应证及禁忌证

一、手术适应证

胃下部癌（cT2/3/4a 或 cT1N+），伴或不伴十二指肠球部浸润，伴或不伴胃中部浸润。

二、手术禁忌证

1. 肿瘤侵犯包绕肝总动脉、腹腔干等重要的动脉。

2. 合并肠系膜根部淋巴结和腹主动脉旁淋巴结转移。

3. 术前影像学检查提示远处转移（肝转移、腹膜转移、卵巢转移等）。

4. 腹腔灌洗细胞学检查阳性；开腹探查发现腹腔隐匿转移灶。

5. 高龄、心肝肺肾功能差，不能耐受手术。

第四节 术前评估与准备

1. 采用胸腹部增强 CT、内镜超声等检查明确肿瘤部位，范围，分期，有无食管及胰腺、横结肠等邻近组织侵犯；评估腹腔、肝脏及肺部等远处转移情况和腹膜后、肠系膜淋巴结肿大情况。

2. 准确评估并合理处理可能影响手术的伴发疾病，如高血压病、冠心病、糖尿病、呼吸功能障碍、肝肾疾病等；术前进行肺功能训练，对呼吸系统高危患者，至少戒烟 2 周，制订呼吸锻炼计划，指导患者进行有效咳嗽、胸背部拍击及吹气球等方法，帮助患者保持呼吸道通畅，及时清除呼吸道分泌物，提高肺功能，从而降低术后呼吸系统并发症发生率。

3. 纠正贫血、低蛋白血症和水、电解质、酸碱代谢平衡紊乱。

4. 改善患者营养状况。胃癌患者多为高龄患者，通常存在营养不良状况。建议术前采用营养风险评分 2002（nutritional risk screening 2002，NRS 2002）进行全面的营养风险评估。当合并下述任一情况时应视为存在严重营养风险：BMI < 18.5 kg/m²；血清白蛋白 < 30 g/L；6 个月内体重下降 > 10%；疼痛数字评分法（numerical rating scale, NRS）评分 > 5 分。对存在严重营养风险的患者应采取营养支持治疗，首选肠内营养。当口服无法满足营养需要或合并幽门或十二指肠梗阻时可行肠外营养支持治疗。肠外营养支持需中心静脉置管，注意管路的维护，避免导管源性感染。营养状态良好的患者，术前营养支持治疗并不能使患者明显获益，因此不建议常规营养支持。术前根据营养状况决定营养支持治疗时间，一般为 7~10 天，存在严重营养风险的患者可能需要更长时间的营养支持以改善患者营养状况，从而降低术后并发症发生率。

5. 幽门梗阻者需术前洗胃，纠正低蛋白血症，以减轻水肿。

6. 无胃肠动力障碍患者术前禁食 6 小时，禁饮 2 小时；术前 2~3 小时可服用碳水化合物饮品（不超过 400 ml，糖尿病患者除外）。合并胃肠动力障碍或肠道梗阻者，个体化根据患者情况决定是否留置胃管及药物治疗。

7. 术前 30 分钟预防性使用抗生素。

8. 术前无须机械性肠道准备，对于拟行联合横结肠等脏器切除特殊患者可选择使用基于等渗缓冲液的机械性肠道准备。

第五节　规范化手术操作

一、麻醉与体位

患者采用气管内插管全身麻醉，仰卧位，头高脚低 10°～30°，术中根据需求进行调整。

二、切口

术者站在患者右侧，一般取上腹正中切口，自剑突至脐上，是否延长切口根据剑突至脐距离以及患者胖瘦程度。必要时可经左侧绕脐，在肝圆韧带左侧切开腹膜进入腹腔。

三、开腹探查

见第三章相关内容。

四、规范化手术步骤

1. 垫起脾脏

远端胃切除时，可根据术中情况决定是否需要垫起脾脏。目前主张不需常规垫脾。若患者腹腔较深，视野不佳，手术开始前建议用两块盐水纱布垫放置于脾窝，将脾脏垫起，以防术中切除大网膜时将脾下极撕裂引起大出血。左手轻柔伸入脾窝，右手持长镊子将盐水纱布垫缓慢轻柔填入脾窝。

2. Kocher 游离，切开外侧腹膜，探查 No. 13 和 No. 16 淋巴结

第一助手用手握住十二指肠降部向左下轻轻加压，术者左手持镊子夹起十二指肠外侧腹膜并右手持电刀轻缓切开（图 4-5-1），游离十二指肠（Kocher

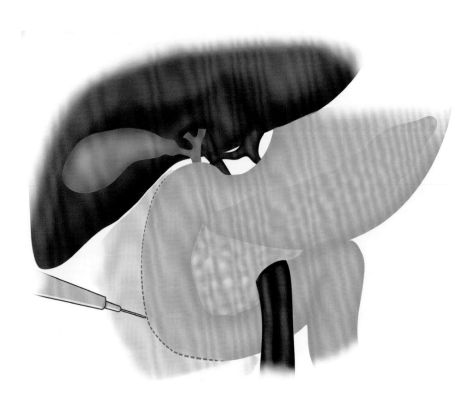

图 4-5-1　Kocher 游离

游离术，Kocher 手法）。然后向下延伸切开腹膜至肝结肠韧带，向下方游离结肠肝曲。探查十二指肠后及胰头后方是否有肿大淋巴结，然后再向深面分离，探查腹主动脉旁是否有肿大淋巴结（图 4-5-2）。必要时可进行术中快速冰冻切片病理检查，确认有无淋巴结转移。如果胃下部癌浸润至十二指肠球部，应清扫 No.13 淋巴结；如果 No.16 淋巴结有转移，则属于远处转移，不具备手术指征，应考虑姑息性手术或放化疗。

3. 打开胃结肠韧带，切除大网膜及横结肠系膜前叶，清扫 No.4d 和 No.4sb 淋巴结

术者左手将大网膜向上提起，助手向下牵拉横结肠，游离大网膜与横结肠连接位置，由于从横结肠系膜进入结肠的血管和从胃大弯进入大网膜的血管分别在不同的层次中，靠近横结肠血管弓上方 1 cm 左右处缺乏血管，因此可作为进入网膜囊的切开部位。从横结肠中段开始，紧邻横结肠血管弓用电刀打开胃结肠韧带进入网膜囊，向左切开至脾下极，向右切开至结肠肝曲（图 4-5-3~ 图 4-5-5）。切开的过程中如遇到较粗血管，最好用长镊子夹住血管后电凝灼烧，或者用超声刀离断。

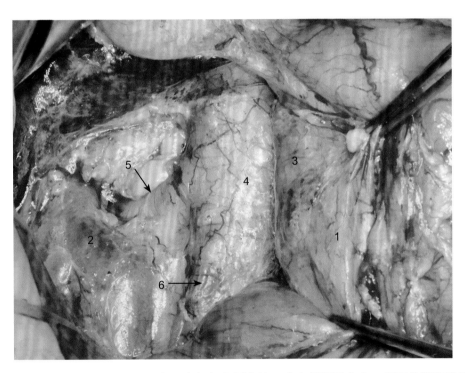

图 4-5-2　Kocher 游离术中照片。助手将十二指肠降部向左侧牵拉，术者用镊子在十二指肠外侧腹膜施以对向张力，用电刀切开十二指肠外侧腹膜，游离十二指肠右后壁
1.十二指肠；2.右侧肾脏；3.胰头（后方）；4.下腔静脉；5.右肾静脉；6.右生殖静脉

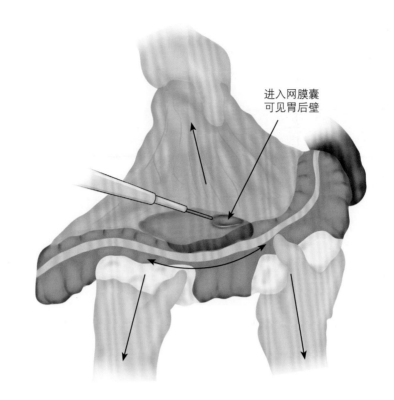

图 4-5-3 打开胃结肠韧带

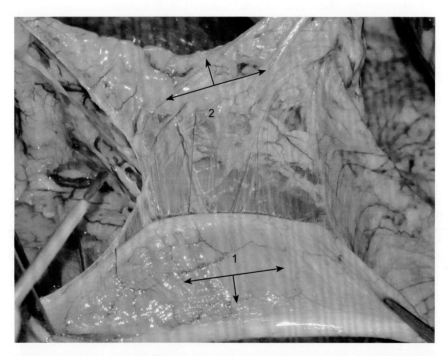

图 4-5-4 打开胃结肠韧带术中照片。有两名助手时，第一助手双手将横结肠展开并向患者尾侧牵拉，第二助手将大网膜向上及患者头侧展开并牵拉。术者一手持镊子夹横结肠上方 1 cm 位置，用电刀或超声刀切开胃结肠韧带，在结肠中血管左侧，大网膜两层分离度较好，可从此处进入网膜囊

1. 横结肠；2. 大网膜

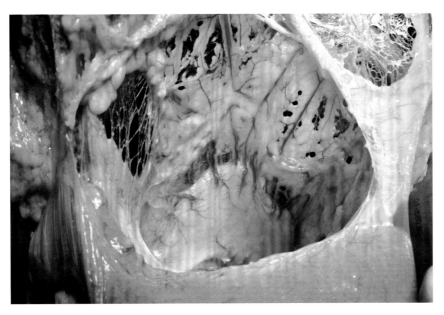

图 4-5-5 进入网膜囊通过打开的胃结肠韧带，可看到胃后壁，此为进入网膜囊标志

超声刀在外科手术中的应用

超声刀具有如下优点：对周围组织损伤轻，损伤程度比电刀小很多；产生烟雾少，几乎不产生焦痂；手术时间缩短；可以同时凝固切割较粗淋巴管，从而降低术后淋巴漏的发生率；减少术中出血量，降低术后并发症发生率。

超声刀在胃癌根治术淋巴结清扫中的应用价值：超声刀在根治性远端胃切除术全程均可应用，包括清扫 No. 1、3、4、6、8a、11p、14v 等淋巴结，最适合胃大弯、胃小弯血管，以及软组织的清扫。清扫 No. 4sb 淋巴结时，除了胃网膜左血管外，均可以用超声刀直接离断。使用过程中需注意保护重要血管或器官组织，如胰腺、胃壁肌层、肠系膜上静脉等。

超声刀使用过程中的注意事项：刀头一定不要接触金属物；不要在液体或血液中使用；持续工作时间避免过长，一般不建议超过 10 秒；超声刀工作时应保持组织处于无张力状态；重要的大血管不可直接用超声刀离断，需要结扎；慢凝与快凝可以根据组织特点灵活决定；不要将刀头工作面直接接触血管壁等重要组织；助手需要及时用吸引器将术野烟雾吸出，尽量保护好术者。

如果肿瘤已侵犯胃中部，游离至脾下极附近时，需游离胃脾韧带，寻找胃网膜左血管后结扎并切断，同时清扫血管根部淋巴结。清扫 No. 4sb 淋巴结时需注意其与 No. 10 淋巴结的分界，No. 10 淋巴结通常分布于胃脾韧带和脾胰韧带汇合处。如果肿瘤位于胃体中部大弯侧，需要留取多个 No. 4sb 淋巴结进行术中快速冰冻病理检查。离断胃网膜左血管后，从脾下极起始向胃网膜左、右动静脉汇合部切开大网膜，充分展开大网膜，此处可用超声刀离断。然后结扎切断胃网膜左、右动静脉的吻合支，同时结扎切断胃网膜左血管的胃壁分支，以便后续消化道吻合，避免 Billroth Ⅰ式吻合时吻合口张力过大（图 4-5-6、图 4-5-7）。

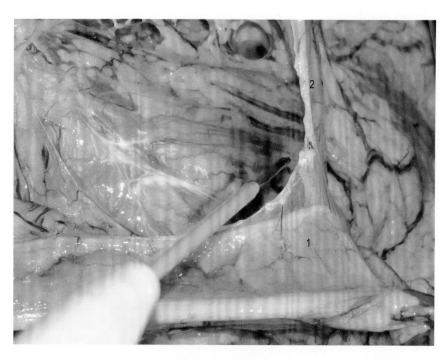

图 4-5-6　向左侧打开胃结肠韧带术中照片。此处横结肠游离度稍差，第一助手左手向患者尾侧牵拉横结肠中部，右手持镊子夹横结肠左侧向右侧及尾侧牵拉横结肠。术者用镊子夹大网膜施加对向张力，用电刀或超声刀切开大网膜前后两层，向左侧脾曲继续打开胃结肠韧带

1. 横结肠；2. 大网膜

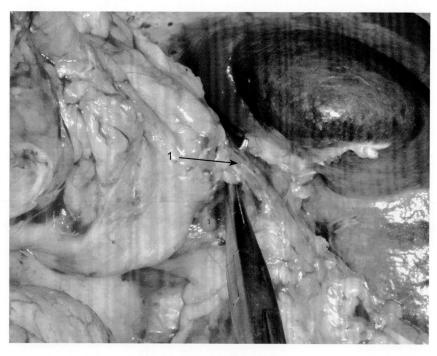

图 4-5-7　结扎胃网膜左血管术中照片。术者用手掌将胃大弯侧向右侧牵拉，在示指、中指缝隙露出胃脾韧带，以处理其中的血管，此处动作应轻柔，防止脾被膜撕裂造成出血，必要时可适当游离脾脏与周围粘连。胃网膜左血管常位于胰尾处，可作为解剖标志有助于辨认

1. 胃网膜左血管

继续向上提起大网膜，在结肠中动脉右侧可见横结肠系膜前后两叶之间的疏松结缔组织间隙，比较容易分离；而在结肠中动脉左侧，横结肠系膜前后两叶相互融合，不易分离。此处即为网膜囊的右界，可用电刀沿此界切开大网膜，继续向上可切开胰腺被膜直至胰腺上缘。在大网膜和横结肠系膜愈着形成的融合筋膜腹侧将大网膜从右侧横结肠系膜剥离，可显露胃网膜右静脉。如前所述，大网膜与右侧横结肠系膜之间的疏松结缔组织间隙较易分离，剥离时助手两手分别向下牵拉横结肠和向上提起大网膜，为剥离面创造一个良好的对抗牵引。术者左手持镊子夹住大网膜的切开缘，用电刀可较容易剥离，剥离时电刀和牵引力量需密切配合，牵引力占大部分，电刀只是起到辅助切断作用。随着剥离进程的推进，不断调整对抗牵引的位置，直至显露Henle 干和胃网膜右静脉。在胰头前面将大网膜的右侧缘切断，至此完成了大网膜和横结肠系膜前叶的切除。隔着融合筋膜可以看到副右结肠静脉，在胰腺前方可透见胃网膜右静脉和胰十二指肠上前静脉（图 4-5-8～图 4-5-10）。

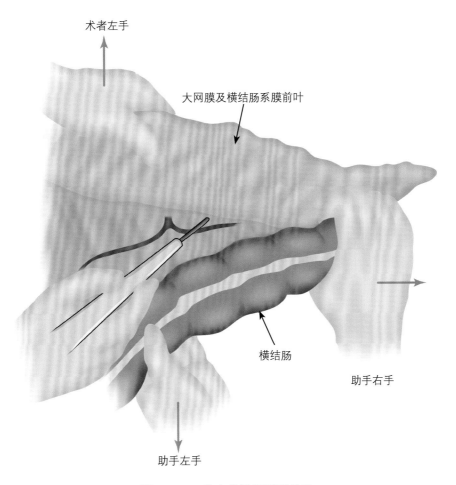

图 4-5-8　分离横结肠系膜前叶

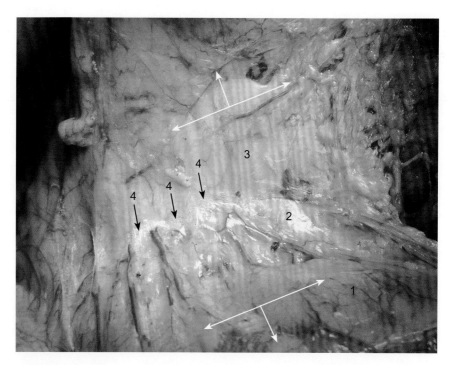

图 4-5-9 分离横结肠系膜前叶术中照片。横结肠及大网膜牵拉方法同前，在结肠中血管右侧，横结肠系膜前后叶之间较疏松，可将横结肠系膜前叶与大网膜一并切除

1.横结肠；2.横结肠系膜后叶；3.横结肠系膜前叶及融合的大网膜；4.疏松结缔组织间隙即分离处

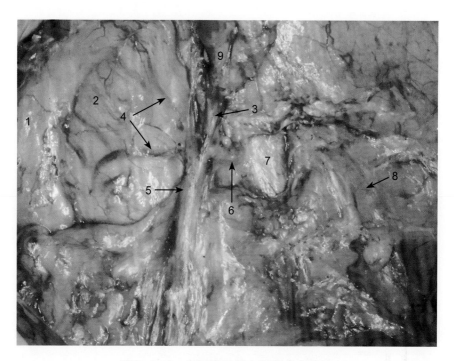

图 4-5-10 显露胃网膜右静脉术中照片

1.十二指肠；2.胰头；3.胃网膜右静脉；4.胰十二指肠上前静脉（ASPDV）；5.副右结肠静脉；6.胃结肠静脉干（Henle 干）；7.肠系膜下静脉；8.结肠中血管；9.清扫的 No.6 淋巴结

4. 清扫 No.6 淋巴结，必要时清扫 No.14v 淋巴结

清扫 No.6 淋巴结前需充分了解幽门下区域的解剖以及血管走行。由于该部位靠近胰头，有大量的静脉血管网络，处理稍有不慎便会导致大出血，严重影响手术进程与安全（图 4-5-11、图 4-5-12）。

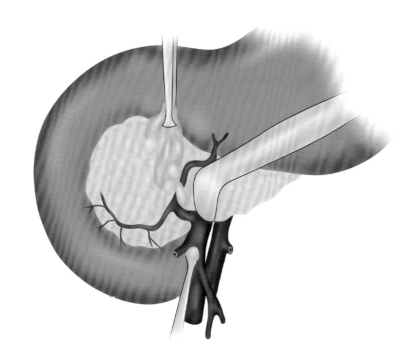

图 4-5-11 清扫 No.6 淋巴结

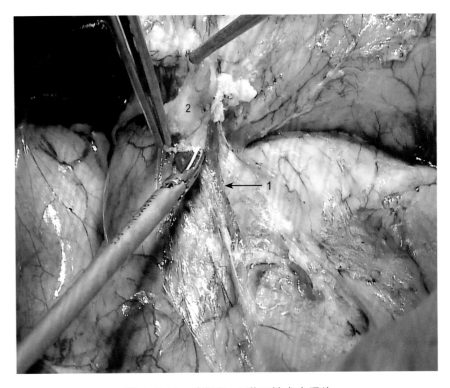

图 4-5-12 清扫 No.6 淋巴结术中照片

1. 胃网膜右静脉；2. 正在使用超声刀清扫的 No.6 淋巴结

No. 6 淋巴结位于融合筋膜下面一层的脂肪组织内，主要沿胃网膜右静脉分布，下界为胃网膜右静脉与胰十二指肠上前静脉汇合部。用电刀在此高度打开融合筋膜并游离，进入深部的脂肪组织层面，然后显露胃网膜右静脉，用电刀或超声刀沿此静脉将淋巴结和脂肪组织从胰腺表面剥离。剥离过程中注意胰腺实质发出的细小分支汇入其中，不要用力牵拉。胃网膜右静脉裸露化后容易撕裂，助手牵拉横结肠时需格外谨慎，保持适当张力，不要用力过大。以 3-0 抗菌微乔缝线结扎胃网膜右静脉后并切断，需注意直角钳穿过胃网膜右静脉后面时可能会损伤汇入其中的幽门下静脉或胰腺实质汇入的细小分支，一旦损伤可能会发生出血干扰术野。此外，应避免将直角钳穿入胰腺实质内。同时为了方便后续的 Billroth Ⅰ 式吻合，需要充分游离十二指肠球部，所以建议沿着十二指肠壁将幽门下静脉及周围的筋膜一并切除。

结扎切断胃网膜右静脉后，胃网膜右动脉根部就显露出来了，采用双重结扎胃网膜右动脉根部，然后将其切断。此处由于幽门部被提起，胃网膜右动脉起始部呈现锐角，看起来像是从胰腺实质分出来的，此操作过中建议充分显露胃十二指肠动脉走行，明确胃网膜右动脉（图 4-5-13 ~ 图 4-5-15）。结扎切断胃网膜右动脉后将幽门下动脉沿十二指肠壁的分支逐支结扎切断，充分游离十二指肠球部。最后将幽门下淋巴结脂肪组织和十二指肠球部筋膜组织一起切除。

至此，No. 6 淋巴结清扫完成。如果发现其中存在可疑淋巴结，可送术中冰冻病理检查，如果确诊有转移，需同时清扫 No. 14v 淋巴结。清扫范围：上界为胰腺下缘，下界为结肠中静脉，左界为肠系膜上静脉左缘，右界为 Henle 干汇入肠系膜上静脉处（图 4-5-16）。沿着此区域将肠系膜上静脉根部的淋巴结完整切除。如果 No. 6 淋巴结未发现转移，可不清扫 No. 14v 淋巴结。

5. 切开肝胃韧带

使用肝脏拉钩将肝脏向头侧牵拉，充分显露胃小弯、肝胃韧带及肝十二指肠韧带等区域视野。在肝缘下切开肝胃韧带，和切开胃结肠韧带类似，也是切开两层腹膜。切开时需注意迷走神经肝支的走行，避免损伤该神经。然后向贲门部沿着附着于肝外侧区域部分延长切口，边分离边切开（图 4-5-17、图 4-5-18）。有 5%~15% 的胃左动脉上方会发出副肝左动脉，该动脉多数走行于肝胃韧带较高处，斜行进入肝左叶间裂。因此分离过程中可能会遇到该动脉，应予以注意（图 4-5-19）。

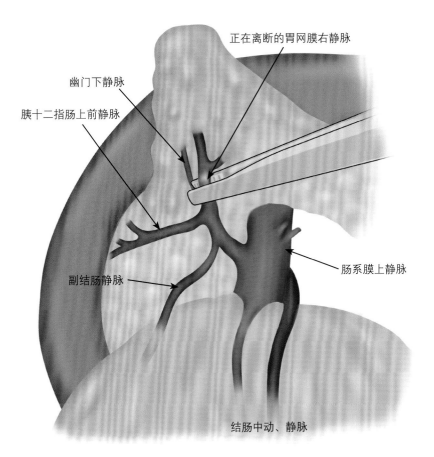

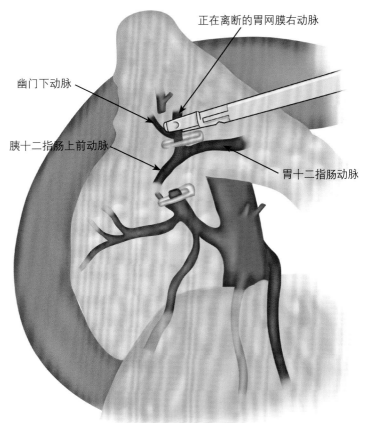

图 4-5-13　结扎切断胃网膜右动、静脉

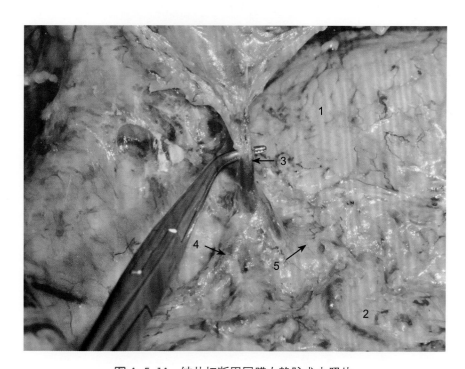

图 4-5-14　结扎切断胃网膜右静脉术中照片

1.胰腺；2.横结肠系膜；3.胃网膜右静脉；4.副右结肠静脉；5.肠系膜上静脉

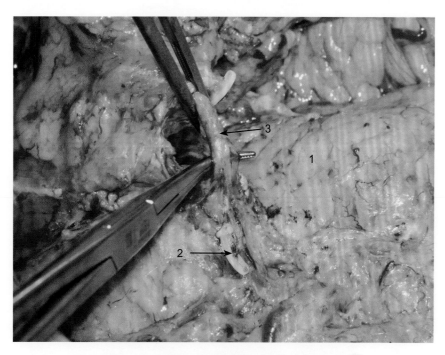

图 4-5-15　结扎切断网膜右动脉术中照片

1.胰腺；2.结扎切断的胃网膜右静脉；3.胃网膜右动脉

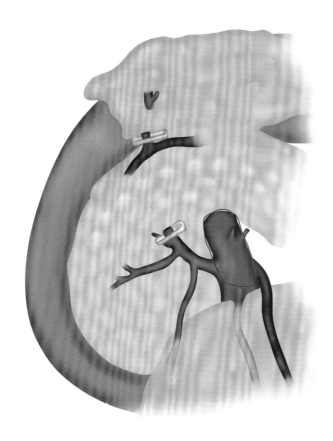

图 4-5-16　清扫 No. 14v 淋巴结

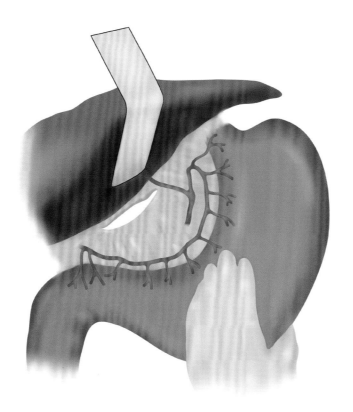

图 4-5-17　切开肝胃韧带

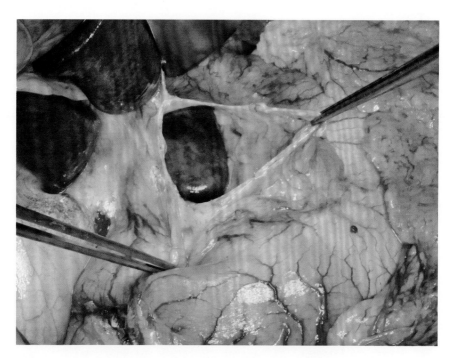

图 4-5-18　切开肝胃韧带术中照片。第一助手向两侧及患者尾侧展开胃,术者左手用镊子将小网膜囊向上提起施以对向张力,右手用电刀或超声刀切开肝胃韧带

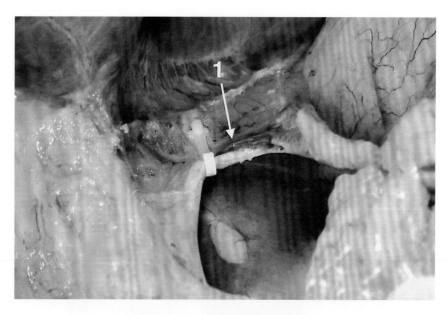

图 4-5-19　副肝左动脉术中照片
1. 被血管夹夹闭的副肝左动脉

6. 切开肝十二指肠韧带前面被膜,清扫 No. 12a 淋巴结

　　幽门上区域至肝门部的解剖结构决定了此处的切开顺序。幽门上区域的胃右动脉通常起自肝固有动脉,十二指肠上动脉亦起自肝固有动脉,其与

十二指肠上静脉伴行至十二指肠发出分支。十二指肠上动、静脉与幽门下动、静脉形成了上下对称的状态支配幽门和十二指肠球部。由于胃右动脉朝向胃头侧,而十二指肠上动脉的第一分支朝向十二指肠,因此在两者之间形成一个乏血管的三角形区域,

此处可作为切开肝十二指肠韧带的标志。切开后绕行胃右动脉根部至肝固有动脉将肝十二指肠韧带前两层切开，显露肝蒂内的胆总管和肝固有动脉。沿着肝固有动脉前方清扫 No. 12a 淋巴结，注意保护好胆总管和肝固有动脉。向头侧清扫至胃右动脉起始部（图 4-5-20～ 图 4-5-23 ）。

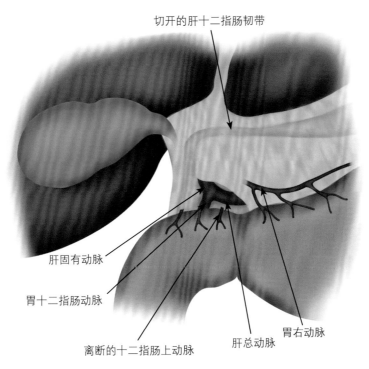

图 4-5-20　切开的肝十二指肠韧带

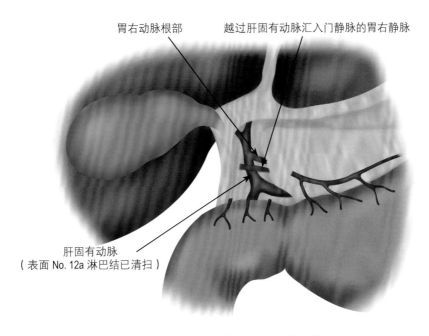

图 4-5-21　清扫 No. 12a 淋巴结

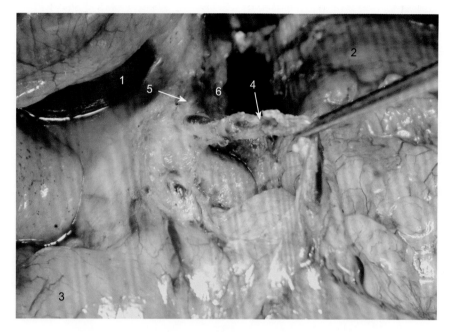

图 4-5-22　切开肝十二指肠韧带，清扫 No.12a 淋巴结

1.肝脏；2.胃体；3.十二指肠；4.胃右动、静脉；5.肝固有动脉；6.清扫中的 No.12a 淋巴结

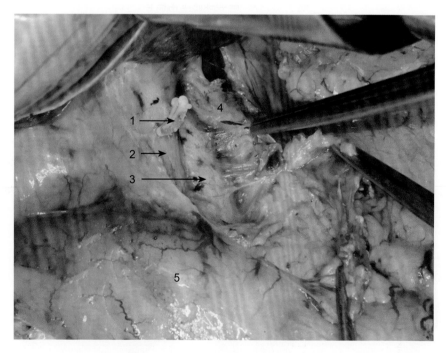

图 4-5-23　No.12a 淋巴结清扫。离断胃右血管后，完成 No.12a 淋巴结清扫

1.胃右血管断端；2.肝固有动脉；3.门静脉；4.清扫的 No.12a 淋巴结；5.十二指肠

7. 清扫 No.5 淋巴结

　　继续游离胃右动脉根部，双重结扎，然后用超声刀离断，同时将动脉周围脂肪淋巴组织一并切除。

胃右静脉一并结扎切断。然后将十二指肠上动、静脉逐支结扎切断，充分游离十二指肠球部上缘。至此，完成 No.5 淋巴结的清扫（图 4-5-24 ）。

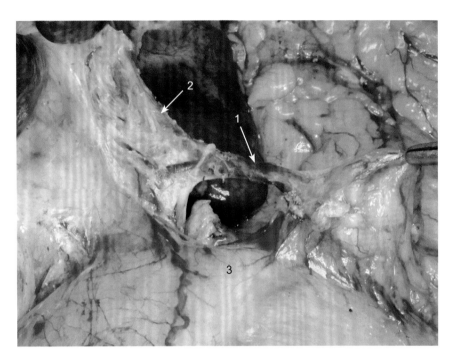

图 4-5-24　胃右动脉术中照片

1.胃右动脉；2.肝固有动脉；3.十二指肠

8. 切断十二指肠

　　根据肿瘤部位、大体类型以及是否浸润十二指肠球部决定切断线，一般要求距离癌灶下缘 3~4cm 切断十二指肠。在充分游离后的十二指肠后方置入直线切割闭合器，充分压榨后切断十二指肠。此处闭合不全可能会导致十二指肠残端出血或漏等严重并发症，因此有些学者建议离断后做浆肌层缝合包埋十二指肠残端（图 4-5-25~图 4-5-27 ）。但对于十二指肠水肿的患者，此处组织较脆，缝合过密可能会导致组织撕裂或愈合不良，从而引起更差的后果。因此是否加做浆肌层缝合需格外谨慎，根据术中情况个体化选择。

9. 清扫 No.8a 淋巴结

　　十二指肠离断后，将胃向头侧翻转，显露胰腺。沿着已经剥离的横结肠系膜前叶继续向上剥离胰腺被膜，在胰颈上缘的后方游离，显露肝总动脉。沿着肝总动脉前面切除 No.8a 淋巴结和脂肪组织，清扫时注意胰腺实质发出的细小分支，以防意外出血影响手术进程。此处如果损伤后出血，不但止血困难，有时由于止血相关的操作会带来继发性胰腺实质损伤（图 4-5-28、图 4-5-29 ）。

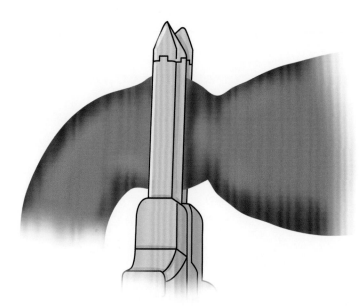

直线切割闭合器离断十二指肠

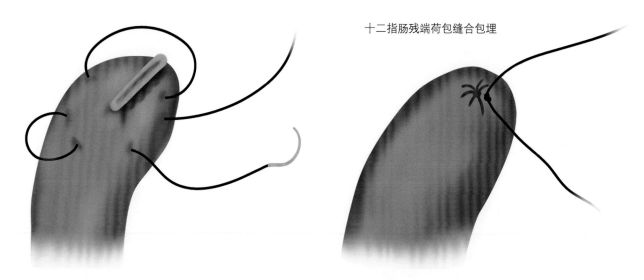

十二指肠残端荷包缝合包埋

图 4-5-25　离断十二指肠

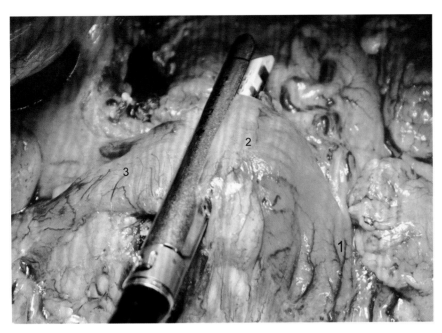

图 4-5-26　直线切割闭合器离断十二指肠术中照片。利用直线切割闭合器离断十二指肠时，应充分压榨，减少断端出血
1. 胃体；2. 胃窦；3. 十二指肠

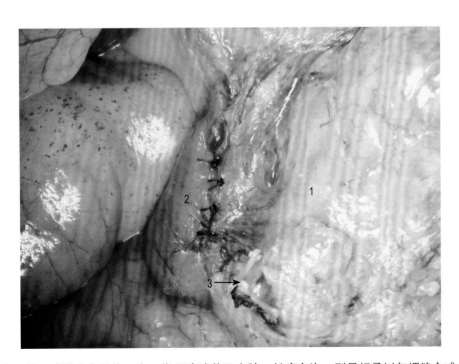

图 4-5-27　包埋十二指肠残端术中照片。十二指肠残端若无水肿、长度允许，则最好予以包埋缝合减少十二指肠残端漏发生概率。有两种方法，图中展示的是间断缝合包埋，亦可做荷包缝合将残端整体埋入
1. 胰腺；2. 十二指肠残端；3. 胃网膜右动、静脉断端

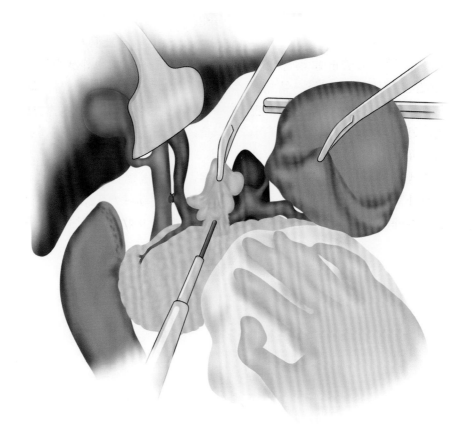

图 4-5-28　清扫 No.8a 淋巴结

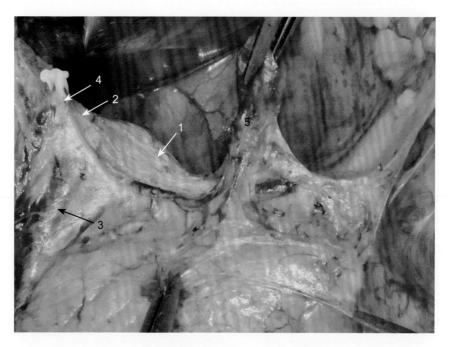

图 4-5-29　清扫 No.8a 淋巴结术中照片。胰腺上缘为解剖标志，在胰腺上缘寻找肝总动脉血管鞘，沿该血管清扫前方淋巴结。第一助手垫纱布将胰腺轻轻向患者背侧及尾侧牵拉以更好地显露肝总动脉，术者左手用镊子向上及患者头侧提起 No.8a 淋巴结，用超声刀沿动脉前方进行清扫。清扫时注意超声刀工作端朝外原理，防止烫伤血管被膜形成动脉瘤造成术后大出血

1.肝总动脉；2.肝固有动脉；3.胃十二指肠动脉（GDA）；4.胃右血管断端；5.正在清扫的 No.8a 淋巴结

10. 清扫 No.7 和 No.9 淋巴结

清扫 No.8a 淋巴结以后，沿着肝总动脉继续向左分离，切开胃胰皱襞后显露胃左静脉。结扎胃左静脉后超声刀离断，然后清扫胃左静脉周围淋巴脂肪组织。清扫完成后显露胃左动脉，清扫胃左动脉周围淋巴脂肪组织，在其根部结扎后切断胃左动脉（图 4-5-30）。胃胰皱襞位于肝胃韧带深处小弯侧贲门下 1.5~2 cm，将胃小弯侧壁与胰腺紧密连在一起，内有胃左动脉、胃左静脉和迷走神经通过。胃左动脉多发自腹腔动脉，位置相对恒定，极少数存在解剖变异，偶有发自腹主动脉。胃左静脉也存在变异，约 61% 直接汇入门静脉，25% 汇入脾静脉，10% 汇入门静脉与脾静脉交界处。术中应注意胃左动脉和胃左静脉的解剖变异。同时在切断胃左动脉时需要注意与胃左动脉伴行的迷走神经腹腔支，其与胃左动脉伴行后至腹腔丛，手术中应分束将神经束从胃左动脉剥离，然后在胃左动脉根部结扎切断。然后顺着腹腔动脉的走行，彻底清扫其周围淋巴结，清扫至胃左动脉、肝总动脉和脾动脉的根部，完成 No.7 和 No.9 淋巴结清扫（图 4-5-31~图 4-5-33）。

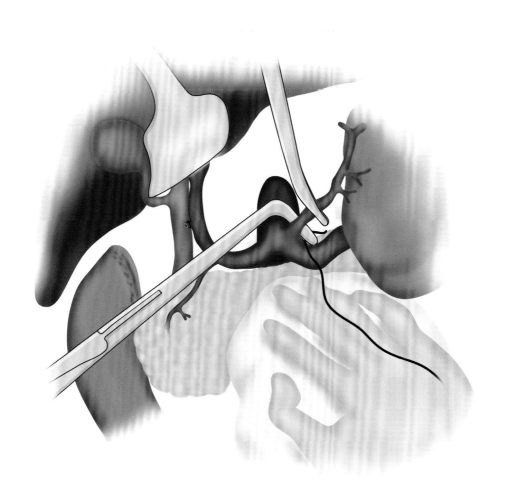

图 4-5-30 清扫 No.7 淋巴结。结扎胃左动脉

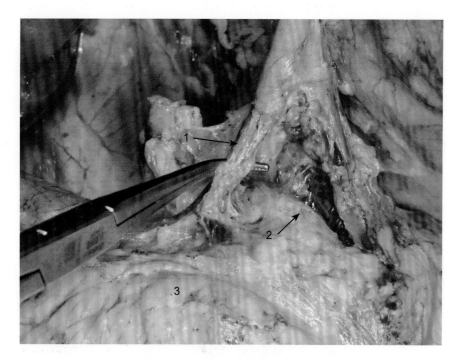

图 4-5-31　胃冠状静脉术中照片
1. 胃冠状静脉；2. 脾动脉；3. 胰腺

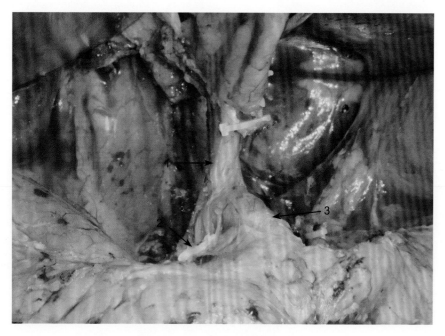

图 4-5-32　胃左动脉术中照片
1. 胃左动脉；2. 胃冠状静脉断端；3. 脾动脉

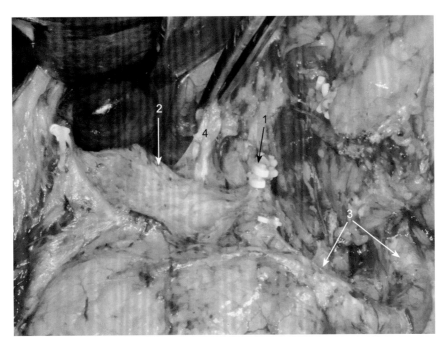

图4-5-33　清扫No.9淋巴结术中照片。清扫完No.8a淋巴结后，第一助手可用示指稍将肝总动脉向患者背侧及尾侧牵拉，将其轻轻"翻起"，以便显露其深部的No.9淋巴结。术者左手用镊子提起No.9淋巴结，右手用超声刀或电刀在腹腔干周围清扫No.9淋巴结

1. 胃左动脉断端；2. 肝总动脉；3. 脾动脉；4. 正在清扫的No.9淋巴结

11. 清扫No.11p淋巴结

　　沿着脾动脉根部向左侧分离，分离至脾动脉中段可见胃后动脉从脾动脉发出支配胃后壁，此为No.11p淋巴结清扫边界。剥离脾动脉时从胰颈上缘开始，沿着胰体尾上缘脾动脉的走行向左游离。游离时需要注意胰腺实质发出的细小分支血管，也要注意保护好脾动脉发出的胰背动脉，清扫脾动脉近端周围间隙的淋巴脂肪组织，完成No.11p淋巴结清扫。需要注意的是，在脾动脉起始部，靠近胰腺上缘，脾动脉呈弯曲状藏于胰腺后方，后面尚有伴行的脾静脉，因此清扫这个部位淋巴结时要注意脾血管的走行。术前通过影像阅片可增加术中预判能力，术中应仔细操作，避免损伤脾动脉和脾静脉。同时注意部分胃后动脉走行与脾上极支走行平行，因此术中应区分胃后动脉和脾动脉上极支（图4-5-34、图4-5-35）。

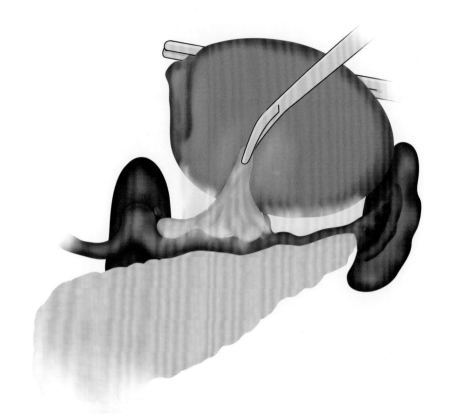

图 4-5-34　清扫 No.11p 淋巴结

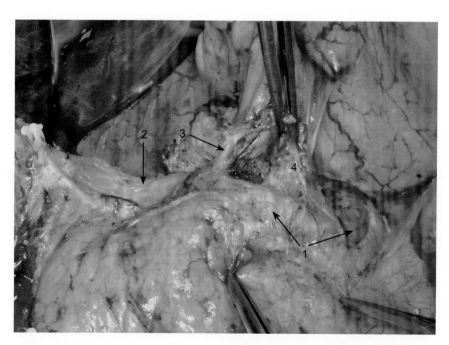

图 4-5-35　清扫 No.11p 淋巴结术中照片。脾动脉走行往往相当迂曲，切勿将脾动脉弯折处当做淋巴结清扫
1.脾动脉；2.肝总动脉；3.胃冠状静脉；4.正在清扫的 No.11p 淋巴结

12. 游离胃小弯，清扫 No. 1 和 No. 3 淋巴结

将胃放回原来位置，助手向尾侧左侧牵拉胃，使胃小弯保持紧张状态。沿着已经切开的肝胃韧带上缘继续向头侧分离，一直分离到腹段食管的右侧，然后转向下分离清扫 No. 1 淋巴结，确定好胃小弯侧胃切线，一般为贲门下 2~3 cm，然后继续向下分离胃小弯上部淋巴结到切断线附近。清扫 No. 1 和 No. 3 淋巴结时需注意分离结扎切断分布至胃壁的迷走神经分支和小血管（图 4-5-36、图 4-5-37）。

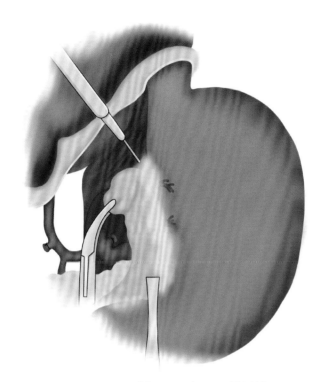

图 4-5-36　清扫 No. 1 和 No. 3 淋巴结

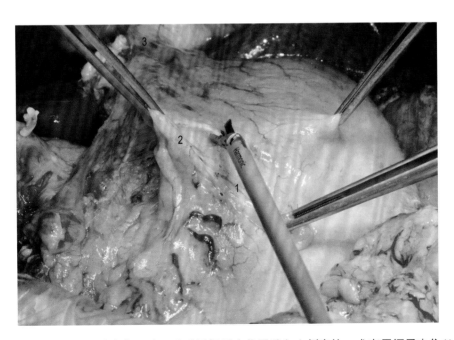

图 4-5-37　清扫 No. 1 和 No. 3 淋巴结术中照片。助手用镊子夹住胃壁向左侧牵拉，术者用镊子夹住 No. 1 和 No. 3 淋巴结施以对向张力，用超声刀清扫相应淋巴结

1. 胃小弯；2. No. 3 淋巴结；3. No. 1 淋巴结

13. 切除远端 2/3 以上的胃标本

再次确定胃大弯侧和胃小弯侧的预定胃切线，原则上进展期胃癌需距离肿瘤上缘 5 cm，早期胃癌距离肿瘤上缘 3 cm，习惯上胃小弯侧为贲门下 2~3 cm，胃大弯侧为平脾下极或胃网膜左动脉胃壁分支的第一支。然后采用直线切割闭合器离断胃，选择合适型号的钉仓，胃离断以后立即检查切除的胃标本，评估胃的切除范围是否足够（图 4-5-38、图 4-5-39）。从癌灶的对侧剪开胃标本，铺平，擦干胃腔内分泌物和黏液，测量癌灶边缘距离断端的距离。如果怀疑切缘距离不充分，同时留取切缘组织送快速冰冻病理学检查评估切缘是否有残留癌组织或转移灶。

14. 消化道重建

参见消化道重建章节。

15. 充分止血，冲洗，放置腹腔引流管，关腹。

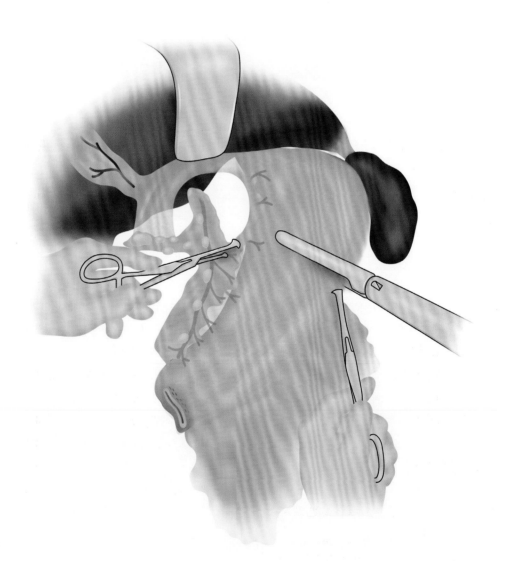

图 4-5-38　切除远端胃

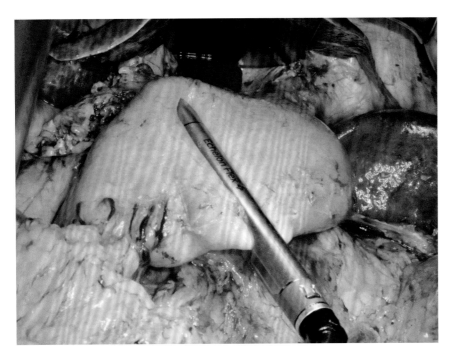

图 4-5-39 直线切割闭合器离断远端胃术中照片

淋巴结规范送检的具体操作流程

1. 全面检查胃癌手术标本。在专用操作台上检查离体的胃癌标本，确保光线充足，可使用无损伤镊和组织剪适当分离组织，方便辨认细小的淋巴结，避免遗漏。操作台应保证足够的空间，能够单独存放各组淋巴结和特定软组织。目前的指南建议多分拣获取淋巴结，最好保证数目不少于 30 枚。根据癌灶位置和浸润范围评估淋巴结清扫的范围是否规范。对于淋巴结清扫范围不足的标本，应单独标记缺失的各组淋巴结。同时需要注意术者有无损伤淋巴结，判断淋巴结是否形态完整。淋巴结外层覆盖的软组织可以证实淋巴结完整，因此对于没有软组织覆盖的淋巴结，需要仔细观察淋巴结外膜情况，明确淋巴结形态是否完整。一般情况下完整的淋巴结（无论是否转移淋巴结）其外膜具有光泽，即使是融合淋巴结群，最外层淋巴结被膜往往也是完整的。

2. 操作者需要熟练地掌握胃周淋巴结各组位置以及周围的血管或神经结构，操作者最好具有外科医生背景并且对于胃周的解剖比较熟悉。

D2 手术标本中各淋巴结组别识别位置：

No.1 淋巴结位于胃左动脉第一分支（即贲门支）进入胃壁处软组织内；

No.3a 淋巴结位于胃左动脉第一分支下方与胃小弯侧中点之间胃壁旁软组织内；

No.3b 淋巴结位于胃右动脉第一分支左侧与胃小弯侧中点之间胃壁旁软组织内；

No.4sb 淋巴结位于胃网膜左动脉根部至其第一分支进入胃壁间软组织内；

No.4d 淋巴结位于胃网膜右动脉第一分支至胃网膜左动脉第一分支进入胃壁间软组织内；

No.5 淋巴结位于胃右动脉根部至其第一分支进入胃壁间软组织内；

No.6 淋巴结位于胃网膜右动脉根部至其第一分支进入胃壁间软组织内；

No.7 淋巴结位于胃左动脉根部软组织内；

No.8a 淋巴结位于肝总动脉前上方软组织内；

No.9 淋巴结位于腹腔动脉（腹腔干起始部至其分叉处）旁软组织内；

No.11p 淋巴结位于脾动脉根部至胰腺尾部处的距离二等分的右侧胰腺上缘软组织内；

No.12a 淋巴结位于肝十二指肠韧带内左、右肝管汇合部至胰腺上缘中点以下的肝固有动脉旁软组织内。

淋巴结送检操作规范

1. 术后尽早解离获取淋巴结。建议胃癌标本离体后 1 小时内进行解离，标本中脂肪越少应越早进行解离。

2. 建议遵循由远及近和由浅入深的顺序。

3. 淋巴结的清扫过程需要遵循 En-bloc 原则，即整块切除。

4. 精细分离，细心耐心，完全融合淋巴结不必强行分离，整块送检即可。

5. 负责淋巴结分拣的操作人员需要熟练掌握胰腺上缘和胃周各组淋巴结所在位置的解剖学知识。

6. 淋巴结分拣工作需要具有丰富胃解剖知识的人员实施，因此，需要外科医生参与其中。完全依靠病理科医生完成胃癌根治性手术标本的淋巴结分拣是不可取的。

五、术后处理

1. 处理原则

（1）密切观察患者生命体征、引流物性质和量。

（2）维持水、电解质和酸碱代谢平衡，给予抗生素预防感染。

（3）肛门排气后可进食流质食物，逐渐过渡至常规食物。

2. 术后疼痛管理

建议采用多模式镇痛策略。胃手术后疼痛对患者呼吸、早期活动等均有较大影响，提倡多模式镇痛方案，能够减少术后并发症、缩短住院时间以及加速患者康复。阿片类药物、非甾体抗炎药（NSAIDs）、切口局部浸润麻醉、椎管内镇痛、神经阻滞等均是多模式镇痛的组成部分。对于行开放术式的胃手术患者，切口局部浸润或胸段硬膜外镇痛可有效缓解术后疼痛，同时具有促进胃肠功能恢复、减少术后恶心、呕吐等优势；对于行腹腔镜胃手术患者，可选择经腹横肌平面神经阻滞及切口局部浸润等镇痛方式。目前，强阿片类药物（如芬太尼、舒芬太尼）仍是术后镇痛的主要用药，但因其具有抑制胃肠蠕动、呼吸抑制、恶心、呕吐等不良反应，应联合其他措施及药物，以使其在发挥充分镇痛的基础上，最大限度减少不良反应。羟考酮具有高 κ 受体亲和力，对内脏痛作用良好，也可作为胃手术后的镇痛用药。

3. 术后恶心、呕吐的预防与治疗

术后恶心、呕吐的风险因素包括年龄（＜50 岁）、女性、非吸烟者、晕动病或术后恶心、呕吐病史以及术后给予阿片类药物。建议有 1~2 个危险因素的患者，应给予 2 种止吐药物预防术后恶心、呕吐；有 3~4 个危险因素的高危患者，应给予 3~4 种止吐药物；术中使用丙泊酚静脉麻醉而非吸入性麻醉药物；减少阿片类药物的使用。

4. 术后鼻胃管留置

随机对照研究表明，术后不留置鼻胃管并未增加术后并发症发生率和病死率，且会缩短排气、进食时间和住院天数。因此，目前不推荐常规使用鼻胃管，如若使用，可在术中留置，如吻合满意，则可在术后 24 小时内拔除。若吻合欠满意，须兼顾血运同时加固缝合吻合口，须在拔除鼻胃管前排除出血、吻合口漏和胃瘫等风险。

5. 腹腔引流管管理

不必常规留置腹腔引流管；全胃切除和近端胃切除术后，可留置腹腔引流管，无其他特殊情况，视情况术后 2~3 天拔除。

6. 术后尿管管理

建议术后 1~2 天拔除导尿管。

7. 预防肠麻痹，促进肠蠕动

预防术后肠麻痹的措施包括多模式镇痛、减少阿片类药物用量、控制液体入量、微创手术、尽量减少留置鼻胃管和腹腔引流管、早期进食和下床活动等。术前或术后早期口服缓泻剂，如硫酸镁或比沙可啶，可能有刺激肠道运动的作用。术后咀嚼口香糖可促进肠道蠕动，但在胃手术中，迷走神经干被切除，阻断了迷走神经反射，因此，咀嚼口香糖可能并不能获得预期效果。

8. 术后早期下床活动，早期经口进食

胃手术后第 1 天可进清流质食，第 2 天可进半流食，然后逐渐过渡至正常饮食。有发热征象或吻合口漏、肠梗阻及胃排空障碍风险患者不主张早期进食。术后清醒即可半卧位或适量床上活动，无须去枕平卧 6 小时；术后第 1 天由护士协助下床活动 1~2 小时，逐渐过渡至出院时每天独立下床活动 4~6 小时。

9. 术后并发症防治

（1）腹腔内出血是导致术中中转开腹及术后行再次手术的重要原因之一。术中选择正确的手术入路及解剖层面，确切处理胃周围主要血管断端，术后密切观察腹腔引流管，必要时行中转开腹或再次手术。

（2）术中可能损伤肝脏、胰腺、脾脏、十二指肠、结肠等。术者应熟悉胃周脏器解剖位置及结构，选择正确手术入路，沿正确手术平面进行分离，避免误伤。

（3）术中血管损伤，熟悉血管正常解剖位置和变异情况，显露正确手术平面，熟练使用各种电能量设备。一旦发现术中出血，术者应沉着冷静，团队密切配合，正确使用止血工具。

（4）吻合口出血预防措施包括术中采用合适的切割闭合器和吻合器、吻合口加固缝合。一般术后吻合口出血经保守治疗能治愈；对较大出血，应再次行手术止血。

（5）吻合口漏预防措施包括术中选用合适吻合方法和吻合器械，操作规范，确保吻合口良好的血供和无张力，及时纠正贫血及低蛋白血症。一旦发生吻合口漏应予通畅引流，必要时再次行手术治疗。

（6）十二指肠残端漏预防措施包括避免十二指肠裸化时热损伤、离断时张力过大、保证血供及十二指肠残端合理包埋。一旦发生十二指肠残端漏，应行腹腔引流和肠外营养支持等保守治疗；若失败或合并其他并发症时，应行手术治疗。

（7）术后胰漏和胰腺炎偶有发生。预防措施主要包括清扫幽门下淋巴结和脾动脉近端淋巴结时注意保护胰腺，避免损伤胰腺实质。一旦发生应予腹腔双套管冲洗引流及抑制胰腺外分泌，必要时行手术引流。

（8）淋巴漏预防措施包括妥善处理淋巴管断端。一旦发生淋巴漏，应予通畅引流、肠外营养或不含脂类的肠内营养支持治疗及维持水、电解质代谢平衡。

（9）肠梗阻包括输入襻和输出襻梗阻。多见于行 Billroth II 式吻合术患者。术中应避免输入襻过长，操作应精细。肠梗阻保守治疗无效时，应及时行手术探查。

（10）术后胃排空障碍：术中尽量保留神经功能，减少手术应激。一旦发生胃瘫综合征，应予禁食、胃肠减压及肠外营养或经吻合口的鼻空肠管行肠内营养支持等保守治疗。

（11）气腹相关并发症：可能出现高碳酸血症或心、肺功能异常。预防措施主要包括术中严密监测气腹压力、观察 Trocar 位置、尽量避免出现广泛皮下气肿、术中保持良好的肌肉松弛度、尽量缩短手术时间。一旦出现上述情况应尽快结束手术，排除腹腔内残余 CO_2；并与麻醉医师沟通，适当增加潮气量。

（张一楠　步召德）

参考文献

[1] Japanese Gastric Cancer Association. Japanese gastric cancer treatment guidelines 2018 (5th edition). Gastric Cancer, 2021, 24(1):1-21.

[2] Ajani J A, D'Amico T A, Bentrem D J, et al. Gastric Cancer, Version 2. 2022, NCCN Clinical Practice Guidelines in Oncology. J Natl Compr Canc Netw, 2022, 20(2), 167-192.

[3] 国家卫生健康委员会. 胃癌诊疗规范(2018年版). 中华消化病与影像杂志(电子版), 2019, 9(3):118-144.

[4] 李宁, 李国立. 胃癌外科治疗的历史与发展趋势. 中国肿瘤外科杂志, 2009, 1(2):65-67.

[5] 中华医学会外科学分会, 中华医学会麻醉学分会. 加速康复外科中国专家共识及路径管理指南(2018版). 中国实用外科杂志, 2018, 38(1):1-20.

[6] 中国抗癌协会胃癌专业委员会, 中华医学会肿瘤学分会胃肠学组, 中国医师协会外科医师分会肿瘤外科医师委员会. 胃癌根治术标本规范淋巴结送检及操作中国专家共识(2019版). 中国实用外科杂志, 2019, 39(9):881-889.

[7] 莜原尚, 水野惠文, 牧野尚彦. 图解外科手术——从膜的解剖解读术式要点(第3版). 刘金钢译. 沈阳: 辽宁科学技术出版社, 2013.

[8] 崔慧先, 李瑞锡. 局部解剖学. 9版. 北京: 人民卫生出版社, 2018.

[9] 王舒宝, 夏志平. 胃癌手术与技巧. 沈阳: 辽宁科学技术出版社, 2008.

[10] 余佩武. 腹腔镜胃癌手术学. 北京: 人民卫生出版社, 2011.

[11] 潘凯, 杨雪菲. 腹腔镜胃肠外科手术学. 2版. 北京: 人民卫生出版社, 2016.

[12] Seigo, Han-Kwang Yang. 腹腔镜胃癌切除术: 标准手术操作和循证医学证据. 李凛, 李涛, 梁美霞译. 北京: 人民军医出版社, 2013.

第五章　腹腔镜根治性远端胃切除术

第一节　概　　述

一、腹腔镜胃癌根治术发展及现状

1994 年日本外科医生 Kitano 实施了世界第一例腹腔镜胃癌手术，在此之后腹腔镜技术在胃癌中的应用逐渐开展。腹腔镜手术经历了普通 2D 腹腔镜、高清腹腔镜、高清 3D 腹腔镜以及现在的 4K 3D 腹腔镜的发展，广义上讲，机器人手术亦属于腹腔镜技术范畴。目前应用较广泛的技术为 3D 腹腔镜，其具有良好的放大效应及空间纵深感，能够提供类似开腹手术的视觉效果，同时对精细结构显示更加清晰，有助于缩短腹腔镜技术的学习曲线，降低手术难度，可以更好地帮助术者识别层面、减少副损伤。

腹腔镜胃癌手术经过 20 年的发展，已逐渐成熟，其适应证从根治性远端胃切除逐渐拓展至根治性全胃切除，从早期胃癌中的应用逐渐发展到进展期胃癌应用。对于早期胃癌进行腹腔镜根治性远端胃切除，日本和韩国分别开展了 JCOG 0912 及 KLASS-01 临床研究。JCOG 0912 研究纳入 2010 年 3 月至 2013 年 10 月 33 家单位登记的共 921 例临床分期为 I A 或 I B 患者，手术并发症发生率（CTCAE 4.0，分级 >3）腔镜组及开腹组无统计学差异（3.3% vs. 3.7%），无手术相关死亡病例，腹腔镜远端胃癌根治与开放手术长期无复发生存率（recurrence free survival, RFS）相当（98.7% vs. 99.8%）。进一步分层比较分析证实，体重指数（BMI）< 25 kg/m^2 时行腹腔镜远端胃切除术（laparascopic distal gastrectomy，LDG）具有生存优势，BMI > 25 kg/m^2、N1 状态时，行开放手术具有生存优势。据此，2014 年日本第 4 版《胃癌治疗指南》已经将腹腔镜远端胃癌根治术作为 I 期胃癌常规手术方式。韩国 KLASS-01 研究的 5 年随访结果证实 I 期远端胃癌，腹腔镜手术可以达到与开放手术相同的总生存率，可以作为开放手术以外的一种选择。但是亚组分析显示，BMI < 20 kg/m^2 的病例，腹腔镜手术有生存优势，但是 BMI > 25 kg/m^2 的病例开放手术有生存优势，因此作者特别提醒针对高 BMI 和 N+ 的病例，采取腹腔镜手术时应该慎重。有关胃上部 I 期胃癌腹腔镜近端切除与全胃切除比较的 JCOG1401 研究、腹腔镜全胃切除的 KLASS-03 研究以及中国的 CLASS-02 比较腹腔镜和开腹全胃切除手术治疗中上部早期胃癌的前瞻性多中心随机对照研究，均显示出可行性和安全性，但是在手术方式和手术安全方面略有不同。KLASS-03 研究结果有望确保在韩国开展腹腔镜全胃切除的预后安全，而 JCOG1401 研究结果有望成为日本胃上部 I 期胃癌的腹腔镜手术适应证的证据，我国的 CLASS-02 研究或可评价腹腔镜全胃切除的安全性、可行性。此外，在探索全腹腔镜远端胃癌根治术方面，韩国 KLASS 研究组和中国 CLASS 研究组首次跨国合作发起了 CKLASS-01 研究，旨在通过对比术后生活质量以及患者满意度评估全腹腔镜根治性远端胃切除术（totally laparoscopic distal gastrectomy，TLDG）较腹腔镜辅助根治性远端胃切除术（laparoscopy-asisted distal gastrectomy，LADG）的优越性。

进展期胃癌 LDG 的研究有日本腹腔镜手术研究组（JLSSG）0901 研究、韩国的 KLASS-02 研究和中国的 CLASS-01 研究。JLSSG 0901 研究为验证进展期胃癌 LADG 的安全性、根治性的前瞻性、随机双盲 II、III 期试验。研究对象为 cT2-4a/N0-2 病例（第 13 版日本《胃癌处理规约》），由 28 家单位参加，于 2009 年开始登记，II 期试验预期登记数为 180 例，III 期试验为 500 例（含 II 期部分），II 期试验主要评价项目为吻合口漏和胰漏发生率，Ⅲ期试验为 RFS。研究结果显示胰漏发生率为 3.8%，吻合口漏发生率为 1.2%，分级 > 3（CTCAE 4.0）并发症发生率为 5.8%，无手术相关死亡病例。患者长期生存数据尚在随访中。我国 CLASS-01 研究以及韩国 KLASS-02 研究证实，腹腔镜根治性远端胃切除，其 3 年 DFS 及 5 年 OS 相较传统开腹手术无明显差异，并且由于腹腔镜技术带来的微创优势，可以加速胃肠道恢复、减少住院时间。此外，对于局部进展期胃癌行腹腔镜根治性全胃切除术，新辅助化疗后局部进展期胃癌腹腔镜手术，亦有 CLASS-02、KLASS-06、KLASS-08 等研究进行探索。

二、腹腔镜技术特点

传统 2D 腹腔镜器械成本较低，其最大的缺点为术野二维化，缺乏立体视觉带来的纵深感，组织空间定位不明确，不利于手术层面识别。而 3D 高清腹腔镜技术很好地弥补了这一点，除了腹腔镜带来的放大效果有利于精细识别及操作，3D 视野可提供良好的视觉纵深，带来立体的术野，使得抓取、钳夹、解剖、分离、止血、结扎等操作更加精细，降低手术难度同时减少副损伤，更有助于青年医师担任助手配合主刀进行手术，减少学习曲线时间。腹腔镜胃癌手术解剖相对复杂，术中需识别的手术层面较多，术区转换频繁，需处理的血管较多，还需要进行规范化淋巴结清扫，因此在 3D 腹腔镜技术较为普及的今天，推荐采用 3D 高清腹腔镜进行腹腔镜胃癌手术。

然而，3D 高清腹腔镜仅能克服手术视野平面化的困难，所有操作仍然是利用腹腔镜器械进行，有其相应的技术特点。首先，不同于开腹手术，腹腔镜手术操作术野更加"局部"，开腹手术可通过第一、第二助手牵拉，将术野展开完全显露，但在腹腔镜情况下，空间较局限并且所有牵拉依靠器械"以点带面"，只能将局部术野显露，因此在肥胖患者中，有时显露较为困难。其次是手术区域张力的维系，开腹手术是使用双手直接牵拉组织，可以很好地调

控牵拉角度及力度，保持适当的张力，而在腹腔镜手术中，只能依靠器械进行牵拉，需要术者、助手默契配合，对第一助手要求较高。一般的原则是所谓的"三角牵拉"，即助手双手向上、主刀左手（非操作手）向下，形成一个倒三角张力区维持张力显露手术层面。牵拉方向不必拘泥，但总的原则是时刻保持三角形张力系统，以便清晰显露术野层面。

腹腔镜手术中，需合理设置 Trocar 位置，一般的原则是各个器械互相间距 8~10 cm 左右呈 V 形或弧形分布，以免出现 Trocar 过近导致操作器械的"筷子效应"。扶镜手需时刻关注视野变化，3D 腹腔镜系统往往光纤不可旋转，转动镜头意味着水平面变化，一般情况下需保持水平，常用的参照物包括液平、胰腺等，然而处理重要血管时需要多方位观察，可轻微转动镜头一般不超过 15°，保持重要血管垂直更有利于术者分离结扎。腹腔镜手术操控空间有限，更应及时变换体位（头高位、左右高低等），利用重力将网膜、小肠等组织牵引出术野，有效利用腹腔空间进行操作。

三、手术适应证

日本和韩国分别开展的 JCOG 0912 及 KLASS-01 临床研究表明，胃下部早期癌是腹腔镜根治性远端胃切除术的明确适应证。进展期胃癌相关的研究，例如日本腹腔镜手术研究组（JLSSG）0901 研究、韩国 KLASS-02 研究和中国 CLASS-01 研究，提示对于局部进展期胃癌，目前认为腹腔镜手术可作为一种选择术式。尤其是我国 CLASS-01 研究为非劣性、开放标签、多中心随机对照临床试验，共纳入 14 个中心的 1056 位局部进展期胃癌患者，按照 1:1 比例接受腹腔镜或开放远端胃切除联合 D2 淋巴结清扫术。结果表明，腹腔镜手术的治疗效果不劣于开放术式。对于早期胃癌行腹腔镜全胃切除、腹腔镜近端胃切除，以及早期胃癌全腹腔镜手术，局部进展期胃癌全胃切除、新辅助化疗后腹腔镜手术等，已经有小样本临床研究证实其安全性，肿瘤学预后有待更多临床研究结论的支持。

第二节　手术入路

一、术者站位

纵观腹腔镜胃癌手术发展历程，术者的站位经过多次修正和改变。目前常用的站位包括左侧站位、右侧站位和中间站位。左侧站位是指术者站在患者左侧，助手站在患者右侧，扶镜手站在患者两腿之间。大部分手术步骤由术者站在患者左侧完成，术中可能会适当调整站位；而右侧站位与左侧站位完全相反；完全中间站位应用不多，多数外科医师仅在手术的某个环节站在两腿之间以方便操作。日本、韩国等国家的医师多采用右侧站位，国内绝大部分医师采用左侧站位（图 5-2-1）。术者站位的选择是由多种因素决定的。

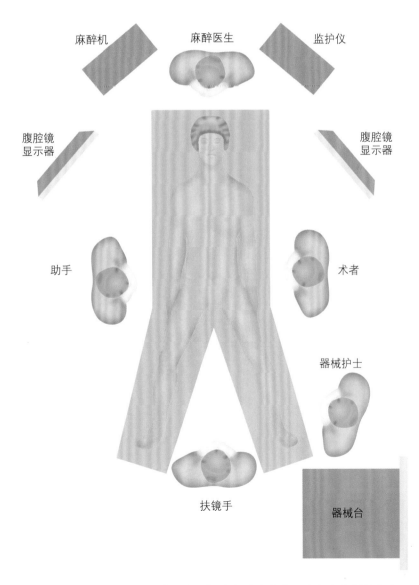

图 5-2-1　腹腔镜根治性远端胃切除术手术室布局（术者左侧站位）

1. 左侧站位的特点

（1）对于腹腔镜根治性远端胃切除术，其重点和难点在于清扫幽门上下、胰腺上缘以及胃小弯区域的淋巴结，而这些主要集中在右上腹及胰腺上区域。术者站在患者左侧更能遵循从左到右、由下往上和先后再前的手术思路。这样的站位更符合人体工程学，淋巴结清扫将变得更加顺手。

（2）不同于日本、韩国，我国的胃癌目前仍以进展期胃癌居多，腹腔镜手术难度较早期胃癌大很多，因此对于术者和助手的配合要求更高。另外，进展期胃癌腹腔镜手术的可行性及远期疗效虽然已经取得了不错的研究成果，但仍需进一步验证疗效，因此仍需要有一个相对固定、配合熟练默契的团队实施腹腔镜胃癌手术。左侧站位时，助手能帮助术者充分显露术野，从而解放出术者的两手，以防出现复杂疑难状况时可疑从容应对。左侧站位更加强调团队配合，更加符合我国胃癌外科的发展状况。

（3）左侧站位提高了助手的参与程度，有利于青年医师学习腹腔镜外科技能，使他们尽快成长为能够独当一面的腔镜外科医师。

2. 右侧站位的特点

（1）右侧站位更加依赖于术者的操作和经验，对助手团队要求不高。日本、韩国的诊疗模式与我国不同，胃癌手术一般由一位高年资术者带领进修医师或者器械护士完成，团队人员不固定。我国部分医院的胃癌诊疗模式与日本、韩国类似，则推荐采用右侧站位，这样能最大限度地保证手术的安全性。

（2）右侧站位对于左上腹的淋巴结清扫具有优势。

二、入路

选择正确的手术入路是顺利实施腹腔镜胃癌手术的基础。合理的手术入路有助于简化操作、缩短学习曲线，保证肿瘤的非接触原则，以确保根治，并减少创伤，从而使腹腔镜胃癌手术更为精准。目前腹腔镜胃癌手术常用入路主要有左侧站位入路（左侧后入路和左侧前入路）、右侧站位入路（右侧前入路）和中间站位入路，其中左侧站位入路和右侧站位入路最常用。不同手术入路各有优势和不足，可根据手术团队经验、肿瘤情况、患者体型及消化道重建方式的选择灵活应用。

左侧站位入路目前在我国应用最为广泛，适用于绝大多数腹腔镜远端胃切除术。又分为左侧后入路和左侧前入路。左侧后入路是指术者站于患者左侧，首先完成淋巴结清扫，然后切断十二指肠。左侧后入路更符合腔镜下胃癌根治术由近及远、由大弯到小弯、由足侧至头侧的淋巴结清扫特点。不离断十二指肠使助手易于通过对胃窦十二指肠的牵拉，形成对胰腺上缘淋巴结清扫的有效张力，术者更易进入血管神经前间隙。左侧前入路是指术者站于患者左侧，切断十二指肠后再清扫胰腺上区等区域的淋巴结。该入路建议在悬吊肝脏的情况下完成，适合于助手配合欠佳或肿块较大、显露困难时。清扫 No. 6 淋巴结时，左侧入路较右侧入路更容易进入融合筋膜间隙。清扫 No. 4sb 淋巴结时，由于胃网膜左血管根部位于主操作孔的左上方或上方，对于肥胖患者，术者易产生手疲劳，影响稳定性。术者有时须变换站位。左侧后入路对于门静脉的显露较左侧前入路困难，对于胰腺上区淋巴结肿大的患者，左侧前入路助手显露更为便捷；当肿瘤体积较大靠近幽门或肥胖患者在行胰腺上区淋巴结清扫时，左侧后入路操作空间小、助手显露困难、视野局限，左侧前入路更易于助手显露以及助手与扶镜手配合术者操作。

右侧站位入路目前在日本、韩国应用较为广泛，适用于绝大多数的腹腔镜胃癌手术。术者站于患者右侧，先离断十二指肠，然后行胰腺上区等区域的淋巴结清扫。该入路一般需要悬吊肝脏，主要用于助手配合欠佳或肿块较大、显露困难时。多用于不适合行 Billroth Ⅰ 式吻合者。一般先处理胃网膜右血管，清扫 No. 6 淋巴结后，于幽门上方开窗，打开覆盖十二指肠球部上方的腹膜及十二指肠上动脉，应用直线切割闭合器离断十二指肠后，再继续行幽门上区、胰腺上区和胃小弯区的淋巴结清扫。右侧站位入路中，手术步骤与开腹手术相仿，在一定程度上可以避免反复翻动胃。术者的位置、手术切除的顺序与开腹手术接近，比较符合术者的习惯，可以缩短学习曲线。清扫 No. 5、No. 12a 淋巴结时，由于已经先离断了十二指肠，助手将胃窦向左下牵拉，使胃右血管充分伸直并与肝固有动脉形成合适角度，此时的清扫可从头侧至足侧进行，更为便利，且不易损伤肝固有动脉。并可通过助手向右侧牵拉肝固有动脉，使门静脉的显露更为清晰。

但该入路存在明显的缺点：助手由于站位于患者左侧，对肝脏的牵拉显露困难，往往需要悬吊肝脏；术者左手大部分时间也用于牵拉显露，而较难配合右手进行精细的清扫动作；助手站于左侧时，其右手往往只起牵拉作用，而左手进行精细配合动作往往较为困难。

腹腔镜根治性
远端胃切除术

第三节　规范化手术操作

一、手术模块化

总体上，腹腔镜根治性远端胃切除术同开腹一样，基本可以设计成几个固定的手术模块，即手术套路化、流程化。在各个模块中，助手如何牵拉显露、主刀如何分离操作以及相对应的解剖结构较为固定。通过手术例数的积累不断重复这些模块，就可以达到主刀、助手配合流畅，缩短学习曲线的目的。

（1）幽门下区：首先从网膜囊较薄弱、胃结肠韧带靠左位置打开胃结肠韧带进入网膜囊，解剖标志为胃后壁。之后向左、右拓展至结肠脾曲及肝曲。然后在幽门下区进入胃结肠系膜融合间隙，逐渐分离至幽门下区，显露胰十二指肠上前静脉及胃网膜右静脉，进行淋巴结清扫同时处理胃网膜右静脉、胃网膜右动脉以及幽门下动静脉。

（2）幽门上区：肝脏拉钩将肝脏悬吊。打开肝十二指肠韧带，清扫肝固有动脉前方淋巴结同时显露胃右动静脉根部，切断胃右动静脉后裸化十二指肠前、上壁，之后离断十二指肠。

（3）胰腺上缘：将胃掀向头侧，助手上提胃胰皱襞形成张力，沿肝总动脉清扫 No. 8a 淋巴结、腹腔干周围 No. 9 淋巴结，沿脾动脉近端清扫 No. 11p 淋巴结，清扫 No. 7 淋巴结并显露胃左动静脉予以结扎。

（4）胃小弯侧：清扫 No. 1、No. 3 淋巴结，同时确认胃小弯侧胃切断线。

（5）胃大弯侧：沿打开的胃结肠韧带向左拓展至结肠脾区，以胰尾为标志寻找胃网膜左血管予以结扎切断，进而清扫 No. 4sb 淋巴结，并确认胃大弯侧胃切断线。

以上是腹腔镜根治性远端胃切除术的基本手术模块，其中手术顺序并非严格按照上述模块顺序。例如若粘连较少、显露容易，可打开胃结肠韧带后即往左进入胃大弯侧模块，先处理胃网膜左血管，之后再向右进入幽门下区模块。这种顺序的优点是和开腹手术类似，减少术野变换；缺点是胃网膜左血管处显露对助手要求较高，若最后处理胃大弯模块，则意味着所有粘连已解除，容易显露术野，对助手要求低。另外，处理完幽门下区模块后，若显露良好，亦可在掀起幽门情况下，适当沿胃十二指肠动脉分离寻找胃右动脉，亦可沿肝总动脉清扫部分 No. 8a 淋巴结，这样可以减少幽门上区及胰腺上缘模块工作量。总之不必拘泥于各个模块顺序，灵活掌握即可。

二、规范化手术步骤

1. 打开胃结肠韧带

将大网膜向头侧翻起，从横结肠偏左部离断胃结肠韧带，进入网膜囊，解剖标志为胃后壁，向右侧至结肠肝曲，向左侧至结肠脾曲（图 5-3-1～图 5-3-4）。

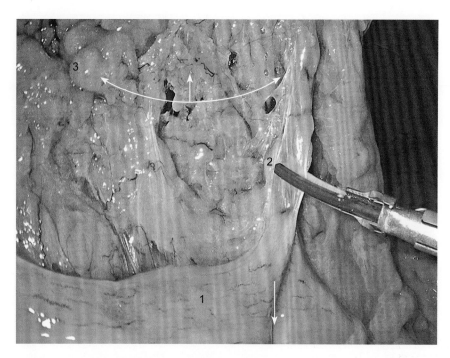

图 5-3-1　打开胃结肠韧带。从结肠中血管左侧进入网膜囊，助手将大网膜向上及患者头侧展开，术者向患者背侧及足侧牵拉横结肠施以对向张力，用超声刀打开胃结肠韧带以进入网膜囊

1. 横结肠；2. 打开胃结肠韧带处；3. 大网膜

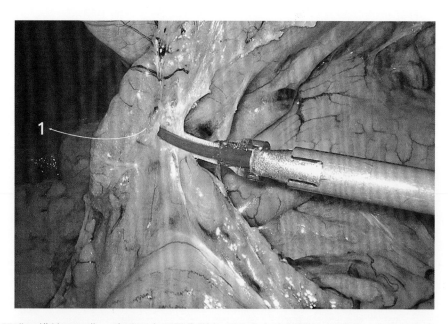

图 5-3-2　离断大网膜至横结肠肝曲。助手两支无损伤钳向上及患者头侧提起大网膜，术者向患者足侧牵拉横结肠，打开胃结肠韧带，游离大网膜的横结肠附着缘

1. 切开胃结肠韧带的方向

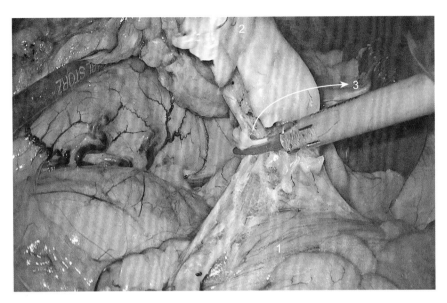

图 5-3-3 向脾曲打开胃结肠韧带。助手向上及患者头侧提拉大网膜，术者向下及患者足侧牵拉横结肠提供张力，使用超声刀向脾曲打开胃结肠韧带

1. 横结肠；2. 大网膜；3. 打开胃结肠韧带方向

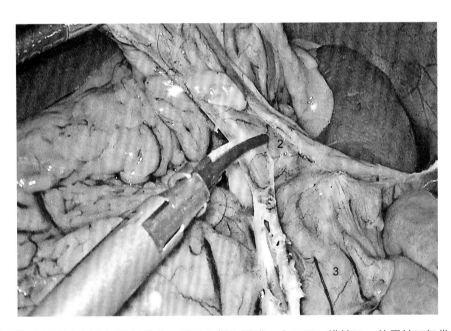

图 5-3-4 向左侧打开胃结肠韧带至结肠脾曲。助手上提大网膜，主刀下压横结肠，使胃结肠韧带保持张力并切开

1. 脾；2. 正在切开的胃结肠韧带；3. 横结肠近脾曲

2. 处理胃网膜左血管、清扫 No.4sb 淋巴结

显露胰尾，定位脾血管，松解结肠脾曲，分离

大网膜与脾中下极的粘连，保护胰尾，根部显露，离断胃网膜左动、静脉，清扫 No.4sb 淋巴结（图 5-3-5、图 5-3-6 ）。

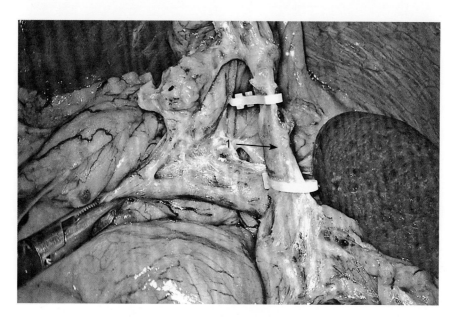

图 5-3-5　结扎并离断胃网膜左血管
1.结扎并准备切断的胃网膜左血管

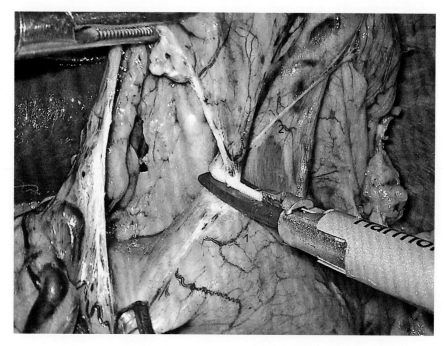

图 5-3-6　离断胃网膜左血管后，沿胃大弯清扫 No.4sb 淋巴结
1.胃体大弯；2.清扫的 No.4sb 淋巴结

3. 幽门下区处理

以结肠中血管为标志，进入胃十二指肠和横结肠系膜之间的融合筋膜间隙，显露胰十二指肠上前

静脉，在其与胃网膜右静脉汇合处上方离断胃网膜右静脉。继续沿胰头表面解剖，并打开胃胰韧带，显露胃十二指肠动脉，裸化胃网膜右动脉，根部离断，同时清扫 No. 6 淋巴结（图 5-3-7～图 5-3-18）。

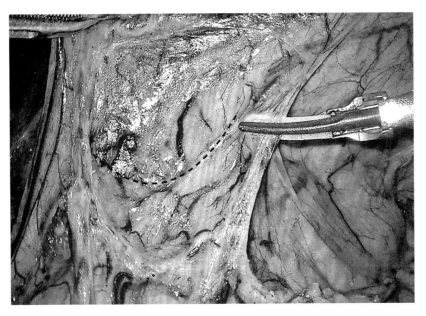

图 5-3-7　分离横结肠系膜前叶进入胃结肠系膜间隙，助手上提胃壁及大网膜，主刀左手向下牵拉结肠，显露胃结肠融合筋膜间隙之间疏松间隙进行分离；图中黑点线显示胃结肠融合筋膜间隙，沿此线进行分离

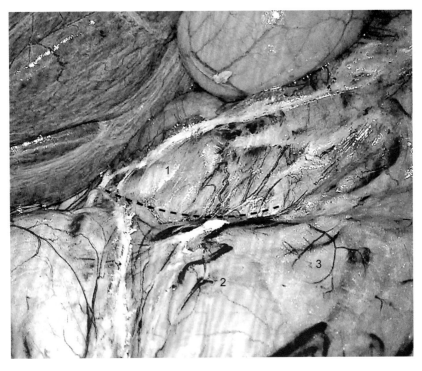

图 5-3-8　分离横结肠系膜前叶直到十二指肠降部，将十二指肠与横结肠肝曲分开，彻底将胃系膜与结肠系膜分离

1. 十二指肠降部；2. 横结肠；3. 横结肠系膜后叶

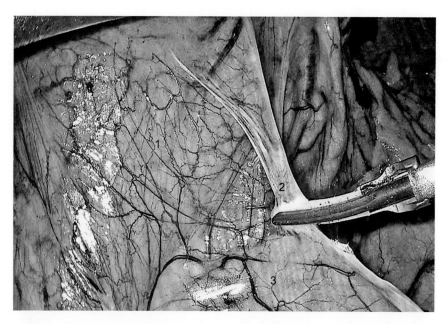

图 5-3-9　分离胃胰腺粘连。助手上提胃体、胃窦，主刀向下牵拉胰腺被膜，使胃胰腺粘连显露并切开，为显露胰头及寻找胃十二指肠动脉做准备

1. 胃体；2. 胃胰腺粘连；3. 胰腺被膜

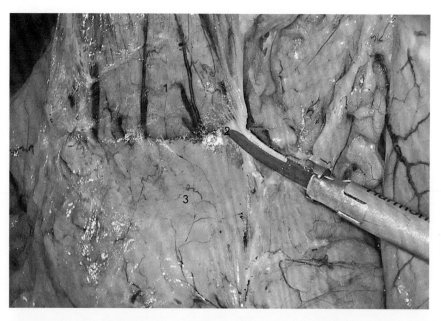

图 5-3-10　分离十二指肠胰头沟间隙。松解胃胰腺粘连后向右侧继续分离十二指肠胰头沟间隙，以便显露胃十二指肠动脉

1. 十二指肠；2. 十二指肠胰头沟间隙，深面是胃十二指肠动脉；3. 胰头

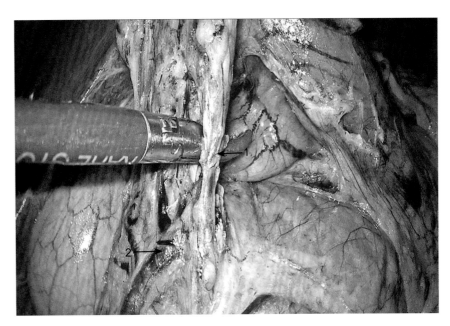

图 5-3-11 显露胃网膜右静脉与胰十二指肠上前静脉汇合部。此处为 No.6 淋巴结起始，继续向右侧及头侧游离并清扫 No.6 淋巴结

1. 胃网膜右静脉；2. 副右结肠静脉

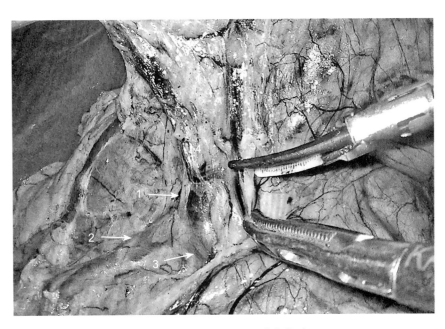

图 5-3-12 显露胃网膜右静脉

1. 胃网膜右静脉；2. 副右结肠静脉；3. 胃结肠静脉干（Henle 干）

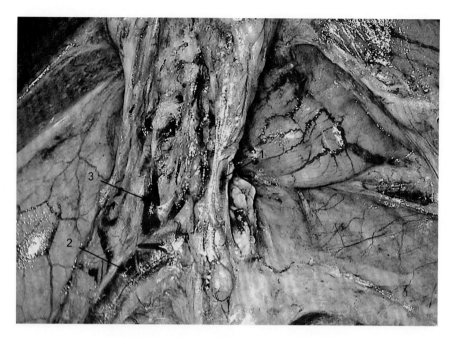

图 5-3-13　显露胃网膜右静脉及幽门下静脉

1.胃网膜右静脉；2.副右结肠静脉；3.幽门下静脉

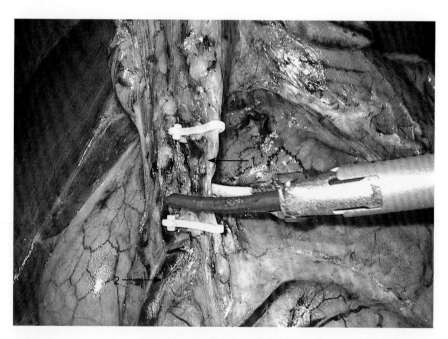

图 5-3-14　结扎胃网膜右静脉术中照片。在胃网膜右静脉与胰十二指肠上前静脉汇合处根部结扎并切断胃网膜右静脉

1.胃网膜右静脉；2.副右结肠静脉

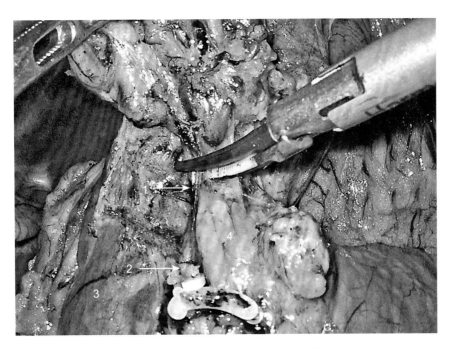

图 5-3-15　超声刀离断幽门下血管

1. 幽门下血管；2. 胃网膜右静脉断端；3. 十二指肠；4. 胰头

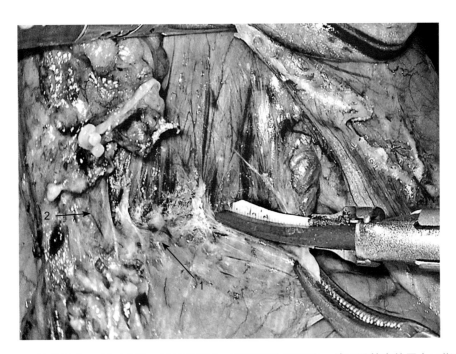

图 5-3-16　寻找胃十二指肠动脉。继续分离十二指肠胰头沟间隙，并显露其中的胃十二指肠动脉

1. 胃十二指肠动脉；2. 胃网膜右动脉

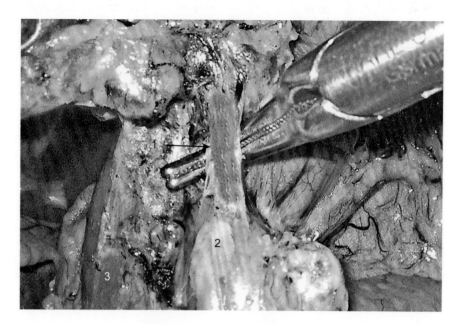

图 5-3-17　结扎胃网膜右动脉
1.胃网膜右动脉；2.胰头；3.十二指肠

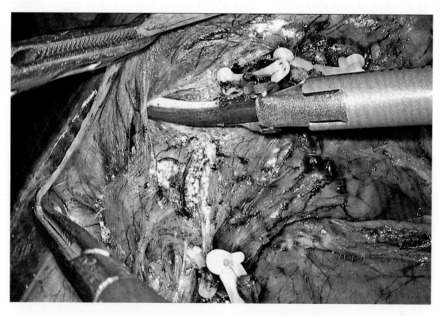

图 5-3-18　裸化十二指肠外侧壁。离断血管后，将十二指肠外侧壁裸化，以供离断十二指肠

4．之后手术步骤可分为两种

第一种方法：若患者 BMI 较低，显露良好，可不转换术野，沿胃十二指肠动脉向左分离，显露肝总动脉并清扫其表面的 No. 8a 淋巴结；同时沿胃十二指肠动脉向患者头侧寻找肝固有动脉及胃右动

脉进行适当分离，减少肝十二指肠韧带解剖分离操作。这样做的优点是不改变术野，减少牵拉，减少手术时间；缺点是对显露及解剖熟悉程度要求较高。第二种方法为幽门上区前入路，在下文中介绍。

以第一种方法为例进行介绍（图 5-3-19~ 图 5-3-28）。

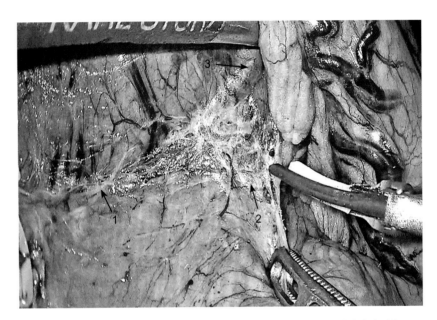

图 5-3-19　沿胃十二指肠动脉寻找肝总动脉。沿胃十二指肠动脉继续向左侧分离解剖，即可显示肝总动脉

1. 胃十二指肠动脉；2. 肝总动脉；3. 胃右动脉

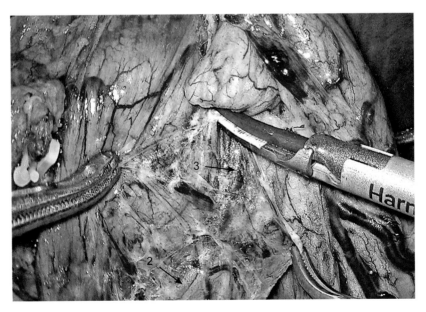

图 5-3-20　解剖胃右血管。助手左手上提胃窦，右手向右侧牵拉十二指肠，主刀左手向下施加对抗张力，右手持超声刀向十二指肠胃窦上缘解剖分离胃右血管

1. 十二指肠；2. 胃十二指肠动脉；3. 胃右血管

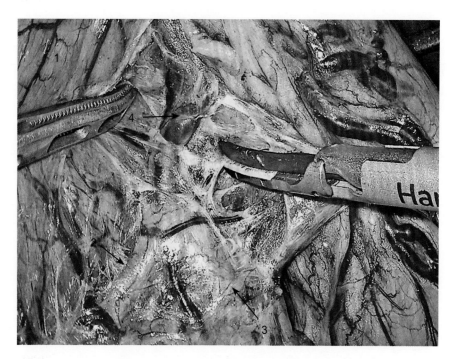

图 5-3-21　图示分离较清晰的胃右血管

1. 十二指肠；2. 胃十二指肠动脉；3. 肝总动脉；4. 胃右血管

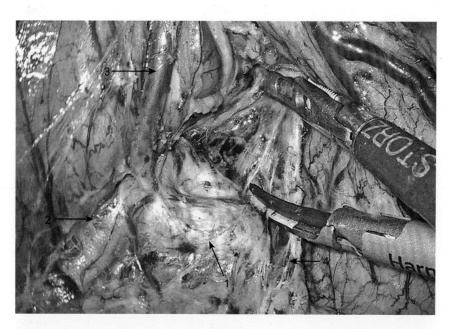

图 5-3-22　清扫 No.8a 淋巴结。沿肝总动脉清扫 No.8a 淋巴结至胃胰皱襞胃冠状静脉处

1. 肝总动脉；2. 胃十二指肠动脉；3. 胃右血管；4. 胃冠状静脉

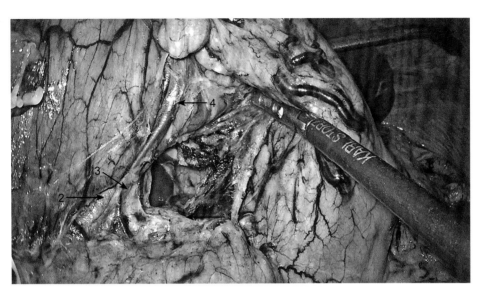

图 5-3-23　No. 8a 淋巴结清扫完成。沿肝总动脉清扫 No. 8a 淋巴结完成，并打开部分肝十二指肠韧带，该区域手术结束后，可以垫块纱布，之后将胃放下，从肝十二指肠韧带前方入路，清扫 No. 12a 淋巴结，离断胃右血管

1. 肝总动脉；2. 胃十二指肠动脉；3. 肝固有动脉；4. 胃右血管

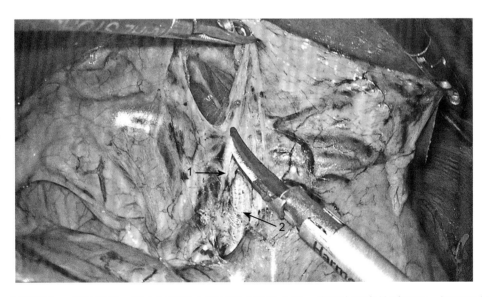

图 5-3-24　切开肝十二指肠韧带。于十二指肠上缘与胃右动脉之间，在下方纱布的引导下，切开肝十二指肠韧带

1. 切开的肝十二指肠韧带；2. 引导作用的纱布

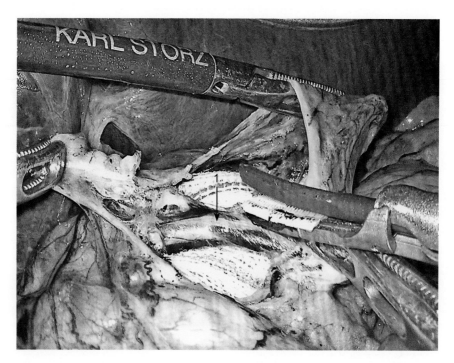

图 5-3-25　游离胃右血管。在肝十二指肠韧带内沿打开的间隙充分游离胃右血管
1. 胃右血管

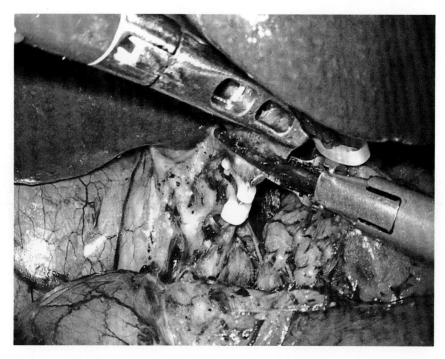

图 5-3-26　结扎并离断胃右血管。于肝固有动脉发出胃右血管根部结扎胃右血管并离断胃右血管

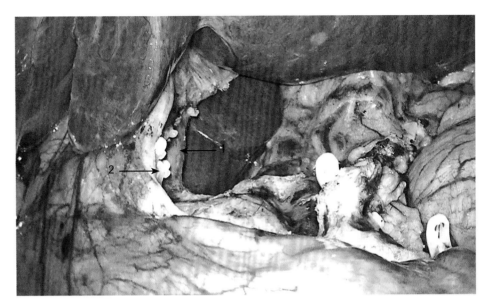

图 5-3-27　清扫 No.12a 淋巴结。沿肝固有动脉清扫 No.12a 淋巴结，完成幽门上区操作，准备离断十二指肠
1. 肝固有动脉；2. 胃右血管断端

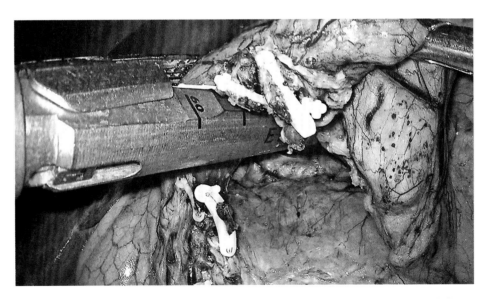

图 5-3-28　离断十二指肠。助手上提胃体使十二指肠呈 60° 竖直，使用 60 mm 直线切割闭合器离断十二指肠，离断时充分压榨止血，并在无张力情况下击发吻合器

5. 处理幽门上区，亦可在离断幽门下区血管后将胃窦放下，在前方处理肝十二指肠韧带及胃右血管，之后离断十二指肠。该方法优势在于入路与传统开腹手术相似，便于识别解剖层面及处理血管。

手术步骤：切开肝胃韧带、肝十二指肠韧带被膜，脉络化肝固有动脉前方及外侧，清扫 No.12a 淋巴结。游离胃右动、静脉，于胃右动、静脉根部夹闭后离断。清扫 No.5 淋巴结，进而裸化幽门及十二指肠，使用直线切割闭合器离断十二指肠（图5-3-29～图5-3-32）。

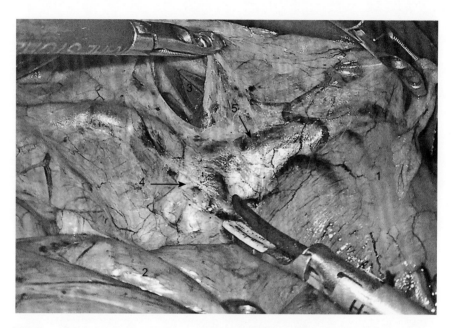

图5-3-29 切开肝胃韧带，清扫 No.12a 淋巴结。助手将肝胃韧带向上提起，主刀根据操作部位牵拉胃窦或十二指肠形成张力，打开肝胃韧带及肝十二指肠韧带，清扫肝固有动脉周围的 No.12a 淋巴结
1.胃窦；2.十二指肠；3.切开的肝胃韧带；4.肝固有动脉；5.胃右血管

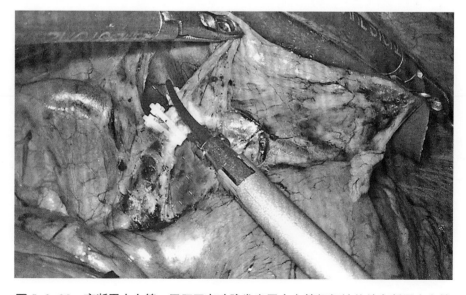

图5-3-30 离断胃右血管。于肝固有动脉发出胃右血管根部结扎并离断胃右血管

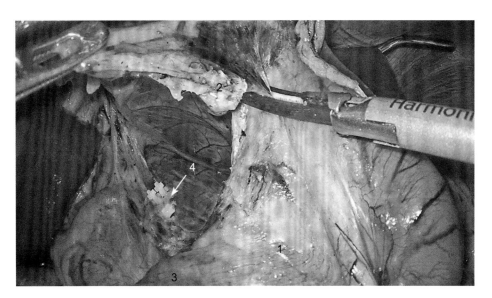

图 5-3-31 清扫 No. 5 淋巴结。于十二指肠及胃窦上部清扫 No. 5 淋巴结，同时裸化十二指肠上前壁，为离断十二指肠做准备

1. 胃窦；2. 清扫中的 No. 5 淋巴结；3. 十二指肠；4. 胃右动、静脉血管断端

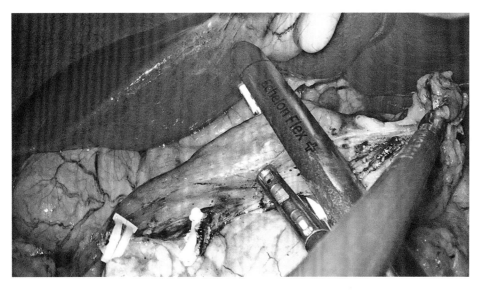

图 5-3-32 离断十二指肠。助手上提胃体，主刀使用 60 mm 直线切割闭合器夹闭十二指肠球部，压榨 15 秒后，无张力状态下击发吻合器，离断十二指肠

6. 处理胰腺上缘、清扫淋巴结

助手抓持胃,将胃翻向上方后上提胃胰皱襞。清扫胰腺前被膜,紧贴胰腺上缘分离。沿胰腺上缘切开胰腺被膜,显露肝总动脉,将胰腺向左下牵拉,沿肝总动脉前方及上缘分离,清扫 No. 8a 淋巴结。在肝总动脉根部深方,清扫腹腔干周围 No. 9 淋巴结。继续向左侧显露胃冠状静脉,结扎并切断胃冠状静脉,清扫胃左动脉周围 No. 7 淋巴结,裸化胃左动脉后将其结扎、切断。继续向左清扫脾动脉周围 No. 11p 淋巴结。清扫 No. 7、No. 8a、No. 9、No. 11p 淋巴结顺序不必拘泥,整体原则是从容易辨别的动脉以及容易清扫的淋巴结入手,按照从左到右或者从右向左清扫均可(图 5-3-33~ 图 5-3-40)。

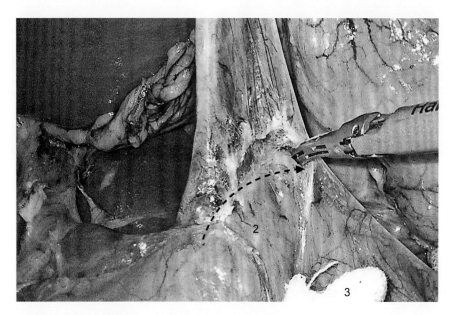

图 5-3-33 打开胃胰皱襞。助手左手将胃向上掀起并提起胃胰皱襞使之富有张力,主刀左手下压胰腺,露出胰腺上缘,助手右手可上提胰腺上缘组织,主刀用超声刀打开胰腺上缘被膜进而显露各个动脉

1. 上提的胃胰皱襞;2. 胰腺;3. 主刀左手持小方纱布下压胰腺,箭头示切开胰腺上缘方向

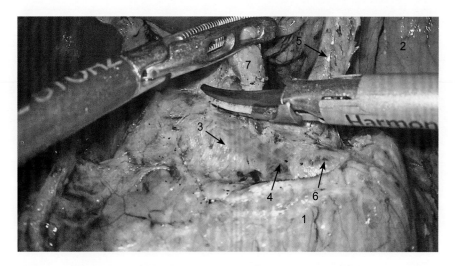

图 5-3-34 清扫 8a 淋巴结。助手左手向上掀起胃,右手向患者背侧及足侧轻压胰腺,主刀左手向上提起肝总动脉周围淋巴结组织,右手使用超声刀清扫 No. 8a 淋巴结。注意超声刀工作端向外远离血管

1. 胰腺;2. 向上掀起的胃;3. 肝总动脉;4. 胃冠状静脉;5. 胃左动脉;6. 脾动脉;7. 正在清扫的 No. 8a 淋巴结

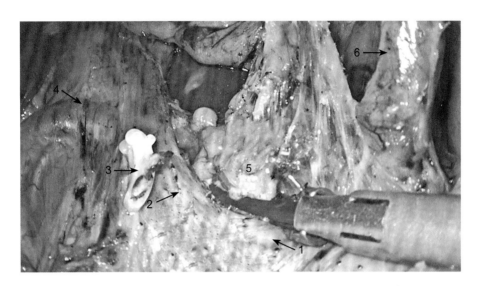

图 5-3-35　清扫 No.9 淋巴结。主刀左手持小方纱布将肝总动脉轻轻向下及向患者足侧牵拉，使用超声刀清扫肝总动脉深方腹腔干周围 No.9 淋巴结

　　1.肝总动脉；2.肝固有动脉；3.离断的胃右血管；4.肝动脉；5.正在清扫的 No.9 淋巴结；6.胃左动脉

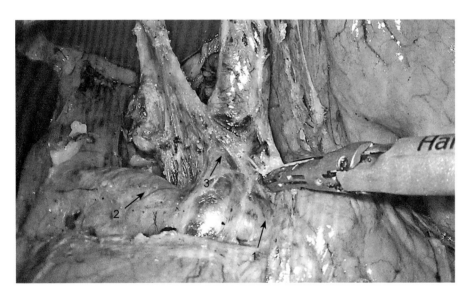

图 5-3-36　清扫 No.11p 淋巴结

1.脾动脉；2.肝总动脉；3.胃左动脉

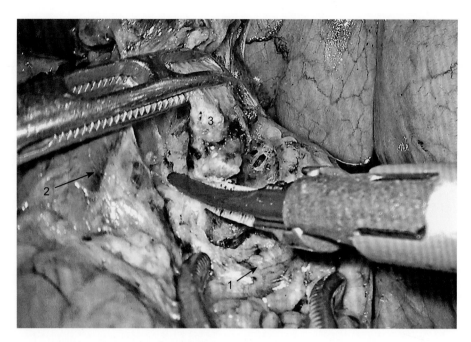

图 5-3-37　清扫 No. 11p 淋巴结。助手左手上提胃胰皱襞，右手将清扫的 No. 11p 淋巴结提起，主刀左手下压胰腺上缘及部分脾动脉，右手持超声刀清扫 No. 11p 淋巴结

1. 脾动脉；2. 冠状静脉；3. 正在清扫的 No. 11p 淋巴结

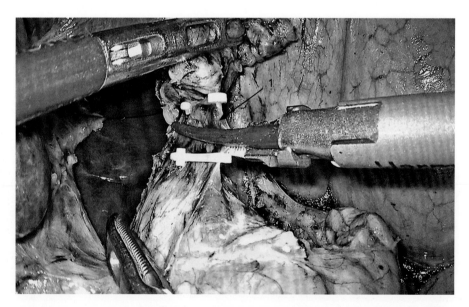

图 5-3-38　离断胃冠状静脉。助手左手上提胃胰皱襞，使胃冠状静脉呈竖直，术者用血管夹夹闭胃冠状静脉后离断该静脉

1. 血管夹夹闭的胃冠状静脉

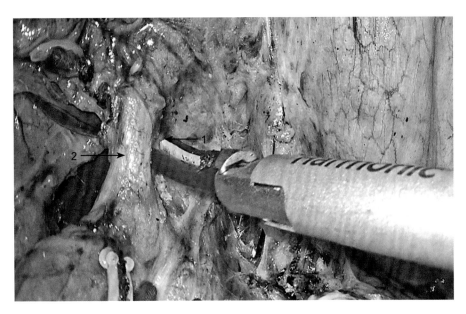

图 5-3-39　清扫 No.7 淋巴结。离断胃冠状静脉后，继续向后方清扫胃左动脉周围 No.7 淋巴结

1. 清扫的 No.7 淋巴结；2. 胃左动脉

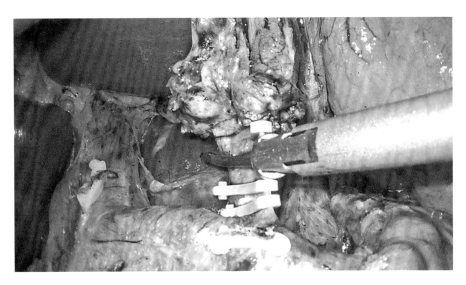

图 5-3-40　离断胃左动脉。清扫完 No.7 淋巴结后，胃左动脉脉络化，予以结扎切断，至此胰腺上缘处理清扫完成

7. 清扫第 1、3 组淋巴结

处理完胰腺上区后，沿胰腺上缘向患者头侧进入胃后间隙，此处为疏松结缔组织，一直向上游离至膈肌脚以清扫 No.1 淋巴结。保持胃上提状态，清扫小弯侧 No.3 淋巴结，若患者 BMI 较低，显露较容易，可在此术野清扫完 No.1、3 淋巴结。若患者显露困难，可在胃上提状态清扫部分 No.1、3 淋巴结后将胃放下，从前方继续清扫完成 No.1、3 淋巴结。至此胃游离及 D2 清扫完成（图 5-3-41、图 5-3-42）。

8. 离断胃体

距肿瘤上缘用 5 cm 线确定胃切缘，使用直线切割闭合器离断胃体，完成根治性远端胃切除（图 5-3-43）。

9. 重建

参考相关章节。

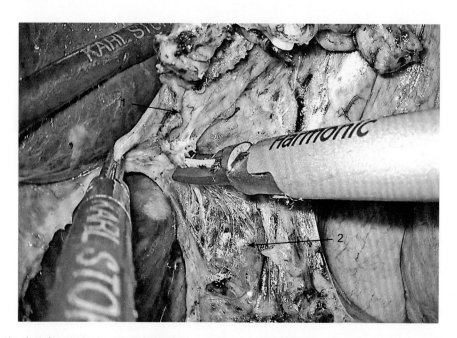

图 5-3-41　沿胃后间隙游离至膈肌脚。沿胃后间隙向上分离，至右侧膈肌脚，清扫贲门右侧 No.1 淋巴结
1. 清扫的 No.1 淋巴结；2. 右侧膈肌脚

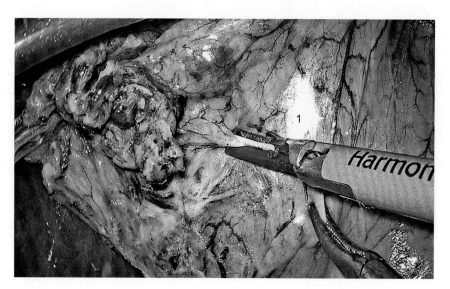

图 5-3-42　清扫 No.3 淋巴结。保持胃上提状态，从胃的背侧清扫 No.3 淋巴结
1. 胃小弯；2. 清扫的 No.3 淋巴结

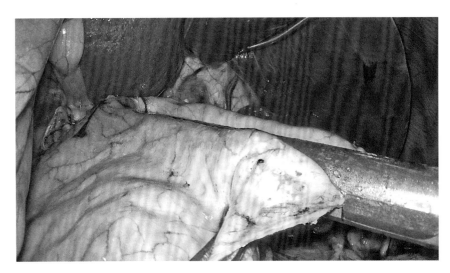

图 5-3-43　直线切割闭合器离断胃体

三、术后管理及并发症处理

术后管理参考开腹根治性远端胃切除术。

术后并发症大部分与开腹手术原则相同，与腹腔镜有关的并发症包括：

1. 穿刺相关并发症

建立气腹或 Trocar 穿刺入腹腔时，可能损伤腹腔内血管及肠管。穿刺时提起腹壁并注意穿刺深度，无法确定的情况下，可采用开放法置入第 1 个 Trocar。一旦发现损伤，应及时中转开腹，及时缝合、修补损伤血管或肠管。

2. Trocar 疝

好发于老年、腹壁薄弱患者。关闭 ＞10 mm 的 Trocar 孔时，应行全层缝合，不能仅缝合皮肤层，同时去除引起患者腹内压升高的因素。一旦发生 Trocar 疝，应手术修补腹壁缺损。

3. Trocar 孔胃癌播散转移

主要由于术者操作不当导致胃癌经 Trocar 孔转移至腹壁。预防措施主要是操作时遵守无瘤原则，取标本时标本袋需要关闭严密后再取出。

（苏　昊　步召德）

参考文献

[1] Japanese Gastric Cancer Association. Japanese gastric cancer treatment guidelines 2018 (5th edition). Gastric Cancer, 2021, 24(1): 1-21.

[2] Ajani J A, D'Amico T A, Bentrem D J, et al. Gastric Cancer, Version 2. 2022, NCCN Clinical Practice Guidelines in Oncology. J Natl Compr Canc Netw, 2022, 20(2), 167-192.

[3] 中华医学会外科学分会腹腔镜与内镜外科学组, 中国研究型医院学会机器人与腹腔镜外科专业委员会. 腹腔镜胃癌手术操作指南 (2016 版). 中华消化外科杂志, 2016, 15(9): 851-857.

[4] 中华医学会外科学分会胃肠外科学组, 中华医学会外科学分会腹腔镜与内镜外科学组, 中国抗癌协会胃癌专业委员会. 完全腹腔镜胃癌手术消化道重建专家共识及手术操作指南 (2018 版). 中国实用外科杂志, 2018, 38(8): 833-839.

[5] 张丛荣, 张志强, 朱安龙. 腹腔镜手术基本操作原则. 中国实用外科杂志, 2019, 39(4): 394-396.

[6] 李宁, 李国立. 胃癌外科治疗的历史与发展趋势. 中国肿瘤外科杂志, 2009, 1(2): 65-67.

[7] 李国新. 左侧站位更彰显团队配合及手术之美. 中华胃肠外科杂志, 2016, 19(8): 866-867.

[8] 中华医学会外科学分会胃肠外科学组 . 吲哚菁绿近红外光成像在腹腔镜胃癌根治术中应用中国专家共识 (2019 版). 中国实用外科杂志 , 2020, 40(2): 139-144.

[9] 中国研究型医院学会机器人与腹腔镜外科专业委员会 , 中国医师协会内镜医师分会腹腔镜外科专业委员会 , 中华医学会外科学分会腹腔镜与内镜外科学组 . 胃癌 4K 腹腔镜手术操作标准专家共识 (2020 版). 中华消化外科杂志 , 2020, 19(Z1): 1-10.

[10] 余佩武 . 腹腔镜胃癌手术学 . 北京 : 人民卫生出版社 , 2011.

[11] 潘凯 , 杨雪菲 . 腹腔镜胃肠外科手术学 . 2 版 . 北京 : 人民卫生出版社 , 2016.

[12] Seigo, Han-Kwang Yang. 腹腔镜胃癌切除术 : 标准手术操作和循证医学证据 . 李凛 , 李涛 , 梁美霞译 . 北京 : 人民军医出版社 , 2013.

第六章　根治性全胃和近端胃切除术

第一节　概　述

自 1881 年 Theodor Billroth 成功进行首例胃癌手术以来，手术治疗一直是胃癌的主要治疗方式，也是唯一能够治愈胃癌的方法。根治性全胃切除在很长时间内都被认为是胃癌的标准术式，随着对胃癌研究的不断深入，直接浸润、淋巴结转移、血行转移、腹膜播散的胃癌扩散主要途径逐渐揭示，胃癌手术范围亦经历了从缩小到扩大再到精准的过程。

1944 年日本的 Tajikani 提出胃癌的系统性淋巴结清除，并带领着日本胃癌研究会就胃癌淋巴结转移的规律与合理的清除范围进行了深入的研究，将胃癌的外科治疗带入了胃癌根治术阶段。经过几十年的探索，逐渐形成根治性全胃切除联合淋巴结清扫的胃癌治疗模式。随着淋巴结清扫的逐渐规范，胃癌根治术的 5 年生存率不断提高。日本学者则继续扩大手术范围力求更好的根治性。根治性全胃切除联合左上腹脏器切除术将胃癌外科治疗推向顶峰，手术彻底切除全部的网膜囊，包括肝左叶、脾脏、横结肠、胰体尾并进行所有第三站淋巴结清扫。然而在实际实施过程中，该术式范围过大，并发症较高，并且患者生存率并未较 D2 根治术有所改善，外科医生逐渐认识到胃癌是全身性疾病，手术效果并未与切除范围完全正相关，胃癌根治术进入了循证医学时代。

亚洲国家一直推崇 D2 根治术，2006 年 *Lancet Oncol* 报道了 D1 对比 D2 手术的随机对照研究，结果显示 D2 根治术带来生存获益；然而西方国家却认为 D2 根治术带来更高的并发症率并不改善生存。之后，荷兰的 DGCT 研究 15 年随访结果显示 D2 根治术局部复发率及肿瘤相关病死率低于 D1 手术，来自意大利及西班牙的研究均提示 D2 根治术不会增加围手术期风险，并可提高 5 年生存率。随着循证医学证据不断积累，目前 D2 根治术已成为胃癌手术标准术式。

随着技术不断进步，胃癌根治术已经进入精准外科时代。JCOG 1001 研究对比 cT3-T4a 局部进展期胃癌行网膜囊切除疗效，结果提示非网膜囊切除与网膜囊切除组患者 5 年生存无明显差异（76.7% *vs.* 76.9%），提示对于非 T4b 局部进展期胃癌，可不行网膜囊切除，进而减少手术时间，降低并发症率。此外，对于 T3 及以上局部进展期胃癌是否需常规切除大网膜，亦有非劣效性试验 JCOG 1711 进行探索。局部进展期胃癌行 D2 根治术，至少清扫 16 枚淋巴结，推荐清扫 30 枚以上淋巴结已是东亚胃癌根治术的共识。对于胃上部癌行根治性全胃切除联合脾门淋巴结清扫，根据 JCOG 0110 研究结论，对于无胃大弯侧肿瘤浸润的患者，无需进行脾切除及脾门淋巴结清扫；而原发肿瘤较大（超过 6 cm）、浸润胃大弯侧或胃大弯侧有明确淋巴结转移的患者，可联合脾切除或行保留脾的脾门淋巴结清扫。肠系膜上静脉根部淋巴结（No.14v）已不是 D2 根治术常规清扫范围，尽管其仍属于局部淋巴结。No.14v 淋巴结在局部进展期胃癌转移率为 5%~10%，对于 No.6 淋巴结转移患者或分期偏晚的胃下部癌患者，No.14v 淋巴结清扫可改善预后因而推荐清扫。胰头后淋巴结（No.13）转移往往被认为是远处转移，但对于十二指肠浸润的胃下部癌，No.13 淋巴结可被视为局部转移，需进行清扫。对于腹主动脉旁淋巴结（No.16）清扫争议由来已久，JCOG 9501 试验否认了局部进展期胃癌进行预防性腹主动脉旁淋巴结清扫的价值，然而对于 No.16 淋巴结转移为单一Ⅳ期因素的患者，经系统治疗后，行根治性手术联合腹主动脉旁淋巴结清扫，或可改善这部分患者的生存率。胃食管结合部癌淋巴结转移主要集中在腹腔，然而随着食管浸润长度的增加，其纵隔淋巴结转移比例相应增加。当食管浸润小于 2 cm 时，无须清扫 No. 110 淋巴结；当食管浸润 2~4 cm 时，需清扫 No. 110 淋巴结；当食管浸润超过 4 cm 时，需清扫上、中纵隔淋巴结。腹腔镜微创技术具备视野更清晰、解剖更精细的特点，较传统开腹手术更加精细精准。对于局部进展期胃癌行腹腔镜根治性全胃切除及新辅助化疗后局部进展期胃癌腹腔镜手术，有

CLASS-02、KLASS-06、KLASS-08 等研究进行探索。

目前按照 Siewert 分型，Siewert Ⅱ 及 Ⅲ 型胃食管结合部癌需按照胃癌行胃癌根治术及 D2 淋巴结清扫。本章将重点介绍开腹根治性全胃切除及 D2 淋巴结清扫。根治性近端胃切除和全胃切除术在胃上部处理方面完全一致，将在本章最后加以阐释。

第二节　解剖要点

一、根治性全胃切除术三站淋巴结分布

根治性全胃切除术三站淋巴结分布见表 6-2-1。

第一站：No. 1、2、3、4sa、4sb、4d、5、6、7；

第二站：No. 8a、9、10、11d、11p、12a、14v；

第三站：No. 8b、12b、12p、13、19、20。

根据最新版的《日本胃癌治疗指南（第 6 版）》，按照胃切除范围进行淋巴结分站。对于根治性全胃切除术，D1 淋巴结清扫应包括 No. 1~7 组淋巴结；D1+ 淋巴结清扫应包括上述 D1 清扫范围以及 No. 8a、9、11p 组淋巴结；D2 淋巴结清扫应包括上

表 6-2-1　根治性全胃切除术三站淋巴结分布

淋巴结组别	肿瘤位置						淋巴结组别	肿瘤位置					
	LMU MUL MLU UML	LD L	LM M ML	MU UM	U	E+		LMU MUL MLU UML	LD L	LM M ML	MU UM	U	E+
No. 1	1	2	1	1	1		No. 12p	3	3	3	3	3	
No. 2	1	M	3	1	1		No. 13	3	3	3	M	M	
No. 3	1	1	1	1	1		No. 14v	2	2	3	3	M	
No. 4sa	1	M	3	1	1		No. 14a	M	M	M	M	M	
No. 4sb	1	3	1	1	1		No. 15	M	M	M	M	M	
No. 4d	1	1	1	1	2		No. 16a1	M	M	M	M	M	
No. 5	1	1	1	1	1		No. 16a2	3	3	3	3	3	
No. 6	1	1	1	1	3		No. 16b1	3	3	3	3	3	
No. 7	2	2	2	2	2		No. 16b2	M	M	M	M	M	
No. 8a	2	2	2	2	2		No. 17	M	M	M	M	M	
No. 8b	3	3	3	3	3		No. 18	M	M	M	M	M	
No. 9	2	2	2	2	2		No. 19	3	3	3	3	3	2
No. 10	2	M	3	2	2		No. 20	3	3	3	3	3	1
No. 11p	2	2	2	2	2		No. 110	M	M	M	M	M	3
No. 11d	2	M	3	2	2		No. 111	M	M	M	M	M	3
No. 12a	2	2	2	2	3		No. 112	M	M	M	M	M	3
No. 12b	3	3	3	3	3								

述 D1 清扫范围以及 No.8a、9、11p、11d、12a 组淋巴结；若肿瘤侵及食管则应清扫上述 D2 清扫范围以及 No.19、20、110 组淋巴结。

二、基于D2淋巴结清扫术的胃周韧带、动静脉、淋巴结及神经分布

No.2 淋巴结清扫：No.2 淋巴结又称为贲门左淋巴结，沿左膈下动脉贲门食管支分布。左膈下动脉分布于前侧胃膈韧带。胃膈韧带是腹膜皱襞组织，前侧主要位于贲门和胃底，后侧主要位于胃体后壁。前侧胃膈韧带是贲门部及近贲门部的胃底与膈肌相连部分。手术中应注意其间的 No.2 淋巴结。后侧胃膈韧带为胃体后壁与膈肌相连部分，其间有胃后血管走行（图 6-2-1）。

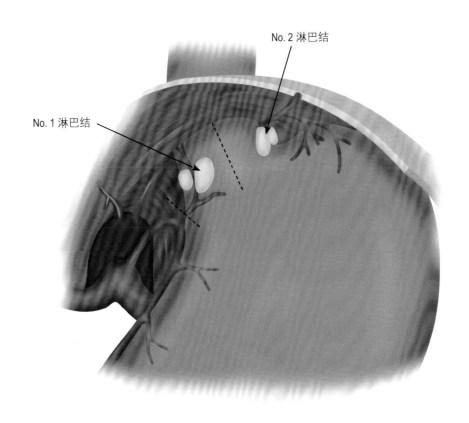

图 6-2-1　No 2.淋巴结

No.4sa 淋巴结清扫：No.4sa 淋巴结又称为胃短动脉淋巴结，沿胃短动脉分布。胃短动脉发自脾动脉，处于胃脾韧带内，分布于胃底部的外侧（图 6-2-2、图 6-2-3）。在全胃切除时，要靠近胃侧结扎，切断胃短动脉时防止损伤脾脏。

No.1 淋巴结（贲门右淋巴结）、No.3 淋巴结（胃小弯淋巴结）、No.4sb 和 No.4d 淋巴结（胃大弯淋巴结）、No.5 淋巴结（幽门上淋巴结）、No.6 淋巴结（幽门下淋巴结）、No.7 淋巴结（胃左动脉淋巴结）、No.8a 淋巴结（肝总动脉前上部淋巴结）、No.9 淋巴结（腹腔动脉周围淋巴结）、No.11p 淋巴结（脾动脉近端淋巴结）和 No.12a 淋巴结（肝十二指肠韧带内肝动脉淋巴结）清扫过程中需要注意的解剖结构和要点详见第四章根治性远端胃切除术相关内容。

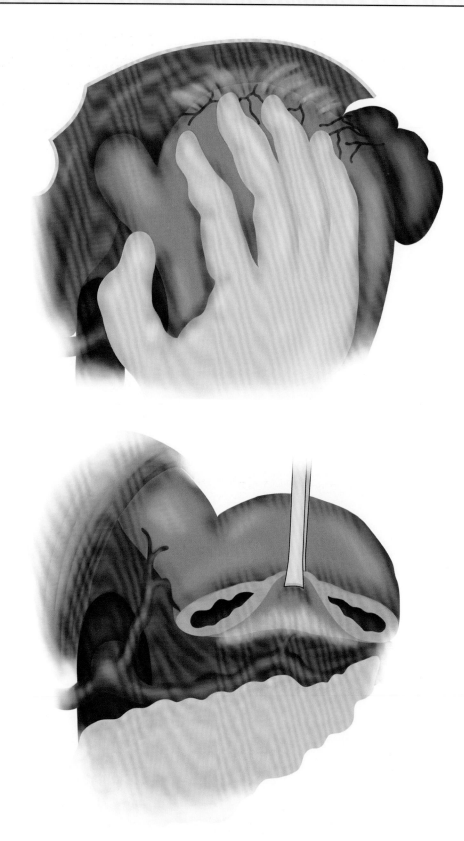

图 6-2-2　胃膈韧带

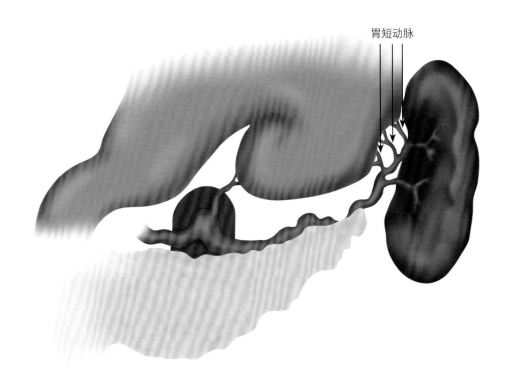

图 6-2-3　胃短动脉

第三节　根治性全胃切除手术适应证、禁忌证及术前准备

一、适应证

早期胃癌同时合并胃内多发癌灶或弥漫性分布；复发性胃癌或残胃癌；肿瘤未突破 EGJ 的 UM、M、MU、UML、MUL、MLU 区的进展期胃癌。

二、禁忌证

参见第四章根治性远端胃切除术相关内容。

三、术前评估与准备

根治性全胃切除术术前评估重点之一是经腹行根治性全胃切除时，能否保证食管切缘阴性。通常需要通过胃镜检查明确齿状线受累情况，行腹盆增强 CT 明确肿瘤浸润最高位置，必要时结合上消化道钡餐检查明确食管受累情况。若有开胸手术的风险，则需进一步评估患者心肺耐受性。其余术前准备同第四章根治性远端胃切除术相关内容。

开腹根治性全
胃切除术联合
脾切除术

第四节　根治性全胃切除规范化手术操作

一、概述

　　根治性全胃切除，应连同大网膜和小网膜囊一并完整切除。建议近侧食管切缘距离病变至少 3 cm，远侧切缘距离幽门至少 2~3 cm，近侧切线位于食管，而远侧切断线位于十二指肠。若不能保证食管切缘距离，需行术中食管切缘快速冰冻病理学检查确认食管切缘阴性。

二、胃下部的处理

　　麻醉、体位、切口及腹腔探查均与远端胃切除相同。行全胃切除时，远端胃的处理以及淋巴结清扫过程与远端胃切除相同，以下重点阐述根治性全胃切除术中增加部分。

三、胃脾韧带的处理

　　切开胃结肠韧带，进入网膜囊，向左继续打开胃结肠韧带至脾下极，显露并游离胃网膜左动、静脉并结扎离断。该过程同根治性远端胃切除术，在此不再赘述。离断胃网膜左动脉后，继续使用超声刀向上切断胃脾韧带并离断其中的 3~5 支胃短动脉，完成 No. 4sa 淋巴结清扫。在离断胃脾韧带时，理论上超声刀可闭合胃短血管不会出血，保险起见，亦可先结扎遇到的血管，再使用超声刀离断。胃短动脉最后 1~2 支位置较高，且空间狭窄（尤以肥胖患者更为明显），此时从下方操作往往对脾上极造成较大张力，也可待胃向上掀起后再离断（图 6-4-1~图 6-4-5）。

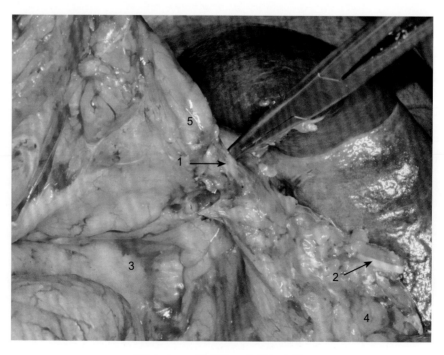

图 6-4-1　游离第 1 支胃短血管

1. 第 1 支胃短血管；2. 离断的胃网膜左血管；3. 胃体大弯侧；4. 胰尾；5. No. 4sa 淋巴结

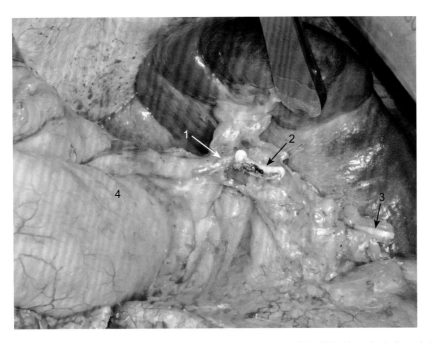

图6-4-2　游离第2支胃短血管。术者左手将胃体向右侧轻轻牵拉，使胃脾韧带保持一定张力，牵拉力度切忌过大以免造成胃短血管撕裂或脾被膜撕裂。将胃脾韧带放置于示指及中指之间，方便该部位的显露

1.第2支胃短血管；2.第1支胃短血管断端；3.离断的胃网膜左血管；4.胃体大弯侧

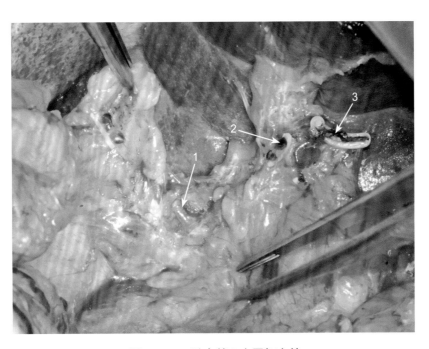

图6-4-3　游离第3支胃短血管

1.第3支胃短血管；2.第2支胃短血管断端；3.第1支胃短血管断端

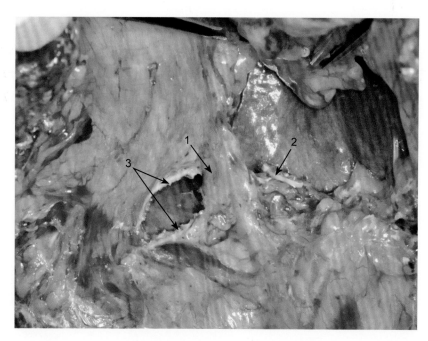

图 6-4-4　游离第 4 支胃短血管。此时，已完成胃下部相关操作，胃可向上掀起，从而更好地显露较高的胃脾韧带及相应的胃短血管

1.游离的第 4 支胃短血管；2.胃短血管断端；3.切开的胃脾韧带

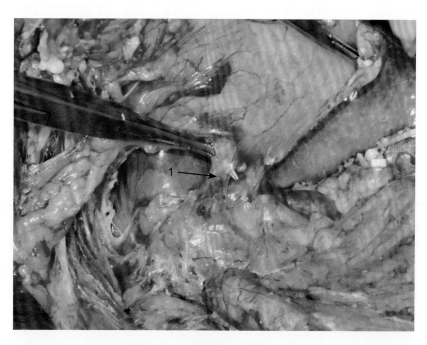

图 6-4-5　游离第 5 支胃短血管

1.第 5 支胃短血管

四、清扫No. 11d淋巴结

若是术前拟行全胃切除术，行 No. 11p 淋巴结清扫后可以顺势沿着脾动脉远端清扫 No. 11d 淋巴结。《日本胃癌治疗指南（第 6 版）》不建议行预防性脾切除和 No. 10 淋巴结清扫。如果癌灶位于胃大弯侧且存在 No. 4sb 或 No. 11d 淋巴结转移，可以考虑全胃切除术联合脾切除 +No. 10 淋巴结清扫。对于食管胃结合部癌，尤其是 Siewert Ⅱ 型，淋巴结清扫范围尚存在争议，目前的指南推荐，根据肿瘤部位及食管受侵犯程度选择是否追加 No. 19、20、110、111 组淋巴结的清扫（图 6-4-6、图 6-4-7）。

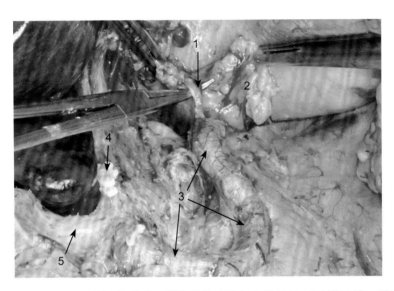

图 6-4-6　清扫 No. 11d 淋巴结。No. 11p 清扫完成后可顺势沿脾动脉向左清扫 No. 11d 淋巴结，手法同清扫 No. 11p 淋巴结。助手将胰腺轻轻下压显露脾动脉，主刀将 No. 11d 淋巴结提起，使用超声刀沿血管前面清扫淋巴结

1. 胃后动脉（No. 11p 淋巴结与 No. 11d 淋巴结分界）；2. 正在清扫的 No. 11d 淋巴结；3. 脾动脉；4. 胃左动脉断端；5. 肝总动脉

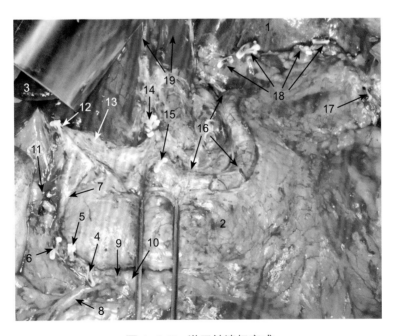

图 6-4-7　淋巴结清扫完成

1. 脾脏；2. 胰腺；3. 肝脏（向上拉起）；4. 胃网膜右静脉断端；5. 胃网膜右动脉断端；6. 幽门下血管断端；7. 胃十二指肠动脉；8. 副右结肠静脉；9. 胃结肠静脉干（Henle 干）10. 肠系膜上静脉；11. 十二指肠残端（已包埋）；12. 胃右血管断端；13. 肝总动脉；14. 胃左动脉断端；15. 胃冠状静脉（胃左静脉）断端；16. 脾动脉；17. 胃网膜左血管断端；18. 胃短血管断端；19. 左、右膈肌脚

五、胃食管结合部及食管下段的处理

1. 打开食管裂孔

清扫完毕 No.1 淋巴结后继续向上分离食管，切开食管前方腹膜，顺势扩大食管裂孔，以示指经腹侧食管裂孔进入胸腔，探查食管下段、膈上及后纵隔淋巴结是否存在转移可能。若触及可疑淋巴结，应一并切除（图 6-4-8、图 6-4-9）。

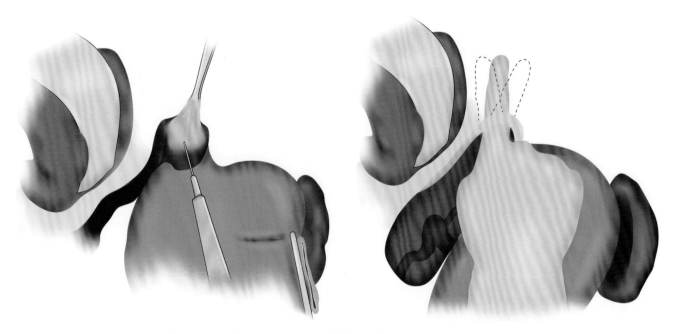

图 6-4-8　扩大食管裂孔，探查淋巴结

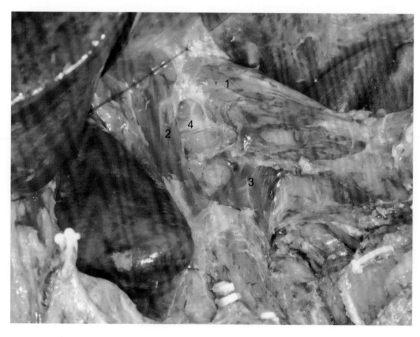

图 6-4-9　打开食管裂孔
1.食管；2.右侧膈肌脚；3.左侧膈肌脚；4.打开的食管裂孔

2. 切断迷走神经及食管

向前下牵拉胃食管结合部，从而使胸段食管处于紧张状态。然后仔细解剖食管周围的被膜，游离出足够长度的食管以满足后续吻合。游离食管时需小心谨慎，避免损伤肌层增加后续吻合的难度。于

食管右侧可触及迷走神经前干，分离并切断，随即切断后干。最后在距病灶上缘 3 cm 处离断食管（图 6-4-10～图 6-4-15）。病灶位置较高时，为避免开胸，可缩小切缘距离至 2 cm，但必须将食管断端送检快速冰冻病理学检查，结果为阴性方可进行吻合重建。

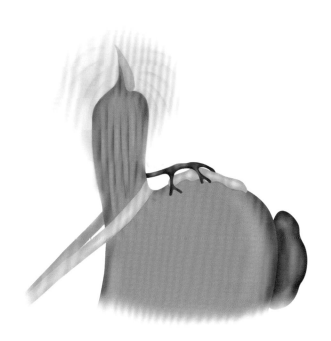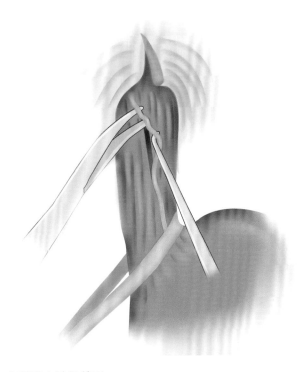

图 6-4-10 牵拉食管，离断迷走神经前干

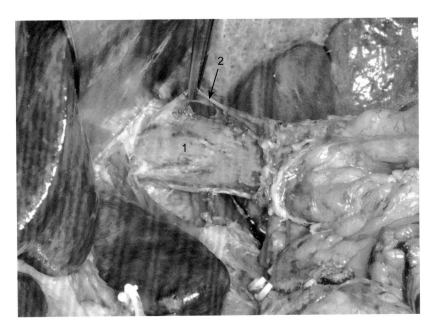

图 6-4-11 游离迷走神经前干

1.腹段食管；2.迷走神经前干

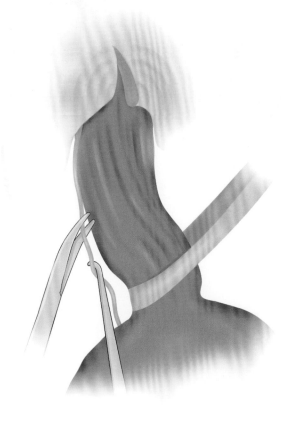

图 6-4-12　游离迷走神经后干示意图

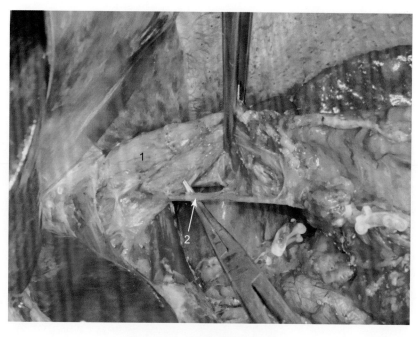

图 6-4-13　游离迷走神经后干
1. 腹段食管；2. 迷走神经后干

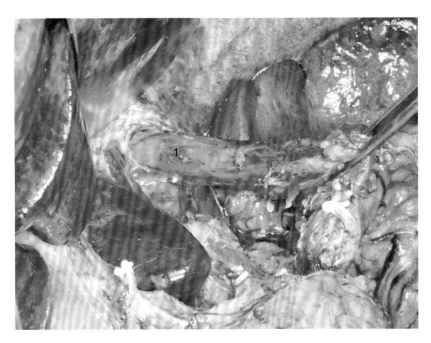

图 6-4-14　食管下段游离完毕

1. 游离完毕的食管下段，待离断

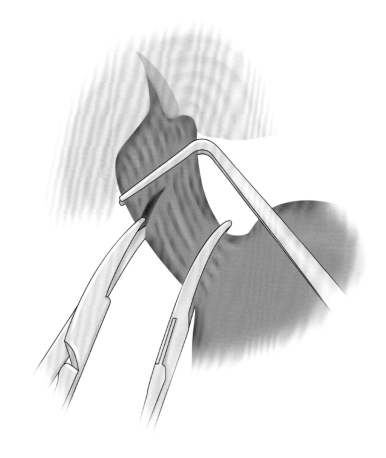

图 6-4-15　离断食管

六、消化道重建

主要采用 Roux-en-Y 法重建消化道，可参见消化道重建相关章节。

七、术后处理

参见根治性远端胃切除术章节。

第五节　根治性近端胃切除规范化手术操作

开腹根治性近端胃切除术

一、适应证

U 区的早期癌，Borrmann 1、2 型，cT2 以下；对于 cT2-cT4 的 U 区胃癌，也可考虑近端胃切除术。另外，目前针对胃食管结合部癌的手术方式尚存争议。若肿瘤中心位于 EGJ 上下 2 cm 以内，且肿瘤直径小于 4 cm，可考虑行根治性近端胃切除术，必要时可同时联合下段食管切除术。

二、术前评估及准备

参见根治性远端胃切除术章节。

三、规范化手术步骤

麻醉、体位、手术切口、腹腔探查等参考全胃切除术和远端胃切除术。本部分重点介绍根治性近端胃切除术特殊要点。

淋巴结清扫范围：对于近端胃癌，根治性近端胃切除术淋巴结清扫范围包括 No. 1、2、3a、4sb、4sa、7、8a、9、11p 淋巴结；若侵犯食管，追加 No. 110 淋巴结清扫。对于 cT1 胃食管结合部癌，推荐清扫 No. 1、2、3、7、9、19、20 淋巴结。对于 cT2-4 胃食管结合部癌，推荐清扫 No. 1、2、3、7、8a、9、11p、11d、19、20 淋巴结。肿瘤中心如果位于 EGJ 以上，建议追加下纵隔淋巴结清扫。

手术入路选择：若肿瘤侵犯食管长度小于 3 cm，建议开腹经膈肌行近端胃切除手术；若肿瘤侵犯食管长度大于 3 cm，建议开胸手术。必要时胸腹联合手术。

手术遵循的切除和淋巴结清扫顺序与全胃切除术和远端胃切除术基本一致，先处理胃大弯，后处理胃小弯，先处理远端胃，后处理贲门食管部。对于胃底癌，先分离大网膜，清扫 No. 4sb、4sa 淋巴结，然后清扫 No. 7、8a、9、11p 淋巴结，依次清扫 No. 1、2、3 淋巴结。对于胃食管结合部癌，完成以上淋巴结清扫后，追加 No. 19、20 淋巴结清扫，扩大食管裂孔，裸化食管下段，最后清扫 No. 110 淋巴结，关闭膈肌。

消化道重建可参见消化道重建章节。

（张一楠　吴晓江）

参考文献

[1] Japanese Gastric Cancer Association. Japanese gastric cancer treatment guidelines 2018 (5th edition). Gastric Cancer, 2021, 24(1): 1-21.

[2] Ajani J A, D'Amico T A, Bentrem DJ, et al. Gastric Cancer, Version 2. 2022, NCCN Clinical Practice Guidelines in Oncology. J Natl Compr Canc Netw, 2022, 20(2), 167-192.

[3] 国家卫生健康委员会. 胃癌诊疗规范 (2018 年版). 中华消化病与影像杂志 (电子版), 2019, 9(3): 118-144.

[4] 李宁, 李国立. 胃癌外科治疗的历史与发展趋势. 中国肿瘤外科杂志, 2009, 1(2): 65-67.

[5] 中华医学会外科学分会, 中华医学会麻醉学分会. 加速康复外科中国专家共识及路径管理指南 (2018 版). 中国实用外科杂志, 2018, 38(1): 1-20.

[6] 中国抗癌协会胃癌专业委员会, 中华医学会肿瘤学分会胃肠学组, 中国医师协会外科医师分会肿瘤外科医师委员会. 胃癌根治术标本规范淋巴结送检及操作中国专家共识 (2019 版). 中国实用外科杂志, 2019, 39(9): 881-889.

[7] 莜原尚, 水野惠文, 牧野尚彦. 图解外科手术——从膜的解剖解读术式要点. 沈阳: 辽宁科学技术出版社, 2013.

[8] 崔慧先, 李瑞锡. 局部解剖学. 9 版. 北京: 人民卫生出版社, 2018.

[9] 王舒宝, 夏志平. 胃癌手术与技巧. 沈阳: 辽宁科学技术

出版社, 2008.

[10] 余佩武. 腹腔镜胃癌手术学. 北京: 人民卫生出版社, 2011.

[11] 潘凯, 杨雪菲. 腹腔镜胃肠外科手术学. 2 版. 北京: 人民卫生出版社, 2016.

[12] Seigo, Han-Kwang Yang. 腹腔镜胃癌切除术: 标准手术操作和循证医学证据. 李凛, 李涛, 梁美霞译. 北京: 人民军医出版社, 2013.

第七章 远端胃切除术后消化道重建

第一节 概 述

目前远端胃切除术后消化道重建最常用的吻合方式主要包括 Billroth Ⅰ 式、Billroth Ⅱ 式、Roux-en-Y 吻合和 Uncut Roux-en-Y 吻合。吻合方式的选择应该遵循个体化原则，考量肿瘤的位置、直径、分期等。基于外科医师的习惯，保证吻合部位血运良好、无张力；同时尽量减少吻合口数量，尽可能利用生理通道，减少并发症，顾及术后内镜检查。

（1）Billroth Ⅰ 式吻合是指远端胃切除术后残胃与十二指肠进行吻合，该吻合方式的特点是操作相对简单，保留了十二指肠通路，吻合后的胃肠道功能更接近生理状态，并发症较少。

（2）Billroth Ⅱ 式吻合是指远端胃切除术后关闭十二指肠残端，行胃空肠吻合，该吻合方式种类较多，包括结肠前吻合和结肠后吻合、输入袢对大弯侧及小弯侧吻合。该吻合方式并发症较多，包括十二指肠残端漏、输入袢和输出袢梗阻、倾倒综合

征等。近年来有学者提出在 Billroth Ⅱ 式吻合基础上进行 Braun 吻合（输入袢和输出袢空肠侧侧吻合），从而降低了输入袢综合征以及十二指肠残端漏的发生率。目前 Billroth Ⅱ 式联合 Braun 吻合在国内应用广泛。

（3）Roux-en-Y 吻合是指行根治性远端胃切除术后，在距离 Treitz 韧带 20~25 cm 处横断空肠，残胃与远端空肠进行吻合，然后在距离吻合口远端 25~30 cm 处行空肠端侧吻合。Roux-en-Y 吻合操作复杂，吻合口漏和反流性食管炎的发生率降低。

（4）Uncut Roux-en-Y 吻合是指在距离 Treitz 韧带 20~25 cm 处行残胃空肠吻合，然后在距离吻合口近端 3 cm 处阻断空肠输入袢，但不离断空肠，最后行吻合口近端空肠和远端空肠的侧侧吻合。该吻合方式在保留了 Roux-en-Y 吻合方式优点的同时，也降低了 Roux 潴留综合征的发生率。

第二节 Billroth Ⅰ 式吻合

一、概述

Billroth Ⅰ 式吻合是应用最早的胃切除术后重建方式，由 Theodor Billroth 首先发明采用，以后就将这种吻合称为 Billroth Ⅰ 式吻合——残胃与十二指肠吻合。此吻合方式操作简便，符合生理特点，保留十二指肠通路，并发症少。吻合方法包括经典的手工缝合以及器械吻合，目前基本采用器械吻合。

二、适应证

肿瘤位于远端胃且肿瘤较小，不累及幽门、十二指肠及胰头，且没有幽门下肿大淋巴结。原则就是保证切除之后的残胃与十二指肠能够进行吻合。

三、吻合步骤

（一）手工缝合

1. 紧贴幽门环的远端放置十二指肠钳，根据肿

瘤的位置和侵犯十二指肠的程度确定切断十二指肠的位置。充分游离十二指肠球部，确定切线，确保十二指肠残端长度，于预定切线远端 1~2 cm 放置一把肠钳，然后离断十二指肠（图 7-2-1）。离断后消毒断端。

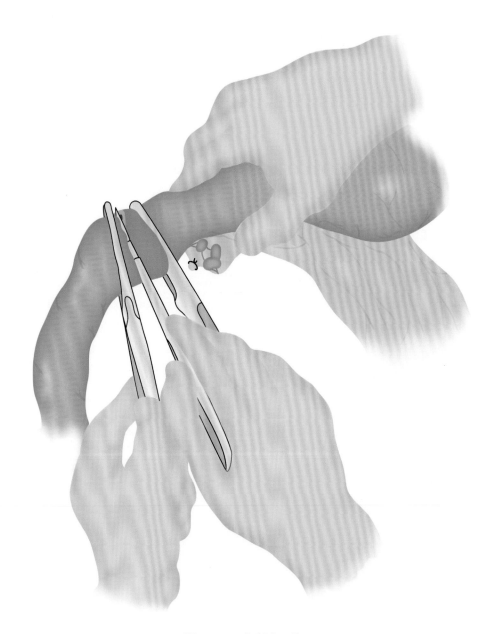

图 7-2-1 离断十二指肠

2．胃离断后，在胃断端处放置肠钳，使其与断端成锐角，并调整其位置使其与十二指肠口径匹配，避免出现胃开口过大导致胃十二指肠吻合不良，增加吻合口漏的风险。

3．于残胃肠钳近端放置一把胃钳，沿着夹闭的肠钳方向将远端胃组织切除，然后将肠钳松开（图7-2-2）。

4．开始吻合操作（图7-2-3）。

5．吻合步骤见图7-2-4。

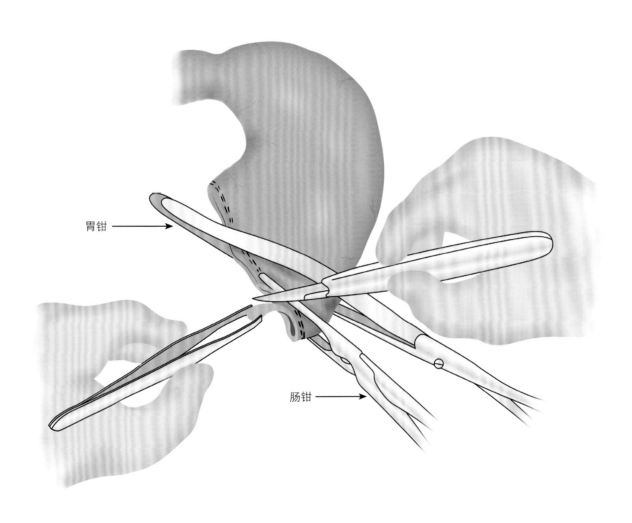

胃钳

肠钳

图 7-2-2　胃断端开口

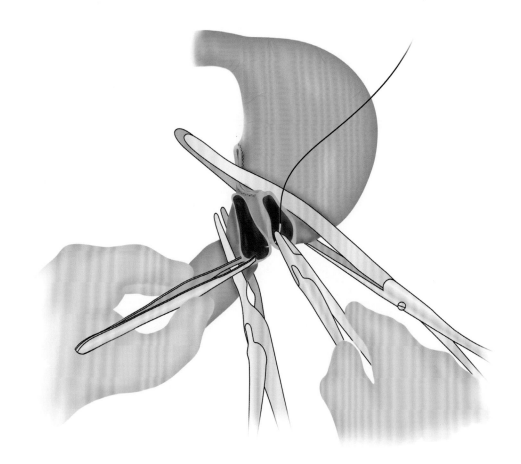

图 7-2-3　开始吻合操作

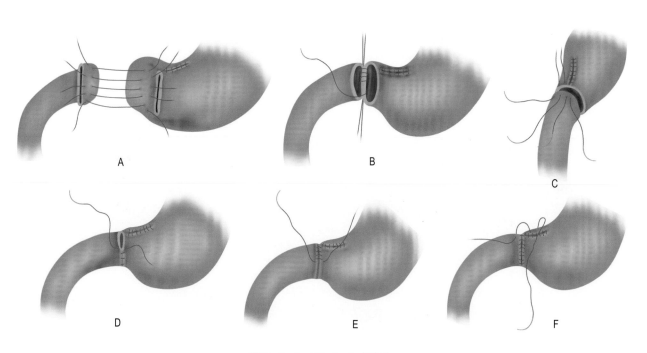

图 7-2-4　Billroth Ⅰ式吻合

手工吻合步骤：A. 胃与十二指肠后壁浆肌层 Lembert 缝合（垂直褥式内翻缝合）；B. 胃与十二指肠后壁全层 Albert 缝合（内 - 外 - 外 - 内缝合）；C. 残胃缝合部分与十二指肠缝合；D. 胃与十二指肠前壁全层缝合；E. 胃与十二指肠前壁浆肌层缝合；F. Jammer Ecke 缝合

（二）器械吻合

1. 充分游离十二指肠后，在拟离断十二指肠

远端放置荷包钳，穿入荷包线，切断十二指肠后开放残端，置入钉砧头固定，收紧荷包线并打结（图 7-2-5～图7-2-9）。

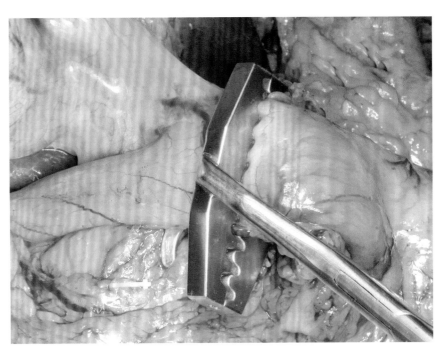

图 7-2-5 在十二指肠远端放置荷包钳

充分游离十二指肠后，在拟离断十二指肠远端放置荷包钳

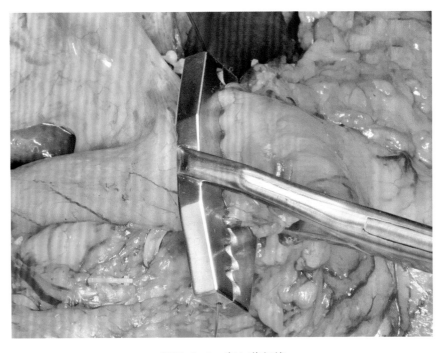

图 7-2-6 穿入荷包线

置入荷包钳后，将荷包针穿入荷包钳两孔中，切勿将荷包线误穿入同一孔中

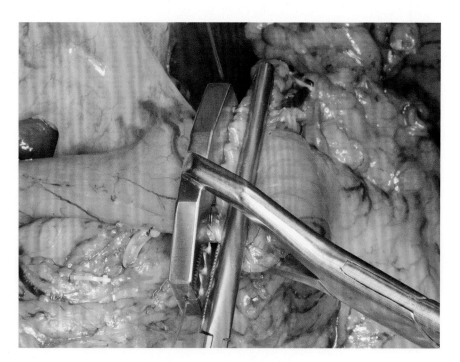

图 7-2-7　置入 Kocher 钳

于荷包钳近端置入 Kocher 钳，夹闭十二指肠近端，准备离断十二指肠

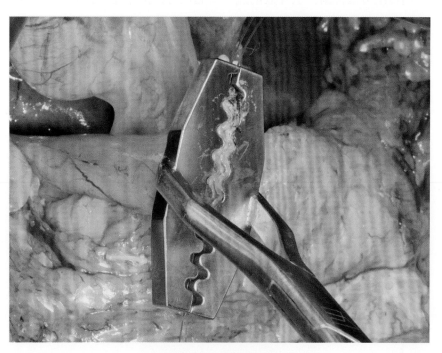

图 7-2-8　离断十二指肠

用手术刀或电刀离断十二指肠，残端消毒

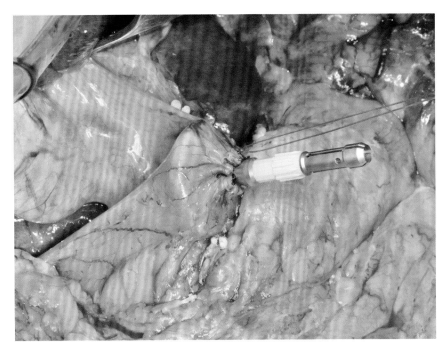

图 7-2-9　十二指肠残端置入钉砧头

用镊子使十二指肠残端张开，术者顺势将圆形吻合器钉砧头置入十二指肠残端，收紧荷包线并打结；十二指肠血供丰富，完成荷包后若有出血，酌情离断部分十二指肠周围供血小血管，以防吻合后出血

2. 离断胃体，用直线切割闭合器离断部分胃体。剩余 4 cm 左右胃体采用传统方法离断。从开放的残胃侧插入圆形吻合器，后壁近大弯侧刺出，与十二指肠钉砧头连接并击发（图 7-2-10～图 7-2-17）。

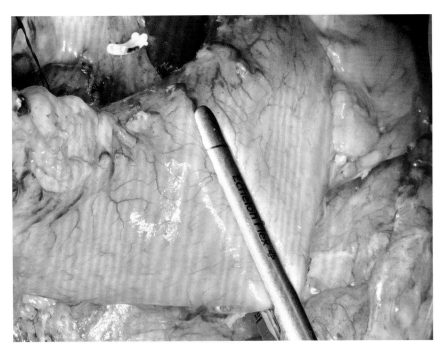

图 7-2-10　离断部分胃体

距肿瘤上端 5 cm 处，从胃大弯侧用直线切割闭合器离断部分胃体

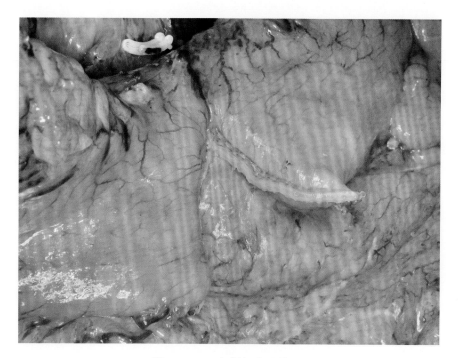

图 7-2-11　离断部分胃体后

自胃大弯使用直线切割闭合器离断部分胃体后，保留小弯侧 4 cm 胃体不离断，备圆形吻合器插入用

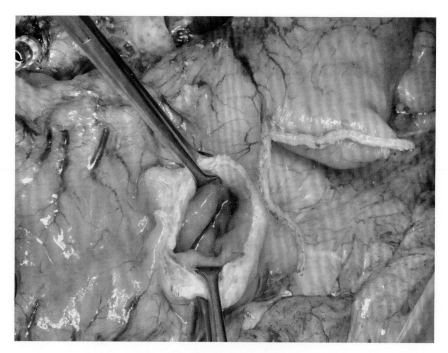

图 7-2-12　拟切除胃体开口

拟切除部分的远端胃体切开 3 cm 左右，以备插入圆形吻合器

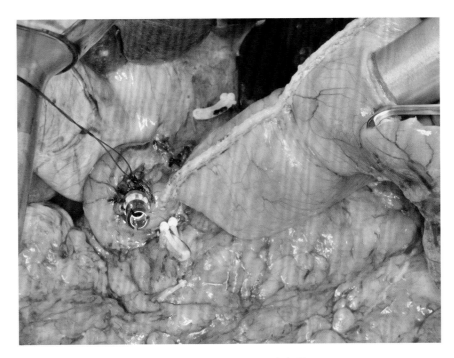

图 7-2-13 插入圆形吻合器

自上述开口处插入圆形吻合器，向上通过未完全离断的胃进入近端胃体

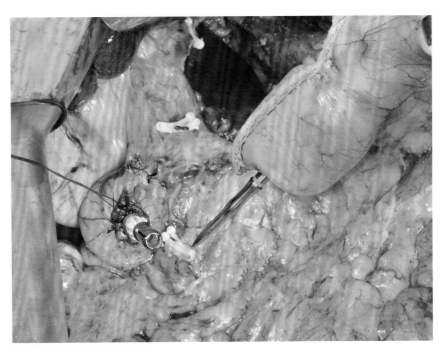

图 7-2-14 残胃后壁刺出钉针

拟吻合部位为近端胃体后壁，旋出圆形吻合器钉针

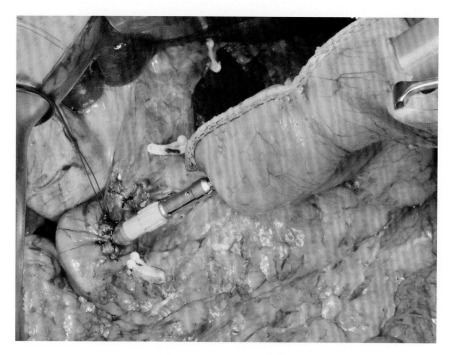

图 7-2-15　吻合器对接

将圆形吻合器钉针与钉砧头对接，此时可听到"咔嗒"声响，证明对接良好

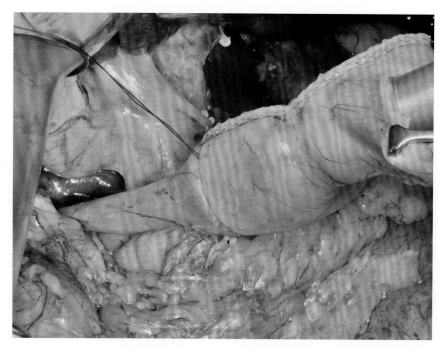

图 7-2-16　收紧吻合器完成吻合

将圆形吻合器与十二指肠残端钉砧头对接后，旋紧吻合器至刻度线，检查吻合口有无多余组织夹入。检查无误后压榨 15 秒后击发吻合器，完成残胃十二指肠吻合，旋松吻合器后撤出

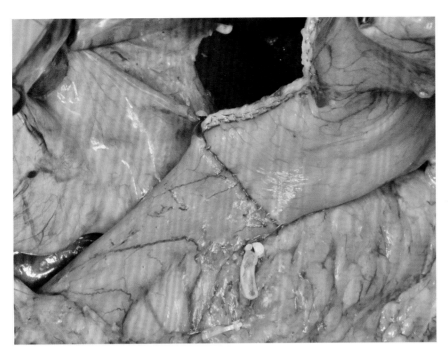

图 7-2-17 胃十二指肠吻合口

3．其后以直线切割闭合器切除远端胃，断端用 3-0 可吸收线间断缝合浆膜层（图 7-2-18～图 7-2-20）。

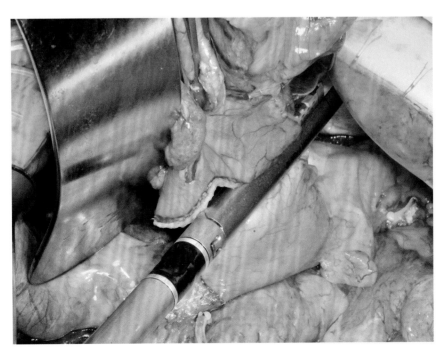

图 7-2-18 离断胃体

利用直线切割闭合器离断远端胃体，插入圆形吻合器的胃体开口在移除的标本上

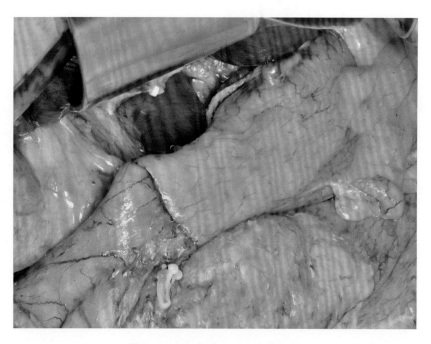

图 7-2-19　完成 Billroth I 式吻合

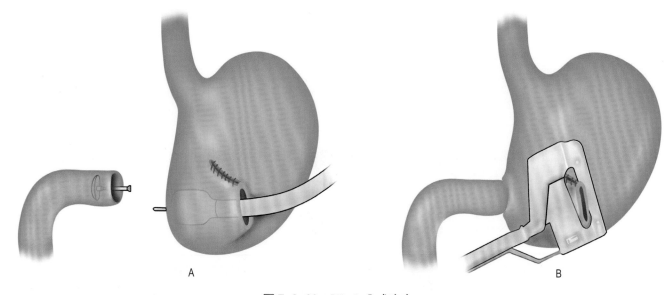

图 7-2-20　Billroth I 式吻合

器械吻合：A.圆形吻合器完成残胃十二指肠吻合；B.直线切割闭合器关闭残胃开口。该方法残胃有闭合线，前述方法为该方法的改良版

（三）腹腔镜下Billroth I 式吻合

　　全腹腔镜下 Billroth I 式吻合可以借助直线切割闭合器，完成残胃和十二指肠后壁的功能性端端吻合，又称为三角吻合。

　　采用直线切割闭合器分别离断十二指肠和胃，将标本取出后判断切缘是否安全。切缘送术中快速冰冻病理学检查，证实切缘阴性后，分别在胃大弯残端和十二指肠后壁切开一个小口，口径以能伸入闭合器的臂为宜；然后将直线切割闭合器的两个臂分别伸入前面打开的两个口内，切割闭合完成胃与十二指肠吻合；最后用直线切割闭合器将共同开口关闭，完成全部吻合过程（图 7-2-21）。

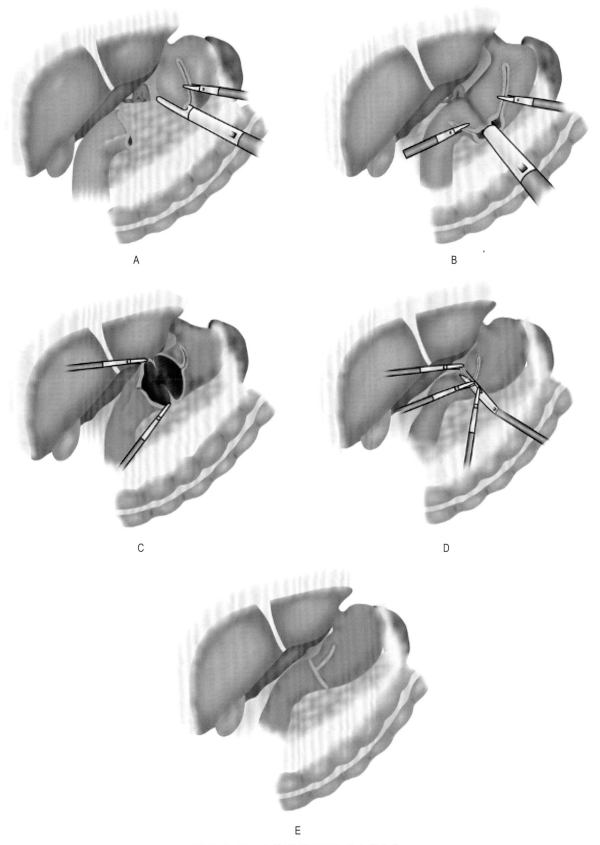

图 7-2-21　全腹腔镜下 Billroth I 式吻合

A.离断远端胃，并在残胃大弯侧及十二指肠后壁开口；B.残胃与十二指肠后壁功能性端端吻合；C.检查共同开口；D.关闭共同开口；E.吻合口外观

进行腹腔镜下 Billroth Ⅰ式吻合时需要注意以下几个问题：

（1）由于腹腔镜手术缺乏外科医师对于肿瘤位置的触感，对于早期胃癌，无法准确判断肿瘤位置，因此建议术中胃镜协助肿瘤定位，确保能够完整切除肿瘤并保证切缘安全。

（2）吻合前应判断胃与十二指肠吻合的张力，如果感觉张力过大应放弃 Billroth Ⅰ式吻合，改为 Billroth Ⅱ式 + Braun 吻合或 Roux-en-Y 吻合。

（3）吻合前必须充分游离十二指肠，保证足够的长度能够进行吻合。切断十二指肠时需要注意直线切割闭合器与十二指肠保持垂直的关系，从十二指肠后壁向前壁方向将其切断，从而避免出现十二指肠断端与预计不符或长度不够导致无法完成吻合。

（4）由于十二指肠周围血供丰富，操作时需要轻柔细致。另外，完成后壁吻合以后，检查吻合口是否有活动性出血。完成横向闭合后也应该进一步检查肠腔内是否有活动性出血。可通过观察吻合口状态、肠道蠕动和肠腔容量判断。

（5）闭合共同开口时需要注意闭合器与胃和十二指肠切缘垂直，从而避免出现吻合口狭窄。

四、术式评价

1. Billroth Ⅰ式吻合的优点

操作相对简单，仅有一个吻合口；保留了十二指肠通路，吻合后的胃肠道更接近生理状态，利于肠道功能的恢复，食物经胃进入十二指肠，从而使其能够充分与胆汁、胰液等消化液混合；保证了术后内镜检查的可行性；与 Billroth Ⅱ式吻合相比，术后发生倾倒综合征、输入袢综合征等并发症的风险较低。

2. Billroth Ⅰ式吻合的缺点

与 Roux-en-Y 吻合相比，残胃炎、反流性食管炎更加严重，残胃癌发病率较高；对于合并糖尿病的胃癌患者，Billroth Ⅰ式吻合不利于血糖的控制；对于肿瘤位置较低或侵犯十二指肠的肿瘤，不适合行 Billroth Ⅰ式吻合；若切除胃范围较大，由于胃十二指肠吻合张力较大，吻合口漏的发生率较高。因此，基于笔者经验，建议在行 Billroth Ⅰ式吻合时应尽量降低吻合口张力，尽量充分切开十二指肠外侧腹膜，尽量采用端端吻合；保持吻合口轴线与胃小弯轴线的夹角恰当，避免过小或过大，可以降低吻合口狭窄的发生率。

第三节　Billroth Ⅱ式吻合

一、概述

Billroth Ⅱ式吻合是最常用的重建方式。胃切除范围不需要考量吻合口张力问题，对于进展期胃癌，首选推荐 Billroth Ⅱ式吻合。近年来，主张在 Billroth Ⅱ式吻合的基础上联合 Braun 吻合，进而减少十二指肠残端压力，降低十二指肠残端漏风险（图 7-3-1）。由于目前直线切割闭合器的广泛应用，传统的手工缝合法已很少应用。开放术式和腔镜术式类似。

二、手术适应证

较大的远端胃肿瘤；肿瘤累及幽门或十二指肠；残胃过小无法与十二指肠吻合；幽门下有明显肿大的淋巴结等。

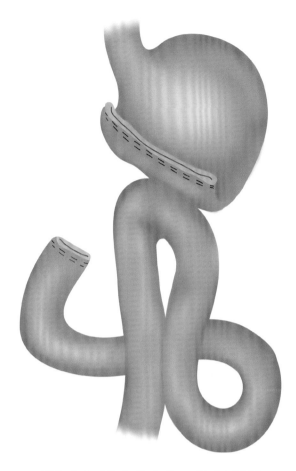

图 7-3-1　Billroth Ⅱ 式 +Braun 吻合示意图

三、吻合步骤

（一）开腹手术Billroth Ⅱ式+Braun吻合步骤

1. 离断十二指肠和远端胃后，在距 Treitz 韧带远端 20~25 cm 处将近端空肠向上提起，一般建议输入袢对胃大弯，更有利于肠蠕动（图 7-3-2 ）。

2. 用超声刀分别在空肠和胃大弯侧开一个小口，空肠开口在对系膜缘，胃开口建议在大弯侧或残胃后壁（图 7-3-3、图 7-3-4 ）。

3. 将直线切割闭合器的两个臂分别插入残胃及空肠开口，同时借助两个臂将胃与空肠靠拢对齐，缓慢压榨闭合并切割，从而将胃与空肠联通形成胃肠侧侧吻合口。通过共同开口直视下检查吻合口是

否有活动性出血（图 7-3-5 ）。

4. 用直线切割闭合器将共同开口关闭，完成胃空肠吻合（图 7-3-6 ）。吻合口及胃残端可缝合加固止血。

5. Billroth Ⅱ式吻合完成后，大部分学者建议行 Braun 吻合。即在输入袢距离吻合口 10~15 cm 处、输出袢距离吻合口 25~30 cm 处分别开个小口，将直线切割闭合器两个臂分别插入两个开口，顺着空肠走行的方向行输入袢和输出袢之间的侧侧吻合，然后用直线切割闭合器关闭共同开口（图 7-3-7、图 7-3-8 ）。Braun 吻合一方面可以减少碱性反流性胃炎的发生率；另一方面也可以降低十二指肠内张力，降低十二指肠残端漏的发生率。

开腹根治性远端胃切除术后
Billroth Ⅱ 式 +Braun 吻合

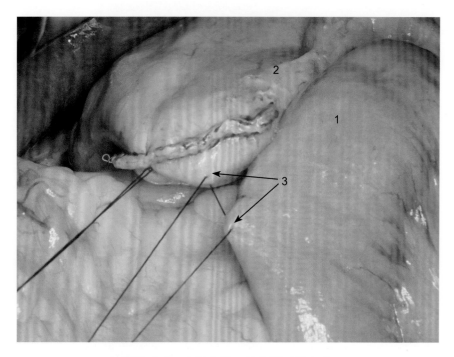

图 7-3-2　上提空肠，输入祥对胃大弯

1.近端空肠；2.残胃大弯侧；3.距 Treitz 韧带 20~25 cm 上提空肠，拟吻合部位缝合一针用作牵引

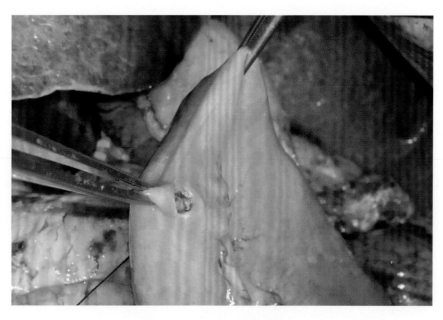

图 7-3-3　空肠对系膜缘开口

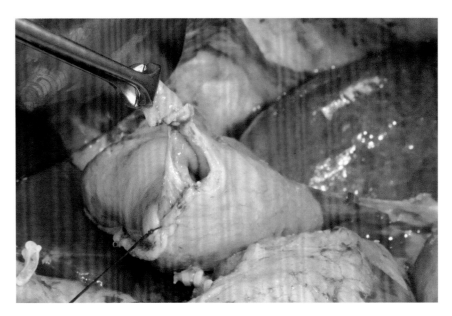

图 7-3-4　残胃大弯侧开口

残胃大弯侧相对最低点开口备吻合，该处位于残胃最低点，吻合后食物比较容易进入空肠

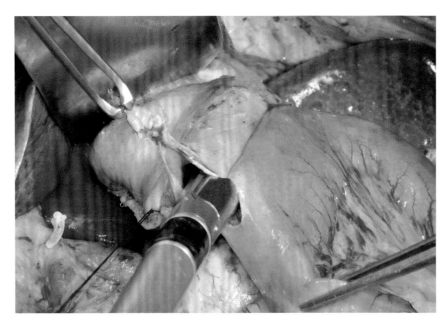

图 7-3-5　直线切割闭合器完成吻合

分别将直线切割闭合器两臂伸入空肠开口及残胃开口，可选择钉仓臂伸入空肠开口、非钉仓臂伸入残胃开口；缓慢压榨闭合吻合器，保持压榨 15 秒后击发吻合器，完成残胃空肠侧侧吻合，之后通过共同开口检查吻合口质量以及有无活动性出血

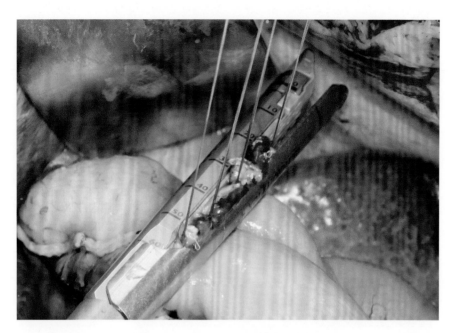

图 7-3-6　关闭残胃空肠共同开口

共同开口可缝合 3~4 针用以悬吊，保证共同开口都在直线切割闭合器范围内

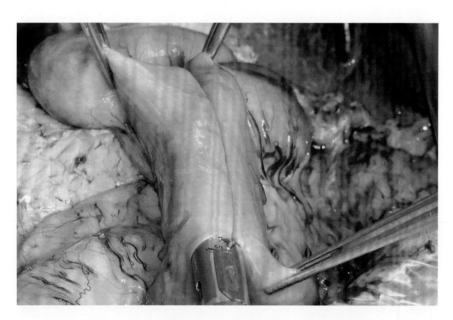

图 7-3-7　Braun 吻合

输入袢距残胃空肠吻合口 10~15 cm、输出袢距残胃空肠吻合口 25~30 cm 行空肠空肠侧侧吻合，即 Braun 吻合。在上述位置空肠对系膜缘进行开口，伸入直线切割闭合器两臂进行空肠空肠吻合，共同开口采用直线切割闭合器闭合或倒刺线进行缝合

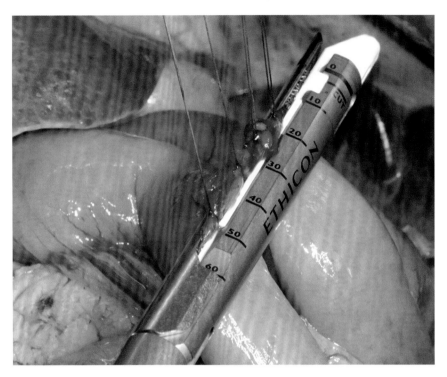

图 7-3-8　直线切割闭合器关闭空肠空肠共同开口

（二）腹腔镜辅助小切口行 BillrothⅡ式 +Braun 吻合

腹腔镜辅助根治性远端胃切除手术，完成淋巴结清扫及胃标本离断后，取上腹正中切口 8 cm 行辅助 BillrothⅡ式 +Bruan 吻合。

1. 开腹　取剑突下上腹正中 8 cm 辅助切口，逐层进腹后，置入切口保护套完成开腹（图 7-3-9）。

腹腔镜辅助根治性远端胃切除术后辅助切口 BillrothⅡ式 +Braun 吻合

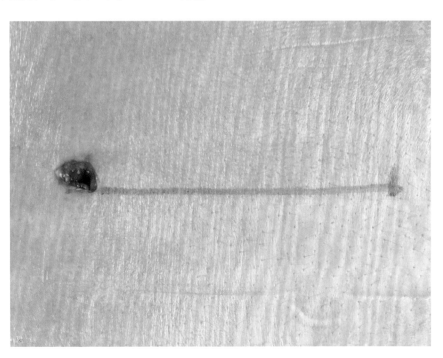

图 7-3-9　辅助切口

取剑突下正中 8 cm 切口作为辅助切口

2. Braun 吻合　辅助切口行 Billroth Ⅱ式 +Braun 吻合时，先行 Braun 吻合即空肠空肠吻合更有利于操作。找到 Treitz 韧带后，距 Treitz 韧带 10~15 cm 输入袢标记 Braun 吻合位置，距此标记 10~15 cm 为

残胃空肠吻合口位置，距残胃空肠吻合口 25~30 cm 为输出袢 Bruan 吻合位置。先用尺子量出这些吻合点位并予以标记。之后行空肠空肠吻合，即 Braun 吻合（图 7-3-10~ 图 7-3-17）。

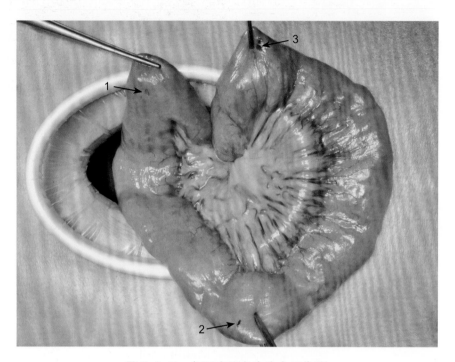

图 7-3-10　标记空肠各个吻合口位置

1. 距 Treitz 韧带 15 cm 标记输入袢 Bruan 吻合口位置；2. 距 Treitz 韧带 30 cm 标记胃空肠吻合口位置；3. 距 Treitz 韧带 55 cm 标记输出袢 Bruan 吻合口位置

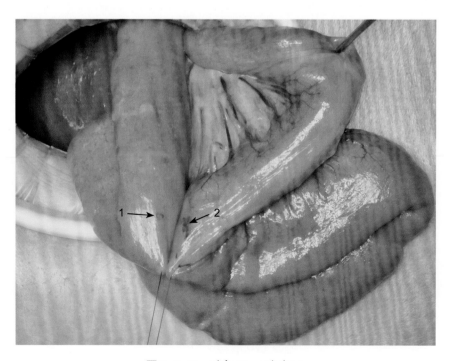

图 7-3-11　对齐 Braun 吻合口

采用浆肌层缝合悬吊 1 针，使 Braun 吻合口输入袢及输出袢靠近，方便吻合。1. 输入袢拟吻合处；2. 输出袢拟吻合处

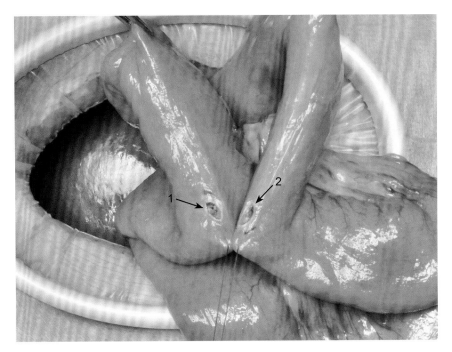

图 7-3-12　Braun 吻合空肠开口

拟行 Braun 吻合的输入袢及输出袢肠管开口备吻合。1.输入袢 Braun 吻合开口；2.输出袢 Bruan 吻合开口

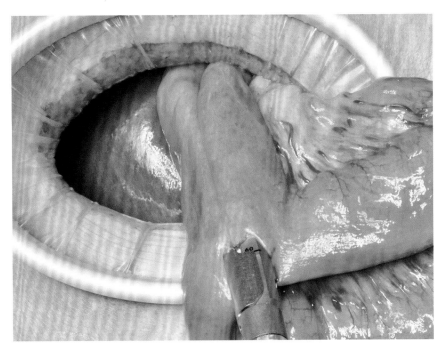

图 7-3-13　空肠空肠吻合

在输入袢及输出袢拟行 Bruan 吻合开口处伸入 60 mm 直线切割闭合器两臂，行空肠空肠吻合

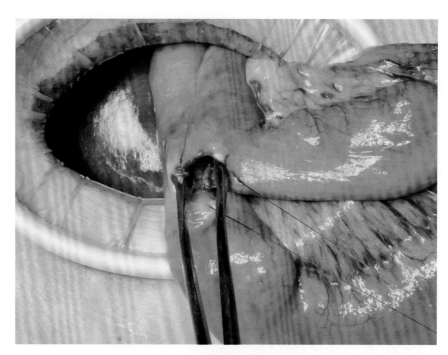

图 7-3-14　检查空肠空肠吻合口

通过空肠空肠吻合共同开口，检查空肠空肠吻合口有无吻合不良及吻合口出血

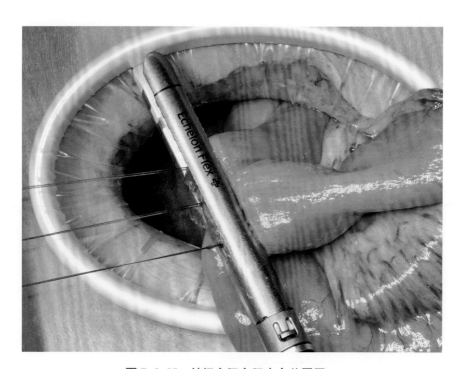

图 7-3-15　关闭空肠空肠吻合共同开口

采用 3-0 缝线将共同开口全层缝合悬吊，使用 60 mm 直线切割闭合器关闭共同开口。此时应注意输出袢切勿切割过多以免造成输出袢狭窄

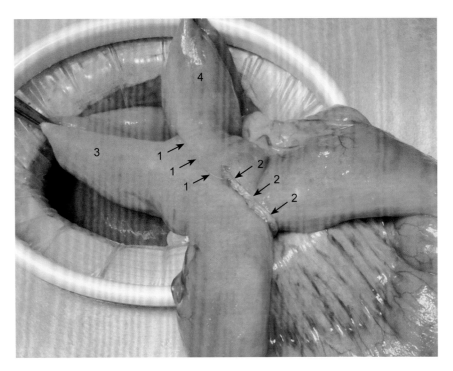

图 /-3-l6 完成空肠空肠 Braun 吻合

1.空肠空肠 Braun 吻合口；2.关闭共同开口闭合线；3.输入袢；4.输出袢

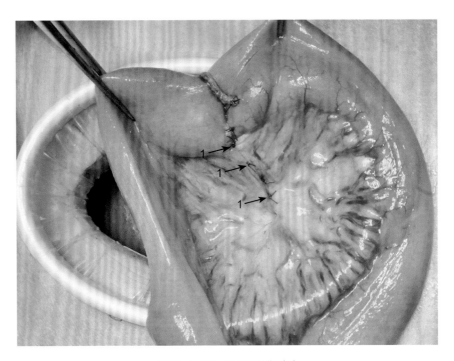

图 7-3-17 关闭系膜裂孔

Bruan 吻合口，形成系膜裂孔。采用 3-0 可吸收缝线缝合关闭系膜裂孔，防止其他肠管进入系膜裂孔造成内疝。1.关闭的系膜裂孔

3. 胃空肠吻合　胃断端可用3-0缝线全层缝合加固并止血，同时可以起到牵引作用。使用上述缝线将胃稍提出，在胃大弯侧最低点用超声刀开口，在空肠拟行胃空肠吻合处开口。残胃及空肠内分别伸入60 mm直线切割闭合器两臂，于残胃大弯侧偏后壁与空肠行胃空肠吻合。之后使用60 mm直线切割闭合器关闭共同开口，完成胃空肠吻合（图7-3-18～图7-3-22）。检查各吻合口，适当缝合加固止血。

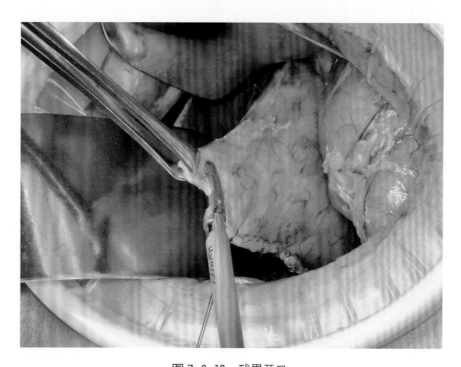

图 7-3-18　残胃开口

于残胃壁大弯侧最低点处开口，使用电刀或超声刀切开胃壁全层，吸引器伸入残胃内将胃内容物吸净，备吻合

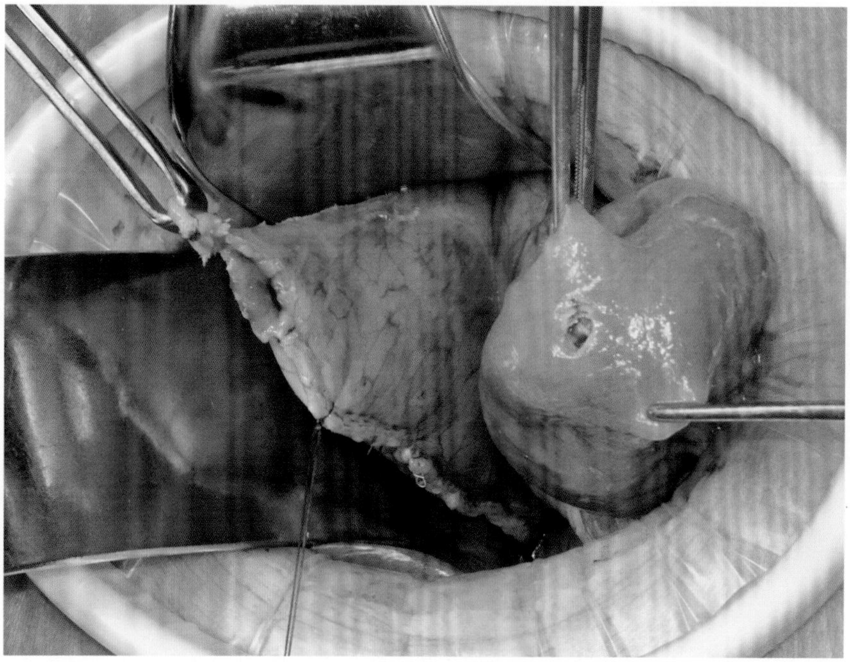

图 7-3-19　空肠开口

距 Treitz 韧带 55 cm 处，上述拟行胃空肠吻合标记点的空肠开口，备吻合

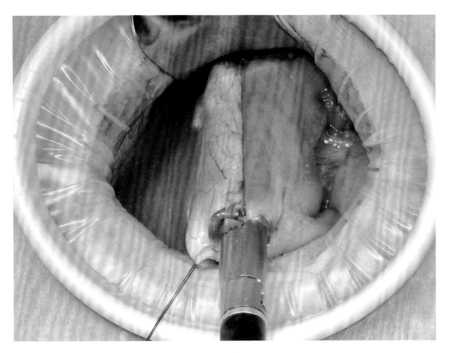

图 7-3-20　胃空肠吻合

将 60 mm 直线切割闭合器两臂分别伸入残胃及空肠，于残胃大弯侧偏后壁行胃空肠吻合

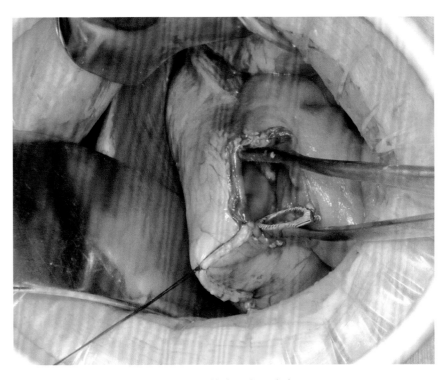

图 7-3-21　检查胃空肠吻合口

通过胃空肠吻合共同开口检查胃肠吻合口吻合质量及有无活动性出血

163

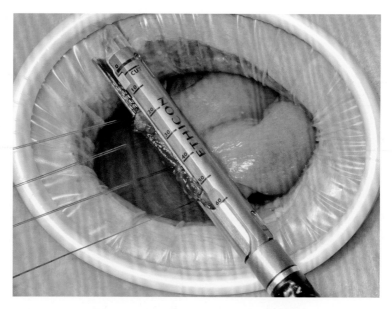

图 7-3-22　关闭胃空肠吻合共同开口

胃空肠吻合口采用 3-0 缝线全层缝合悬吊后，60 mm 直线切割闭合器关闭该共同开口

全腹腔镜根治
性远端胃切除
术后腹腔镜下
Billroth Ⅱ 式
+Braun 吻合

（三）全腹腔镜下Billroth Ⅱ 式+Braun 吻合

完成淋巴结清扫及胃标本离断后，将标本装入标本袋中，即可开始全腹腔镜下 Billroth Ⅱ 式 +Braun 吻合。由于吻合操作大部分位于左上腹，因此一般采用术者右侧站位进行吻合。

1. 行胃空肠吻合　胃大弯侧拟行残胃空肠吻合处使用超声刀开口，之后伸入吸引器吸净胃内容物。距 Treitz 韧带 20~25 cm 处空肠标记拟行胃空肠吻合部位，并在该处对系膜缘空肠开口。60 mm 直线切割闭合器两臂分别伸入空肠及胃，行胃空肠吻合。通过共同开口检查吻合口无误后，60 mm 直线切割闭合器关闭共同开口（图 7-3-23~图 7-3-29 ）。

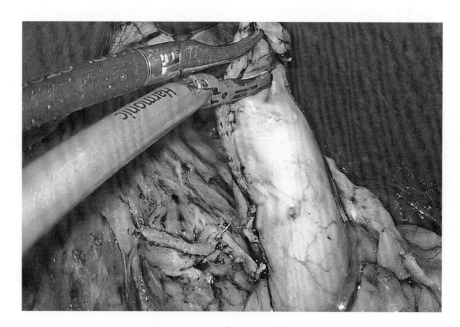

图 7-3-23　残胃大弯侧开口

于残胃大弯处最低点打开胃壁，术者左手上提残胃大弯侧最低点，右手持超声刀打开该处胃壁，之后伸入吸引器吸净胃内容物，备吻合

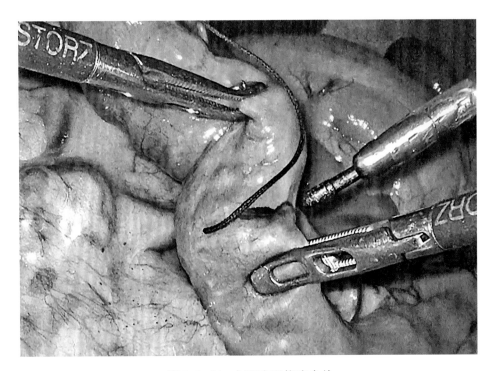

图 7-3-24　标记空肠拟吻合处

距 Treitz 韧带 20~25 cm 处标记胃空肠吻合口，采用一根 25 cm 线从 Treitz 韧带量至拟吻合处，并予以标记

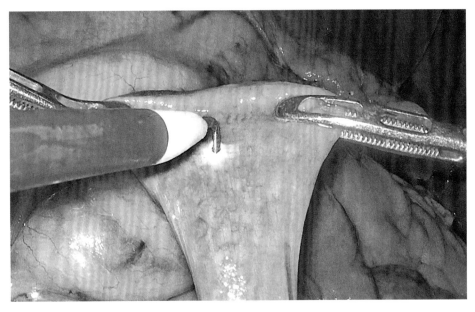

图 7-3-25　空肠拟吻合处开口

使用电钩打开空肠

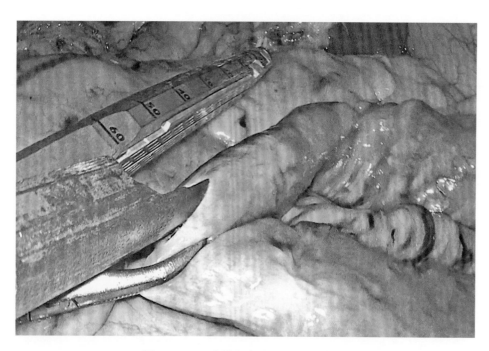

图 7-3-26　直线切割闭合器伸入空肠

将 60 mm 直线切割闭合器一臂伸入空肠内，图中所示为将非钉仓臂伸入，优点为该臂较扁平易于伸入空肠开口，但需警惕空肠未全层打开，强行伸入该臂会造成空肠黏膜下假道形成。需确认该臂前端完全进入空肠后再上提肠管将该臂完全置入空肠内，亦可采用钉仓臂进入空肠开口，避免上述假道形成

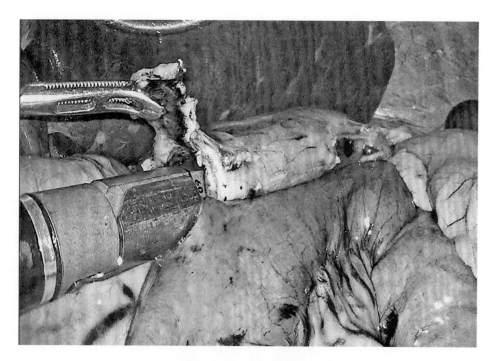

图 7-3-27　胃空肠吻合

将吻合器另一臂伸入胃开口处，调整吻合线至胃大弯侧偏后壁。此时术者和助手分别拉紧残胃及空肠，闭合吻合器，压榨 15 秒后击发吻合器，完成胃空肠吻合

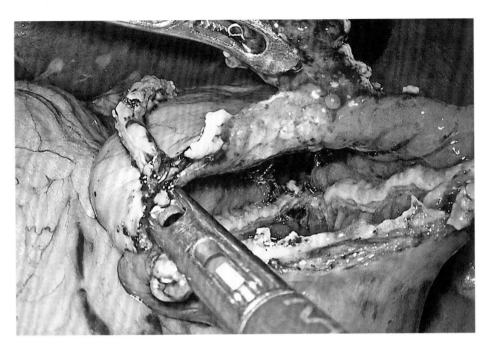

图 7-3-28 检查吻合口

通过共同开口检查胃空肠吻合口有无出血及吻合情况等

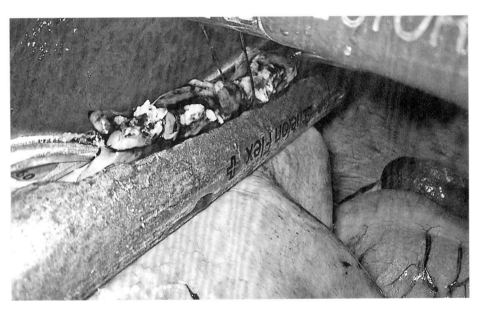

图 7-3-29 关闭共同开口

术者及助手分别持分离钳上提共同开口两端，若中间段上提不理想可全层缝线以悬吊（如图中所示），使用 60 mm 直线切割闭合器闭合共同开口。需保证共同开口均在闭合范围内，击发吻合器，关闭共同开口

2. 行空肠空肠 Bruan 吻合 在输入袢距胃空肠吻合口 10~15 cm 处，标记 Braun 吻合口位置并用电钩开口；在输出袢距胃空肠吻合口 25~30 cm 处用电钩开口。将 60 mm 直线切割闭合器钉仓臂伸入输出袢开口，将非钉仓臂伸入输入袢开口，行空肠空肠 Braun 吻合。检查吻合无误后关闭共同开口，即完成空肠空肠吻合（图 7-3-30~图 7-3-35）。

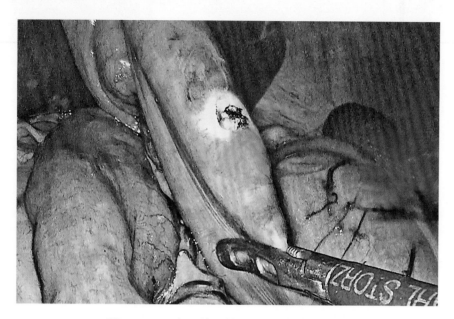

图 7-3-30 标记输入袢 Braun 吻合处并开口

距胃空肠吻合口 10~15 cm 处，拟行空肠空肠吻合处标记，并使用电钩开口，可将分离钳插入开口处，确认空肠全层开口，并适当扩大开口

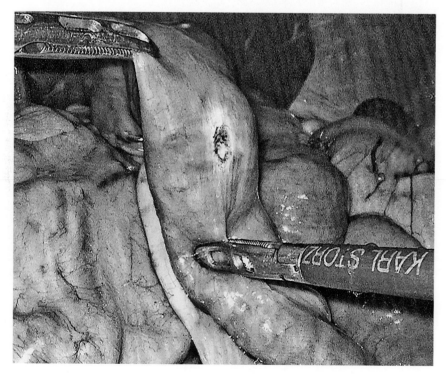

图 7-3-31 标记输出袢 Bruan 吻合处开口

距胃空肠吻合口 25~30 cm 处标记输出袢空肠空肠吻合口位置并使用电钩开口

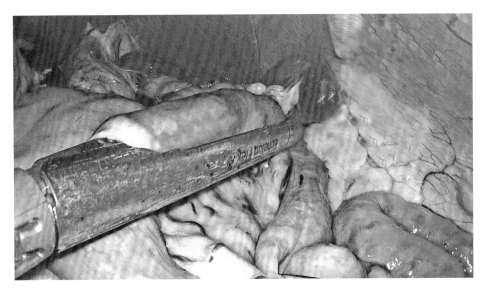

图 7-3-32　直线切割闭合器伸入输出袢

输出袢开口后，将 60 mm 直线切割闭合器钉仓臂伸入输出袢，之后将吻合器移向左上腹，寻找输入袢开口并将吻合器非钉仓臂伸入输入袢开口处，备吻合

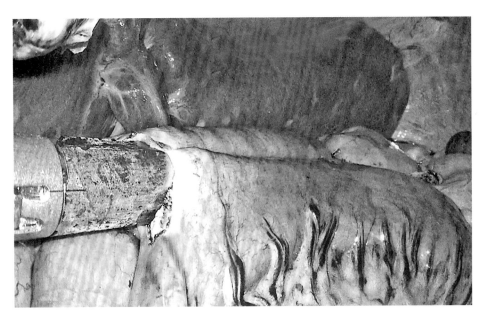

图 7-3-33　行空肠空肠吻合

压榨 15 秒后击发直线切割闭合器，完成空肠空肠 Braun 吻合

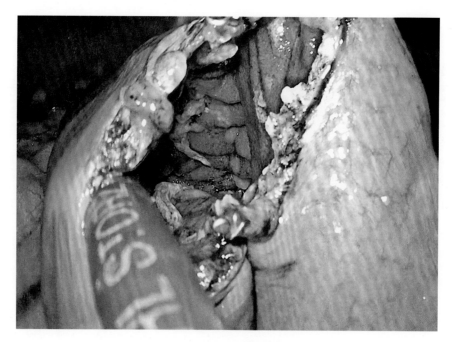

图 7-3-34 检查空肠空肠吻合口

通过共同开口检查空肠空肠吻合口是否有活动性出血

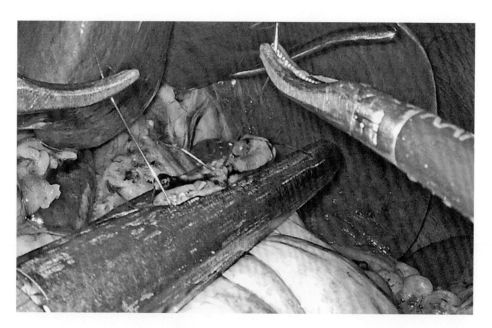

图 7-3-35 关闭共同开口

主刀及助手持分离钳夹起共同开口两端，中间上提不理想可全层缝合共同开口以悬吊提拉。确保共同开口都在闭合范围内后，闭合吻合器，压榨 15 秒后击发吻合器，关闭共同开口，此时应特别注意输出袢不可闭合过多以免造成狭窄。至此完成全腹腔镜下 Billroth Ⅱ 式及 Bruan 吻合

四、注意事项

1. 控制好输入袢长度，不宜过长，输入袢过长可能会引发输入袢扭转梗阻。同时要保证系膜不能扭转。

2. 完成胃肠吻合后应仔细检查是否存在活动性出血，关闭共同开口前再次检查，同时注意观察断端是否存在肠壁的活动性出血，必要时缝扎止血。

3. 行 Braun 吻合时需要将输入袢和输出袢理顺，避免扭曲打结。尽量用空肠对系膜缘肠壁完成吻合，可减少吻合口出血的风险。

五、术式评价

1. Billroth Ⅱ式吻合的优点

对于进展期胃下部癌，可行较大范围的远端胃切除和淋巴结清扫，同时可以切除部分十二指肠球部，不必担心吻合口张力的问题；Billroth Ⅱ式吻合可以避免吻合口张力，吻合口漏发生率较低；联合 Braun 吻合可以进一步降低输入袢综合征以及十二指肠残端漏的发生率。

2. Billroth Ⅱ式吻合的缺点

胃空肠吻合以后，改变了正常的解剖生理关系，食物经胃直接进入空肠，而不经过十二指肠，不利于食物与消化液的充分混合；容易引起十二指肠液和胆汁反流至残胃，增加反流性残胃炎的严重程度，长期反流会增加残胃癌的发生率；与 Roux-en-Y 吻合相比，Billroth Ⅱ式吻合术后倾倒综合征的发生率较高；术后若出现胆道或胰腺病变，行内镜检查的难度明显增加。

因此，行 Billroth Ⅱ式吻合时建议结肠前吻合，同时联合 Braun 吻合，输入袢对胃大弯侧。Braun 吻合时近端和远端空肠应分别选择距离胃空肠吻合口 10~15 cm 和 25~30 cm 处，有利于抗反流；胃空肠吻合口径要合适，过小易发生吻合口狭窄，过大易发生倾倒综合征，一般建议吻合口长径为小肠径的 1.5~2.0 倍；仔细检查吻合口有无活动性出血；吻合完成后建议关闭系膜裂孔和间隙，以防腹内疝的发生。

第四节　Roux-en-Y 吻合

一、概述

1893 年瑞士外科学家 Cesar Roux 创建的 Roux-en-Y 吻合，是胃癌术后经典的吻合方式。理论上，Roux-en-Y 吻合重建避免了 Billroth Ⅰ式重建吻合口张力的问题，也降低了 Billroth Ⅱ式重建胆汁胰液反流的发生率，但其操作相对复杂且离断空肠，破坏了消化道的连续性，有一定程度的十二指肠残端漏发生率（图 7-4-1）。

二、适应证

远端胃癌根治行切除后；残胃小，行 Billroth Ⅰ式吻合有张力；胃癌侵犯幽门、十二指肠；幽门下有明显肿大淋巴结等。

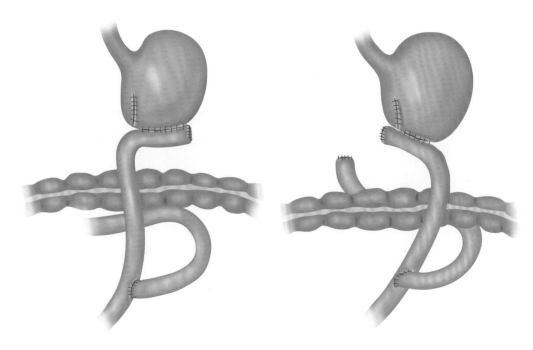

图 7-4-1 远端胃术后 Roux-en-Y 吻合示意图

三、手术步骤

1. 距肿瘤上缘 5 cm 离断胃体，残胃断端缝合加固。

2. 距 Treitz 韧带 20~25 cm 处理空肠系膜，并离断空肠。

3. 远端空肠上提，残胃大弯侧使用超声刀开口，将直线切割闭合器两臂分别伸入空肠开口及残胃开口，击发吻合器完成残胃空肠吻合。通过共同开口检查吻合口有无活动性出血等，确认无误后使用直线切割闭合器关闭共同开口。

4. 距胃空肠吻合口 25~30 cm 行空肠空肠吻合，在拟吻合处使用超声刀在空肠开口，将直线切割闭合器两臂分别伸入 Y 臂空肠开口及近端空肠断端，击发完成空肠空肠吻合。通过共同开口检查吻合口有无活动性出血等，确认无误后使用直线切割闭合器关闭共同开口。

5. 各吻合口可酌情缝合加固。

四、术式评价

1. Roux-en-Y 吻合的优点

与 Billroth Ⅰ式吻合比较，Roux-en-Y 吻合术后反流性残胃炎和食管炎发生率明显降低；吻合口无张力，吻合口漏的发生率较低；Roux-en-Y 吻合术后患者生活质量较高。

2. Roux-en-Y 吻合的缺点

吻合口数量较多，手术相对复杂，手术时间长；胃空肠吻合以后，改变了正常的解剖生理关系，食物经胃直接进入空肠，而不经过十二指肠，不利于食物与消化液的充分混合；术后若出现胆道或胰腺病变，不能通过内镜观察十二指肠；可能发生 Roux 潴留综合征，表现为餐后腹痛、恶心、呕吐三联征。

因此，建议 Roux-en-Y 吻合时胃空肠吻合采用端端吻合；研究表明 Roux 袢长度大于 50 cm 时 Roux 潴留综合征发生率明显增加，因此，Roux 袢长度一般不宜超过 50 cm；离断空肠系膜血管需要仔细谨慎，既要保证系膜无张力扭转，又要保证吻合部位肠壁血运良好。

第五节 Uncut Roux-en-Y 吻合

一、概述

Uncut Roux-en-Y 吻合是从 Billroth Ⅱ 式吻合改良而来，在 Billroth Ⅱ 式及 Braun 吻合的基础上，用直线闭合器闭合 Braun 吻合口及残胃空肠吻合口之间的输入袢肠管（图 7-5-1）。该术式 Roux 潴留综合征发生率低于传统 Roux-en-Y 吻合术。该术式采用全腹腔镜手术操作更简便，无须游离和离断系膜血管，可以减少相关操作带来的并发症。

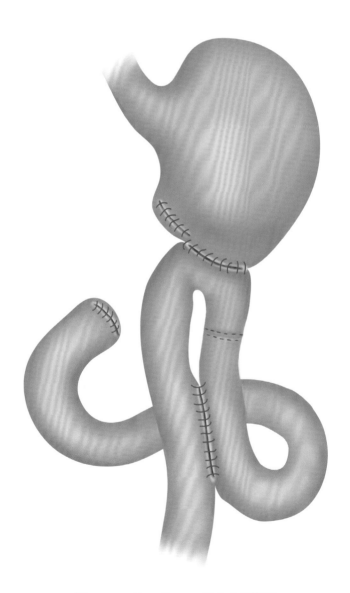

图 7-5-1 Uncut Roux-en-Y 吻合示意图

二、适应证

远端胃癌根治行切除后；残胃小，行 Billroth I 式吻合有张力；胃癌侵犯幽门、十二指肠；幽门下有明显肿大淋巴结等。

三、手术步骤

1. 离断十二指肠和远端胃后，在距离 Treitz 韧带 20~25 cm 处将近端空肠经结肠前提起至残胃处（图 7-5-2）。

2. 胃大弯侧与空肠分别开口，将直线切割闭合器的两个臂分别伸入胃和近端空肠，缓慢压榨 15 秒后，击发吻合器完成残胃与空肠的侧侧吻合（图 7-5-3~图 7-5-5）。

3. 使用直线切割闭合器关闭残胃和空肠的共同开口（图 7-5-6）；或用倒刺线缝合共同开口。使用倒刺线缝合共同开口的优点在于缝合可靠、不会导致吻合口狭窄。

4. 利用直线切割闭合器完成输入袢和输出袢的侧侧吻合（Braun 吻合），输入袢一般选择距离 Treitz 韧带 10~15 cm 处，输出袢一般选择距离吻合口 25~30 cm 的远端空肠处。共同开口可用直线切割闭合器或使用倒刺线缝合关闭（图 7-5-7~图 7-5-11）。

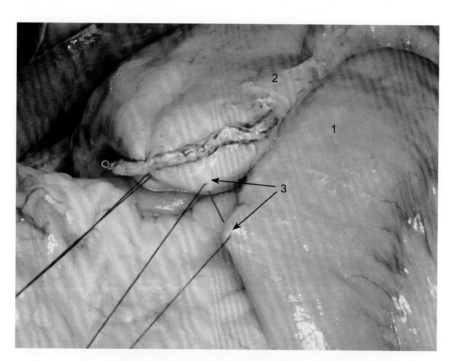

图 7-5-2　上提空肠，输入袢对大弯

1. 距 Treitz 韧带 20~25 cm 上提的空肠；2. 残胃大弯侧；3. 悬吊一针方便后续吻合

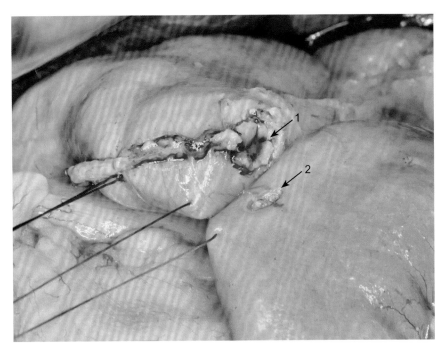

图 7-5-3　拟吻合处残胃及空肠开口
1.残胃开口；2.空肠开口

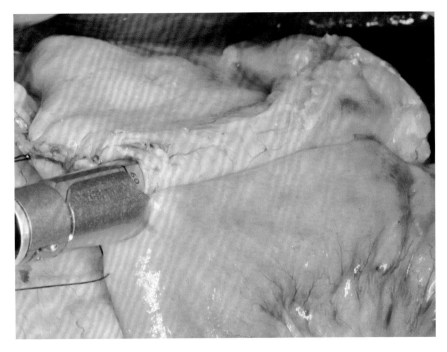

图 7-5-4　胃空肠吻合

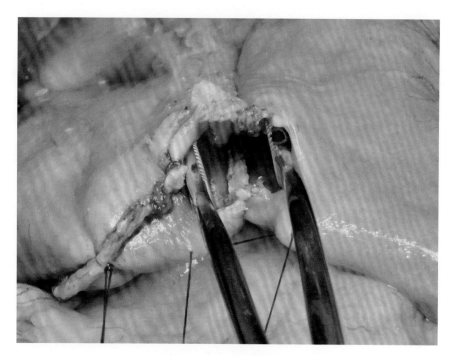

图 7-5-5　检查胃空肠吻合口

通过胃空肠吻合共同开口检查吻合口质量及有无活动性出血

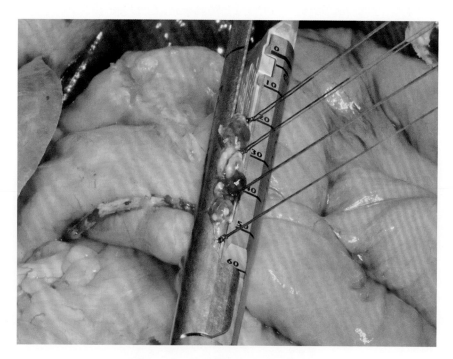

图 7-5-6　关闭胃空肠吻合共同开口

共同开口全层缝合 3~4 针以供悬吊，保证共同开口全层在直线切割闭合器内，以便闭合完整

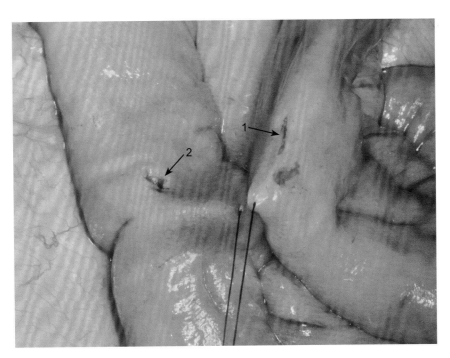

图 7-5-7 输入袢及输出袢空肠开口

输入袢距离 Treitz 韧带 10~15 cm 处，输出袢距离胃空肠吻合口 25~30 cm 的远端空肠处分别开口备吻合。1. 输入袢开口；2. 输出袢开口

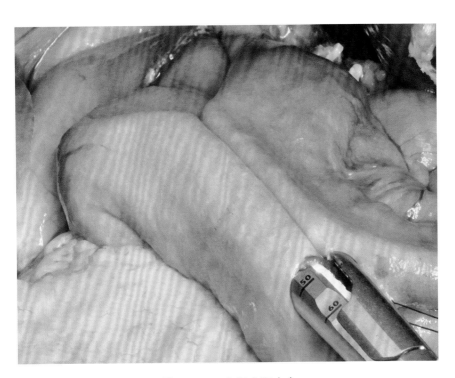

图 7-5-8 空肠空肠吻合

直线切割闭合器两臂分别伸入输入袢及输出袢开口，注意需一次性将吻合器臂伸入空肠腔，切忌有阻力时反复插入形成假道进而吻合失败，击发吻合器完成空肠空肠侧侧吻合，即 Bruan 吻合

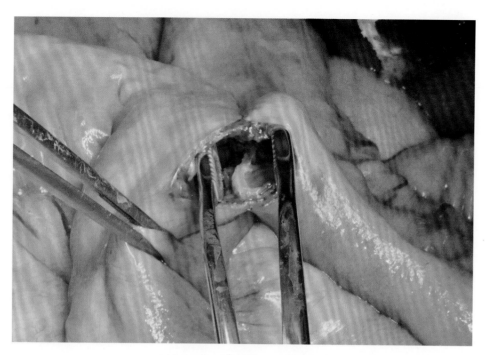

图 7-5-9　检查空肠空肠吻合

通过空肠空肠吻合共同开口检查吻合口吻合质量及有无活动性出血

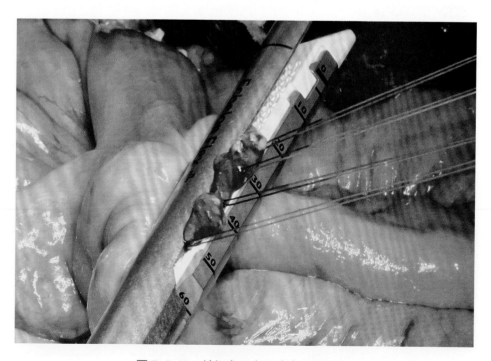

图 7-5-10　关闭空肠空肠吻合共同开口

将空肠空肠吻合共同开口全层缝合 3~4 针以悬吊共同开口，保证共同开口全层在直线切割闭合器内，输出袢切勿过多夹入闭合器，以防输出袢狭窄

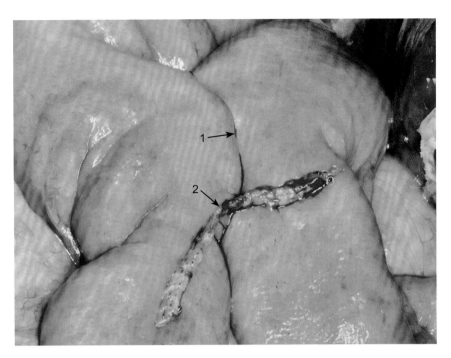

图 7-5-11　完成空肠空肠吻合

1. 空肠空肠吻合口；2. 闭合的空肠空肠吻合共同开口

5. 在距离空肠空肠吻合口近端 3 cm 的输入袢空肠，选择不具有切割作用的闭合器阻断输入袢向胃内的通道（图 7-5-12～图 7-5-14）。

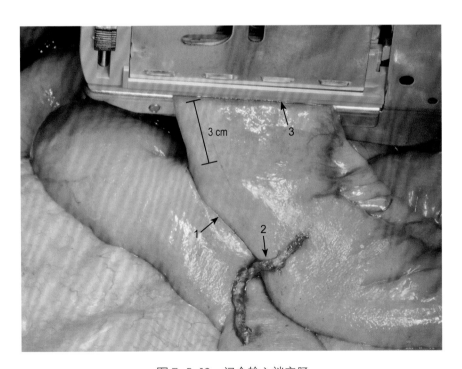

图 7-5-12　闭合输入袢空肠

输入袢距空肠空肠吻合口 3 cm 左右近端空肠选为 Uncut 点，使用只闭合不切割的直线闭合器闭合输入袢空肠

1. 空肠空肠吻合口；2. 空肠空肠吻合共同开口闭合线；3.Uncut 处输入袢空肠

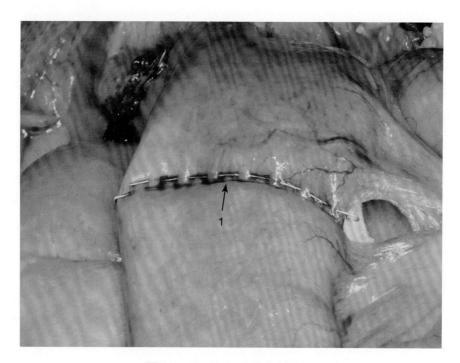

图 7-5-13　Uncut 处输入袢空肠

1.闭合的输入袢空肠

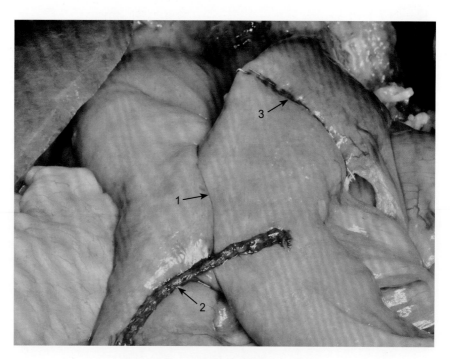

图 7-5-14　完成 Uncut Roux-en-Y 吻合

1.空肠空肠吻合口；2.空肠空肠吻合共同开口闭合线；3.闭合的输入袢空肠

四、术式评价

1. Uncut Roux-en-Y 吻合的优点

保留传统 Roux-en-Y 吻合的优点；同时保留了空肠肠管的连续性和正常肌电传导，能有效预防反流性食管炎和反流性胃炎，降低 Roux 潴留综合征的发生率；减少术中处理肠系膜操作，可以缩短手术时间；腹腔镜下操作，较 Roux-en-Y 吻合难度下降。

2. Uncut Roux-en-Y 吻合的缺点

胃空肠吻合后，改变了正常的解剖生理关系，食物经胃直接进入空肠，而不经过十二指肠，不利于食物与消化液的充分混合；术后若出现胆道或胰腺病变，不能通过内镜观察十二指肠。

（冯梦宇 张 霁）

参考文献

[1] Japanese Gastric Cancer Association. Japanese gastric cancer treatment guidelines 2018 (5th edition). Gastric Cancer, 2021, 24(1): 1-21.

[2] Ajani J A, D'Amico T A, Bentrem D J, et al. Gastric Cancer, Version 2. 2022, NCCN Clinical Practice Guidelines in Oncology. J Natl Compr Canc Netw, 2022, 20(2), 167-192.

[3] 国家卫生健康委员会. 胃癌诊疗规范 (2018 年版). 中华消化病与影像杂志 (电子版), 2019, 9(3): 118-144.

[4] 梁寒. 胃癌远端胃切除术后消化道重建手术方式的选择及临床评价. 中华消化外科杂志, 2016, 15(3): 216-220.

[5] 中华医学会外科学分会胃肠外科学组, 中华医学会外科学分会腹腔镜与内镜外科学组, 中国抗癌协会胃癌专业委员会. 完全腹腔镜胃癌手术消化道重建专家共识及手术操作指南 (2018 版). 中国实用外科杂志, 2018, 38(8): 833-839.

[6] 莜原尚, 水野惠文, 牧野尚彦. 图解外科手术——从膜的解剖解读术式要点 (第 3 版). 刘金钢译. 沈阳: 辽宁科学技术出版社, 2013.

[7] 王舒宝, 夏志平. 胃癌手术与技巧. 沈阳: 辽宁科学技术出版社, 2008.

[8] 余佩武. 腹腔镜胃癌手术学. 北京: 人民卫生出版社, 2011.

[9] Seigo, Han-Kwang Yang. 腹腔镜胃癌切除术: 标准手术操作和循证医学证据. 李凛, 李涛, 梁美霞译. 北京: 人民军医出版社, 2013.

[10] 郝希山, 梁寒, 李勇. 胃切除术后消化道重建. 北京: 人民卫生出版社, 2019.

第八章 全胃切除术后消化道重建

第一节 概　　述

全胃切除术后消化道重建方式主要采用食管空肠 Roux-en-Y 吻合，也可采用间置空肠术。Roux-en-Y 吻合是目前全胃切除后最常用的重建方式，故本部分主要介绍 Roux-en-Y 吻合。此吻合方法由瑞士外科医生 Roux 发明。传统的食管空肠吻合多采用端端吻合，端端吻合易发生吻合口漏或狭窄，近年来对吻合的方式进行了诸多改进。吻合器可以采用圆形吻合器，也可以采用直线切割闭合器。目前常用的食管空肠 Roux-en-Y 吻合方法有以下 5 种：①食管空肠端侧吻合；② Orvil 法吻合；③反穿刺法；④食管空肠功能性端端吻合（functional end to end anastomosis，FEEA 或 FETE）；⑤ Overlap 法吻合。前三种采用管型吻合器，后两种采用直线切割闭合器。

适应证：因各种疾病导致全胃切除后重建皆可采用 Roux-en-Y 吻合，包括食管胃结合部进展期胃癌、胃体进展期胃癌、胃中上部早期胃癌、Borrmann Ⅳ型胃癌、多灶早期胃癌、残胃癌等。

第二节　食管空肠端侧吻合

开腹根治性全胃切除术后 Roux-en-Y 吻合

一、概述

此吻合方式是目前开腹全胃切除后应用最为广泛的 Roux-en-Y 重建方式，方法成熟、操作便捷。

二、手术步骤

1. 闭合十二指肠断端　在充分游离后的十二指肠后置入直线切割闭合器，充分压榨后切断十二指肠。具体操作见前述章节。

2. 离断食管　充分游离食管，在肿瘤上缘 3 cm 处利用食管钳阻断食管，近端放置荷包钳，穿入荷包线，用电刀或直角剪刀离断食管（图 8-2-1~图 8-2-4）。若肿瘤位置较高，无法满足距离肿瘤上缘 3 cm 时，食管切缘应送快速冰冻病理学检查，结果为阴性，方可进行食管空肠吻合。

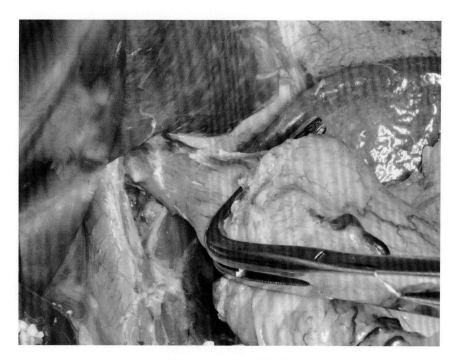

图 8-2-1　置入食管钳

肿瘤上缘 3 cm 处利用食管钳阻断食管

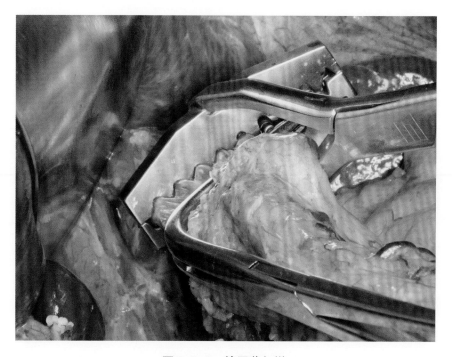

图 8-2-2　放置荷包钳

在食管钳近端放置荷包钳

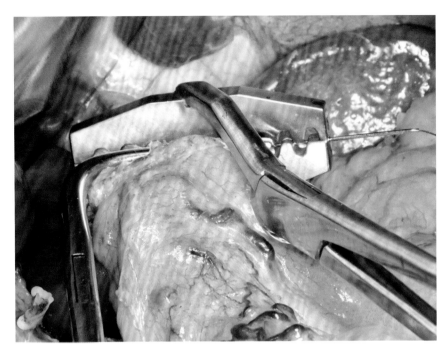

图 8-2-3　穿入荷包线

荷包线为一根线两头针，分别自荷包钳两个针道置入，从另一侧穿出时用持针器钳夹针尖，将荷包针边卷曲边穿出荷包钳，切勿扎伤周围脏器。穿出后将针线连接处剪断，可夹蚊式钳使荷包线维持适当张力。术者需注意切勿将两支荷包针穿入同一针道

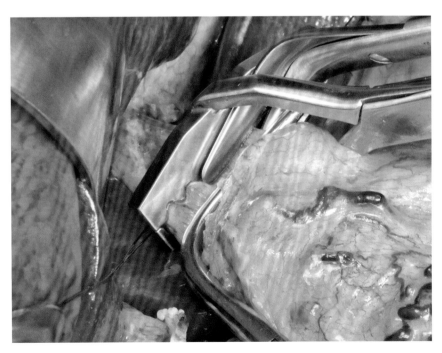

图 8-2-4　直角剪刀离断食管

使用直角剪刀离断食管，损伤小，切缘无烧灼，利于快速冰冻观察切缘；使用电刀离断食管，出血少；两种方法均可以

3. 置入圆形吻合器钉砧头 在食管断端0点、3点、6点、9点四个方向各缝一针，线尾夹上蚊式钳以悬吊食管。此做法一方面可以比较容易置入吻合器钉砧头，另一方面可以有效避免黏膜层发生退缩，使食管空肠黏膜层吻合完整。置入钉砧头后收紧荷包线，打6个结，保证荷包效果。钉砧头置入后，检查荷包是否完整以及食管末端是否游离充分（图8-2-5～图8-2-7）。若游离不充分，吻合时夹入其他组织易造成出血及吻合口漏。

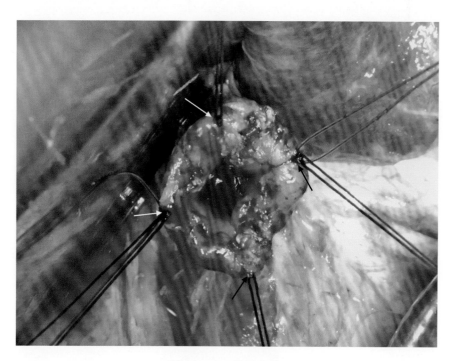

图 8-2-5 悬吊食管

在0点、3点、6点、9点四个方向全层缝合一针悬吊食管，悬吊完成后食管处于微张开状态，方便观察黏膜层是否完整，亦方便置入钉砧头。箭头为缝针悬吊食管处

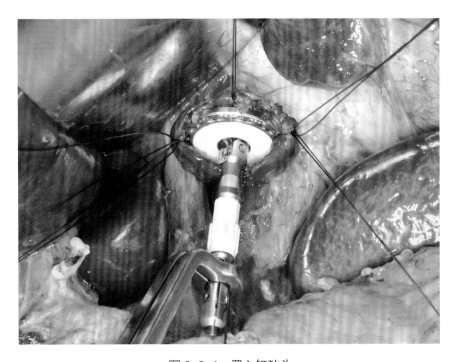

图 8-2-6　置入钉砧头

利用钉砧头把持器将钉砧头放入食管断端，在充分悬吊食管基础上，不需要 Allis 钳牵引，即可轻松将钉砧头置入食管断端

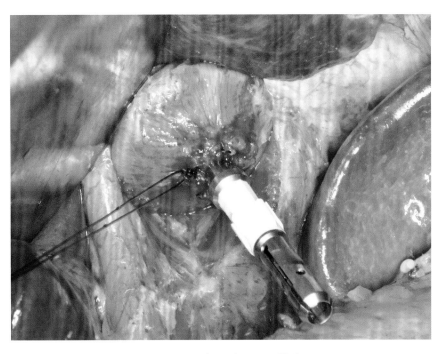

图 8-2-7　钉砧头置入后检查

检查荷包完整性，荷包周围游离是否充分等

4. 离断空肠　距 Treitz 韧带远端 20~25 cm 为拟行 Y 吻合部位，可在此处离断空肠。确认血管弓走行，结扎相应的血管弓，离断空肠（图 8-2-8~图 8-2-10）。

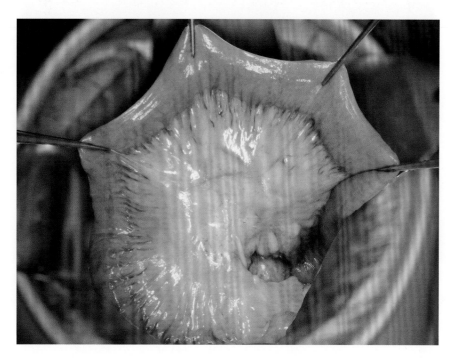

图 8-2-8　辨认血管弓走行

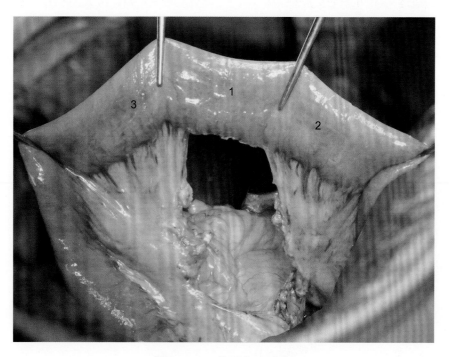

图 8-2-9　处理空肠系膜
1. 拟离断空肠处；2. 拟行空肠空肠 Y 吻合肠袢；3. 拟行食管空肠吻合肠袢

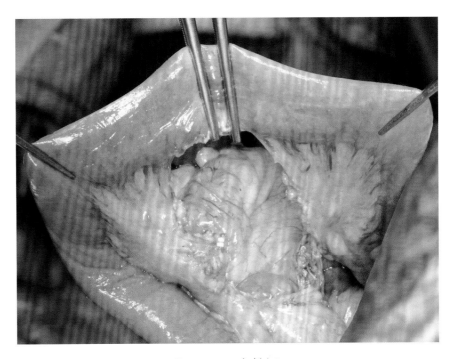

图 8-2-10　离断空肠

充分游离系膜后，在拟离断空肠两端钳夹直 Kocher 钳，两把 Kocher 钳之间使用电刀离断空肠，空肠断端消毒

5. 食管空肠吻合　将圆形吻合器主体插入远端空肠断端（见图 8-2-9 中肠袢 3），距系膜断端近侧 3 cm 处，肠管对系膜缘旋出吻合器钉针。这样既可保证吻合部位空肠的血运，又可保证空肠残端血运，减少吻合口漏及残端漏的发生风险。一般采用结肠前吻合，将旋出的吻合器钉针与钉砧头对接后，旋紧吻合器至刻度线，检查无其他组织嵌入、空肠系膜无扭转。确认无误后，在无张力情况下击发吻合器完成吻合。取出吻合器后，通过空肠残端检查吻合口是否完整，有无活动性出血，若有出血可缝扎（图 8-2-11～图 8-2-16）。

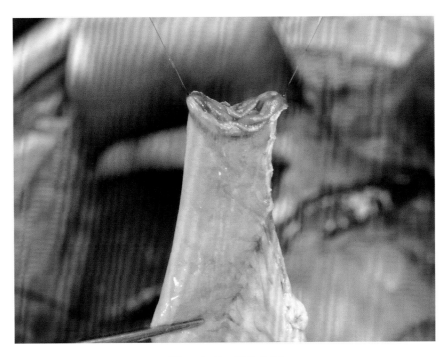

图 8-2-11　悬吊空肠

拟行食管空肠吻合的空肠肠袢，可采用全层缝合悬吊 2 针以便插入圆形吻合器

189

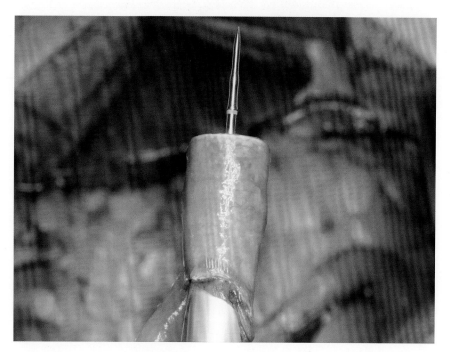

图 8-2-12 圆形吻合器旋出钉针

将圆形吻合器从空肠断端插入肠袢，在肠袢对系膜缘旋出吻合器钉针

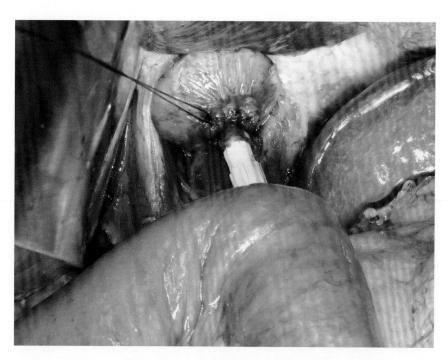

图 8-2-13 吻合器钉针与钉砧头对接

助手用把持器原位固定钉砧头，术者左手固定吻合器钉针穿出空肠位置，右手把持吻合器主体，完成对接

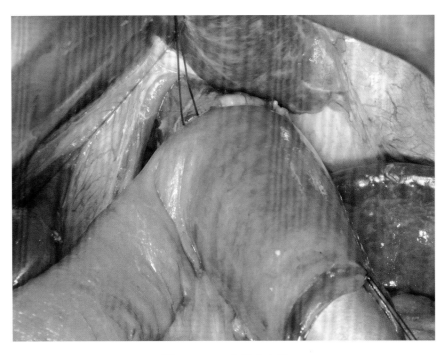

图 8-2-14　击发吻合器

旋紧吻合器的过程中，可让助手缓慢旋紧，术者用手垫在吻合器钉砧头附近防止其他组织夹入。旋紧至刻度线后，压榨 15 秒左右，再次检查吻合口周围有无其他组织嵌入，务必保证食管断端与空肠的端侧对接。检查无误后，无张力情况下击发吻合器完成吻合。击发吻合器时应一气呵成，避免反复切割，须听到"咔嗒"声响，以及击发时的突破感

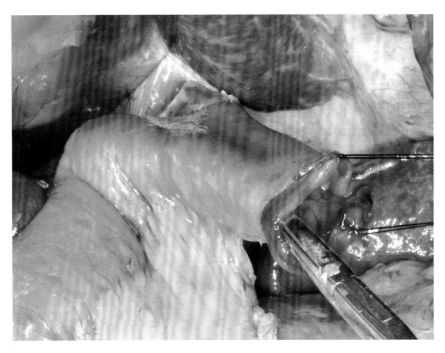

图 8-2-15　检查食管空肠吻合口

吻合完成后，旋松手柄取出吻合器，通过空肠残端检查吻合口是否通畅、是否有活动性出血，检查吻合器上的食管圆环是否完整

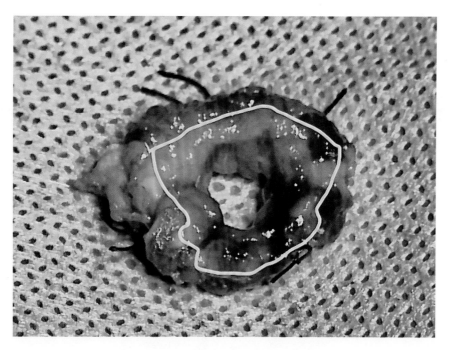

图 8-2-16　检查吻合器切割组织完整性

主要检查食管断端的完整性，包括两方面：切割环状组织本身是完整圆环；环状组织应包含食管全层，尤其是黏膜层应为环状且完整不中断。图中白线以内富有光泽的为食管黏膜层，其完整连续，证明吻合满意

6. 闭合空肠残端　利用直线切割闭合器闭合空肠残端。闭合线距空肠系膜断端需小于 1.0 cm 以保证血运，空肠残端应短于 3 cm，以防食物潴留。食管空肠吻合完成后，吻合口及空肠残端可缝合加固（图 8-2-17）。

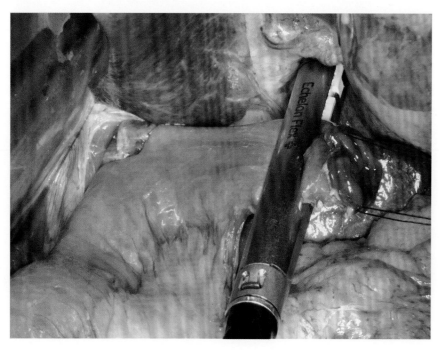

图 8-2-17　闭合空肠残端

利用直线切割闭合器闭合残端，残端一般不超过 3 cm，闭合后残端可用荷包缝合包埋

7. 空肠空肠吻合　距食管空肠吻合口远端25~30 cm 处行空肠空肠吻合。在空肠对系膜缘以电刀切开小口约 5 mm，置入直线切割闭合器一臂，近端空肠断端处置入另一臂，在对系膜缘侧完成吻合。应保证远端空肠与近端空肠走行为顺蠕动。确认吻合口无活动性出血后，利用直线切割闭合器关闭共同开口（图 8-2-18~图 8-2-23）。关闭共同开口时，可在共同开口两端及中间缝合悬吊，使其更加齐平。闭合共同开口时应避免去除过多肠管造成狭窄。空肠侧侧吻合两端较薄弱，可缝合加固。

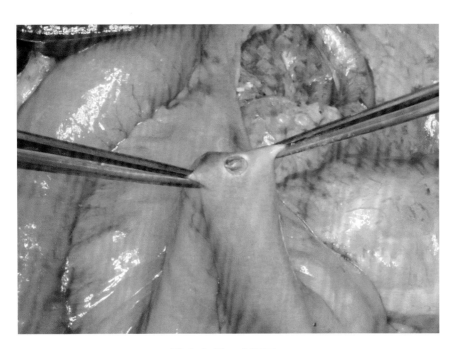

图 8-2-18　空肠开口

距食管空肠吻合口 30 cm 空肠开口备吻合

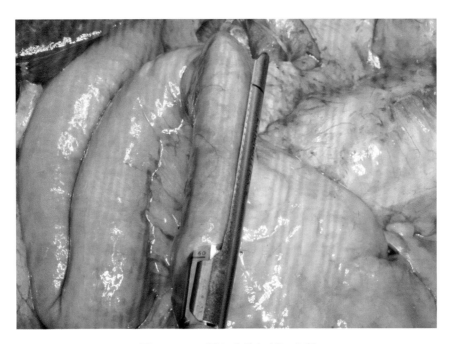

图 8-2-19　插入直线切割闭合器

空肠开口后插入直线切割闭合器一臂，此处推荐插入钉仓臂，不易损伤空肠形成假腔

193

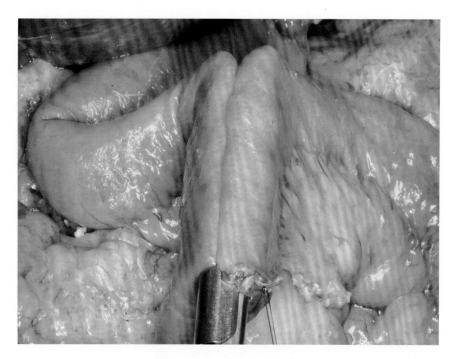

图 8-2-20 空肠空肠吻合

直线切割闭合器钉仓臂伸入另一侧空肠，调整吻合位置至对系膜缘，夹闭吻合器压榨 15 秒后，击发直线切割闭合器完成空肠空肠吻合

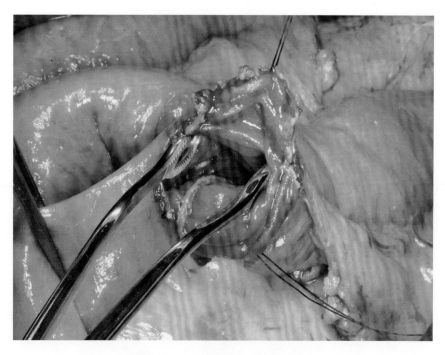

图 8-2-21 检查空肠空肠吻合口

通过空肠空肠吻合口共同开口检查吻合口质量及有无活动性出血

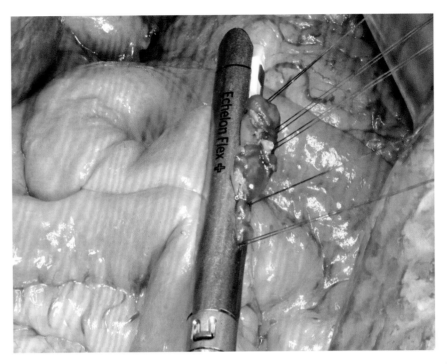

图 8-2-22　关闭空肠空肠吻合共同开口

空肠空肠吻合共同开口悬吊 3~4 针后，使用直线切割闭合器闭合共同开口，切勿夹入过多肠管以免造成狭窄

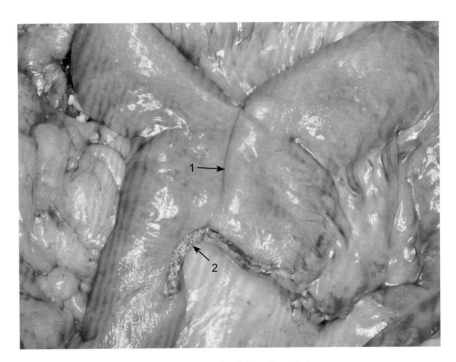

图 8-2-23　完成空肠空肠吻合

1.空肠空肠吻合口；2.闭合的共同开口

第三节　OrVil 法 Roux-en-Y 吻合

一、概述

OrVil 法即经口置入钉砧头系统，无须食管断端荷包缝合，简化了食管空肠吻合步骤，尤其适用于：①腹腔镜下食管空肠吻合；②较为肥胖、操作空间狭小，制作食管荷包困难者；③肿瘤侵犯食管长，离断食管后，断端位于纵隔内，无法制作食管荷包者。

经口放置钉砧头，需注意两个问题。一是食管损伤，置入时动作要轻柔，遇到阻力时，不可使用大力拖拽以防损伤食管黏膜；二是细菌污染，经口置入钉砧头，有可能污染腹腔，术中应充分保护食管断端周围，吻合完毕冲洗干净。据文献报道，OrVil 法吻合并不增加腹腔感染风险。

二、吻合步骤

1. 在肿瘤上缘 3 cm 处用直线切割闭合器离断食管，食管下段闭合以后，可间断缝合加固，预留牵引管出口位置（图 8-3-1）。在食管周围铺垫碘伏纱布预防污染。

2. 使用润滑剂充分润滑钉砧头和牵引管，首先经口放置牵引管作为引导，当牵引管接近或接触食管断端时，以电刀在食管断端预留位置处切开直径约 3 mm 的小口，以能通过引导牵引管的大小为宜，缓慢将牵引管经此小口引出，直至钉砧头到达食管断端（图 8-3-2～图 8-3-5）。整个过程中需要保持钉砧头的光面朝向患者的硬腭，以便顺利通过咽部和上段食管。

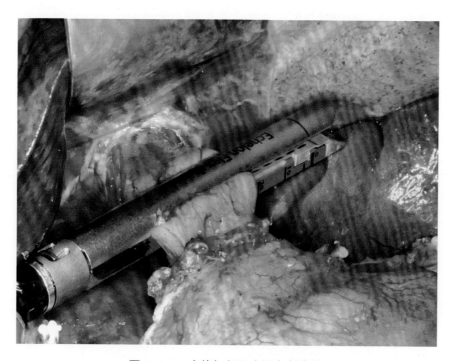

图 8-3-1　直线切割闭合器离断食管

充分游离食管后，距肿瘤上缘 3 cm，使用直线切割闭合器离断食管，食管切缘送快速冰冻病理学检查，结果为阴性方可进行后续吻合

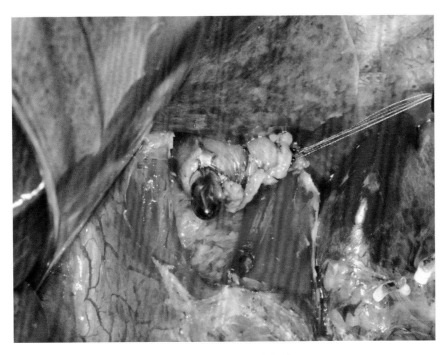

图 8-3-2　切开食管断端

牵引管顺利进入食管到达食管断端后，可用镊子稍向下拉拟引出牵引管处食管，引导到达食管断端，感受到牵引管顶食管断端张力后，用电刀在张力最大部位打开食管断端 3 mm 小口，引出牵引管

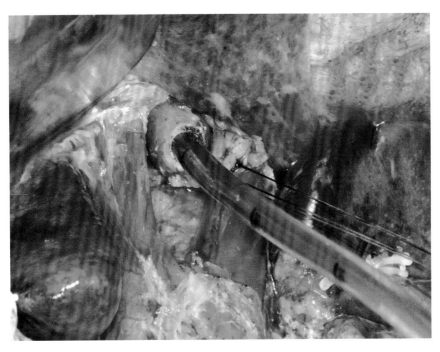

图 8-3-3　引出牵引管

食管断端开口后，自开口处出牵引管。动作要轻柔，不可用蛮力硬拽牵引管，避免损伤会厌、食管等；必要时请麻醉医师用喉镜协助，牵引过程中避免牵引管触碰腹腔造成污染

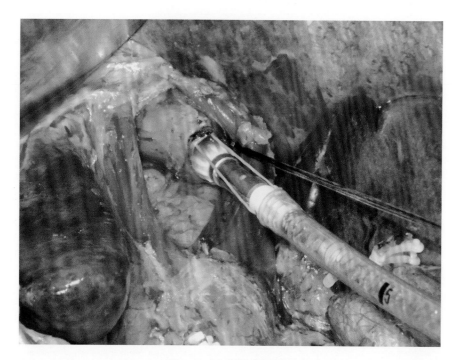

图 8-3-4　引出钉砧头

钉砧头位于牵引管末端，当牵引牵引管遇到阻力后，说明钉砧头已到达食管断端，稍加用力即可引出钉砧头

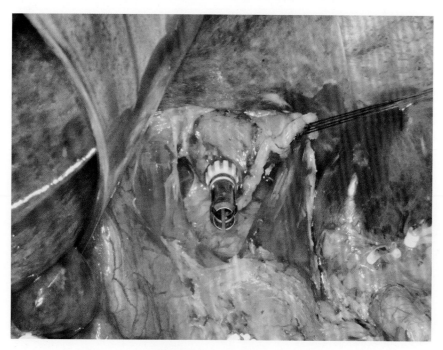

图 8-3-5　固定钉砧头

引出钉砧头后随即剪断钉砧头与牵引管固定线，使钉砧头停留于食管断端

3. 处理空肠系膜后，离断空肠。圆形吻合器经空肠远侧断端插入，将钉砧头与吻合器对合，击发　　完成吻合（图 8-3-6~ 图 8-3-11）。

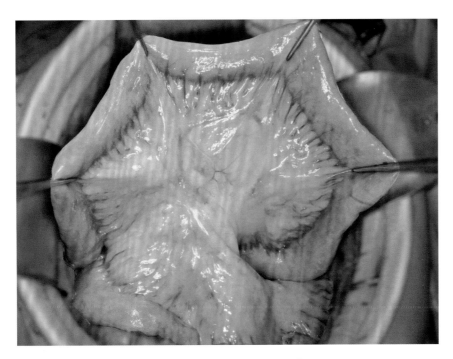

图 8-3-6　拟处理空肠系膜

展开空肠，距离 Treitz 韧带 20~25 cm 选为拟离断空肠点

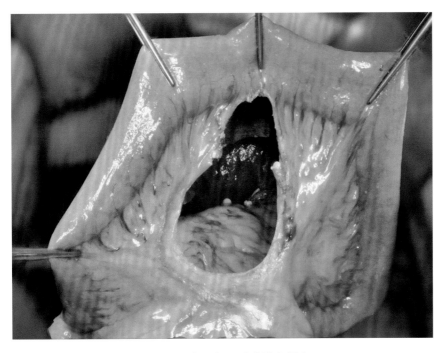

图 8-3-7　处理空肠系膜并离断空肠

先处理空肠系膜血管，拟离断处用两把 Kocher 钳夹闭，然后离断空肠。远端备食管空肠吻合，近端备空肠空肠 Y 形吻合

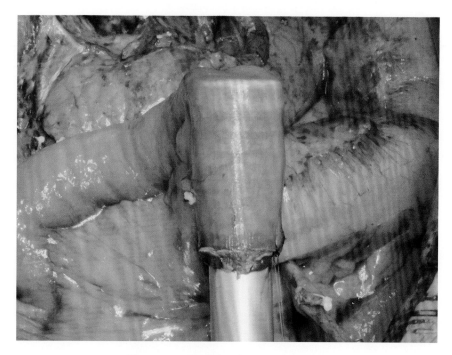

图 8-3-8　远端空肠插入圆形吻合器

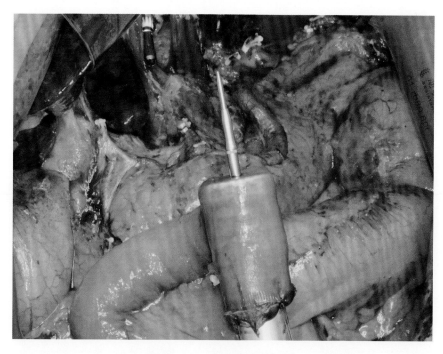

图 8-3-9　旋出吻合器钉针

于空肠血运较好的部位，选择对系膜缘，旋出吻合器钉针

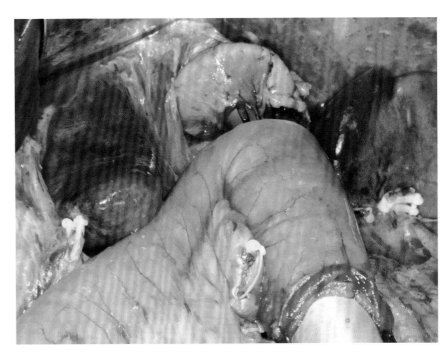

图 8-3-10　吻合器钉针与钉砧头对接

助手持钉砧头把持器固定钉砧头，术者将吻合器钉针插入钉砧头，听到"咔嗒"声并有突破感后，完成钉针与钉砧头对接

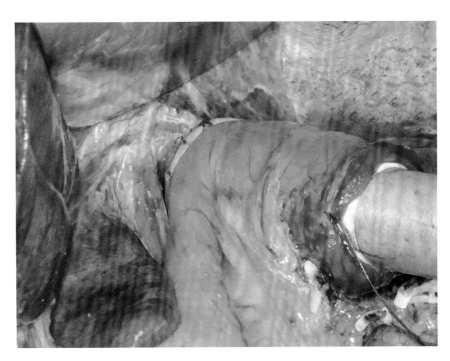

图 8-3-11　完成食管空肠吻合

将吻合器和食管断端内钉砧头对接，确认无多余组织嵌入、无空肠系膜扭转，缓慢旋紧吻合器至刻度线，击发吻合器，完成食管空肠吻合。缓慢旋松吻合器，退出吻合器。通过空肠残端观察吻合口通畅性，是否有活动性出血

4. 最后使用直线切割闭合器闭合空肠残端。残端长度应小于 3 cm，吻合口及残端可缝合止血并加固（图 8-3-12、图 8-3-13 ）。

5. 空肠空肠吻合，过程与前述相同，可参考前述内容。

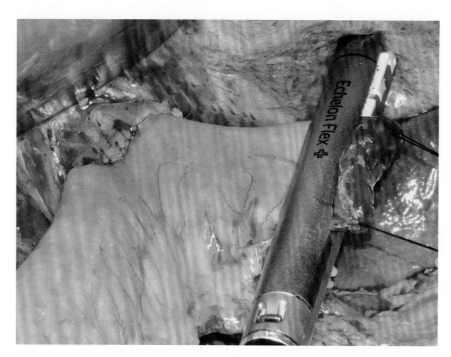

图 8-3-12　闭合空肠残端

直线切割闭合器闭合空肠断端，残端长度应小于 3 cm

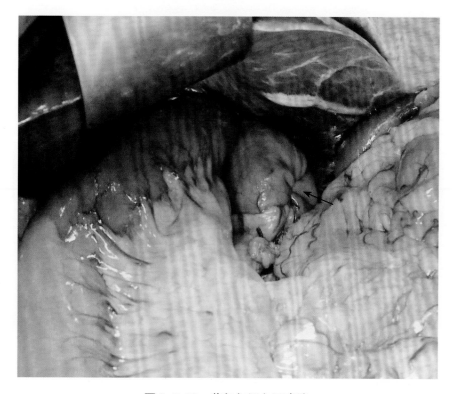

图 8-3-13　荷包包埋空肠残端

闭合之后的空肠残端可采用荷包缝合包埋，此举可进一步降低空肠残端漏的风险；箭头示经荷包包埋的空肠残端

第四节 反穿刺法

一、概述

所谓反穿刺法是一种将钉砧头放入食管的方法，适用于腹腔镜下全胃切除术的食管空肠吻合。下面重点介绍放置钉砧头部分，其余部分参考前述内容。

二、吻合步骤

1. 离断十二指肠　请参考相关章节。

2. 通过小切口将反穿刺钉砧头放入腹腔中，充分游离食管后，在胃食管结合部置血管夹或食管夹夹闭食管，以防切开食管时胃内容物溢入腹腔。在拟离断食管断端的下方，食管前壁开小口将钉砧头放入食管。钉砧头末端带有穿刺装置，穿刺装置末端小孔内穿有带针缝线（图8-4-1）。

3. 在放入钉砧头的食管切口近端1~2 cm处的食管前壁，刺出带针缝线，利用缝线牵引钉砧头穿刺装置穿出食管，进而将钉砧头尾部引出食管，钉砧头留在食管内（图8-4-2）。

4. 在放入钉砧头的食管切口上方，拟离断食管处，使用直线切割闭合器离断食管（图8-4-3）。

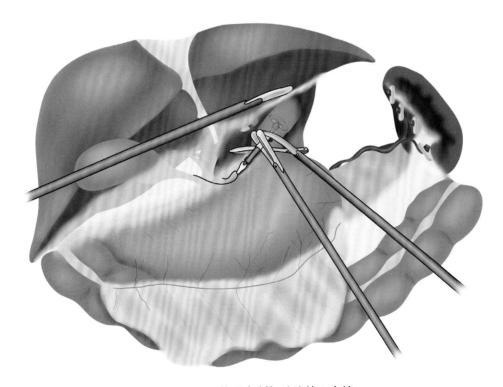

图8-4-1　将反穿刺钉砧头放入食管

此钉砧头末端是可取下的塑料穿刺装置，穿刺装置末端有小孔，小孔内穿入带针缝线，长度10 cm即可

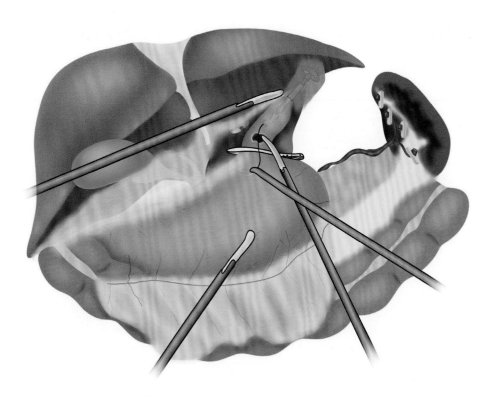

图 8-4-2　将带针缝线刺出食管前壁

图中已经将带针缝线刺出食管前壁，之后牵引缝线将钉砧头尾部穿刺装置引出食管前壁，进而带出钉砧头尾部

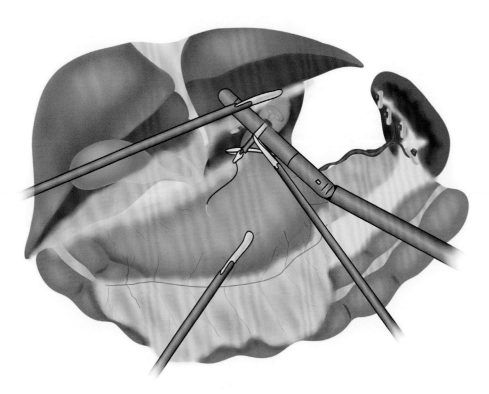

图 8-4-3　直线切割闭合器离断食管

在放入钉砧头的食管切口上方、钉砧头穿出食管位点下方，使用直线切割闭合器离断食管

5. 移除钉砧头穿刺装置（图 8-4-4）。

6. 经辅助切口插入圆形吻合器（图 8-4-5）。

7. 旋紧圆形吻合器并击发（图 8-4-6）。

8. 完成食管空肠吻合（图 8-4-7）。

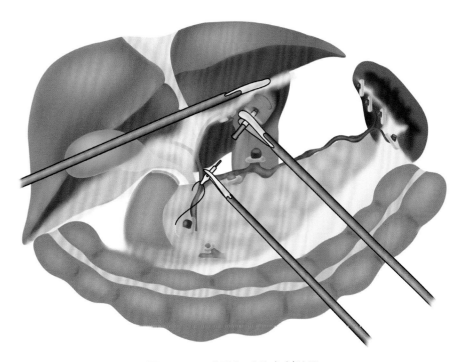

图 8-4-4 移除钉砧头穿刺装置

使用腹腔镜血管钳夹持钉砧头穿刺装置特定部位，可将穿刺装置从钉砧头尾端取下

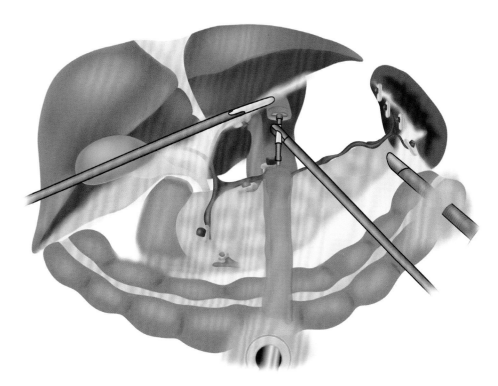

图 8-4-5 经辅助切口插入圆形吻合器

将观察镜头移到左侧或右侧 Trocar 孔，脐周开小切口插入圆形吻合器，将拟吻合空肠套入圆形吻合器。可用丝线将套入吻合器的空肠与上提空肠绑定以固定圆形吻合器（如图中所示），旋出钉针，与食管中的钉砧头对接

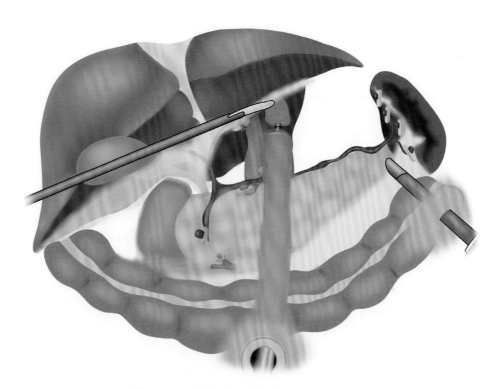

图 8-4-6　旋紧圆形吻合器至刻度线并击发

旋紧吻合器的过程中，需保持圆形吻合器相对固定，可如图中所示钳夹固定圆形吻合器的丝线以及食管。旋紧过程中仔细检查避免嵌入其他组织，击发吻合器完成食管空肠吻合

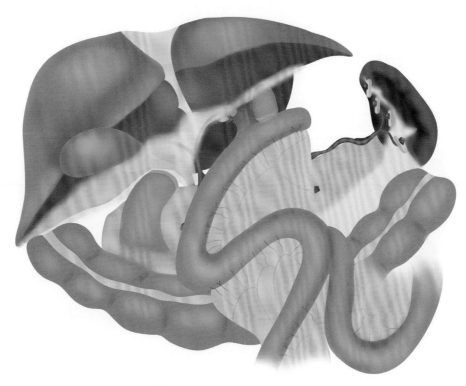

图 8-4-7　完成食管空肠吻合

直线切割闭合器闭合空肠残端，完成食管空肠反穿刺法吻合

第五节 食管空肠功能性端端吻合

一、概述

食管空肠功能性端端吻合（functional end to end anastomosis，FEEA 或 FETE）1999 年由 Uyama 等首先报道，又被称为逆蠕动吻合法。此方法采用直线切割闭合器进行侧侧吻合，但是功能上可视为食管空肠端端吻合，是腹腔镜下食管空肠吻合的一种方法。

二、吻合步骤

1. 直线切割闭合器离断十二指肠　参考前述章节。

2. 直线切割闭合器离断食管　充分游离食管至少 5 cm，采用直线切割闭合器离断食管（图 8-5-1）。离断位置在保证切缘安全的前提下尽量靠近贲门。标本取出后检查切缘同时送快速冰冻病理学检查，确认切缘阴性后再行吻合。

3. 在距离 Treitz 韧带远侧 20~25 cm 处，充分游离系膜血管后，采用直线切割闭合器离断空肠（图 8-5-2）。

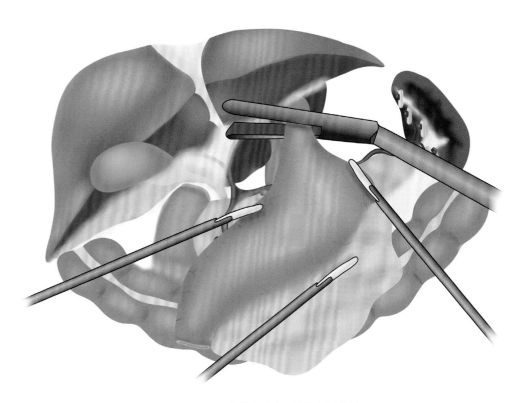

图 8-5-1　直线切割闭合器离断食管

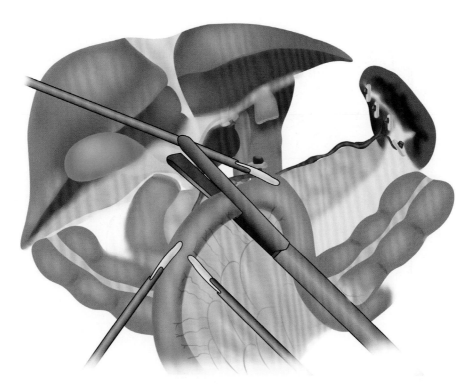

图 8-5-2　直线切割闭合器离断空肠

4. 使用超声刀分别在食管和空肠断端处切开小口，口的大小以能伸入直线切割闭合器的臂为宜，然后将两臂分别插入食管和空肠，缓慢压榨后击发，完成食管空肠侧侧吻合（图 8-5-3～ 图 8-5-5 ）。

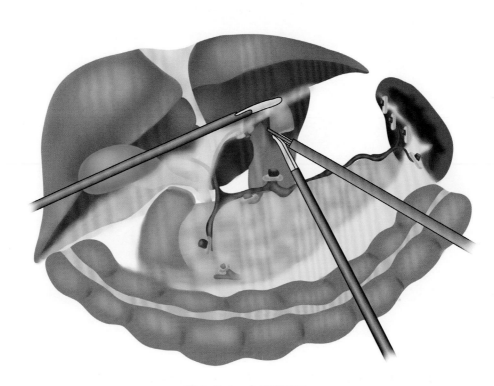

图 8-5-3　食管断端开口

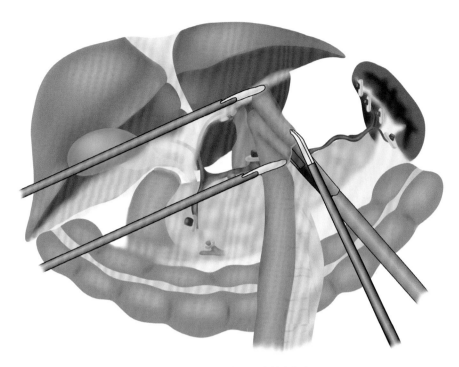

图 8-5-4 食管空肠侧侧吻合

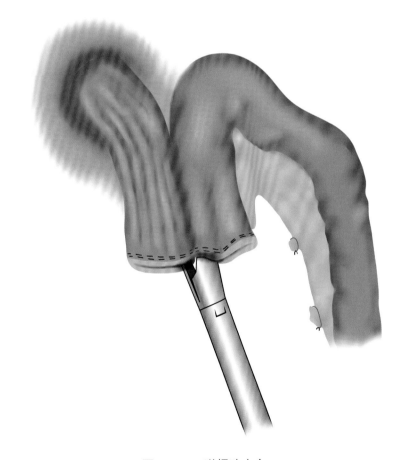

图 8-5-5 逆蠕动吻合

FEEA 吻合为食管断端及空肠断端的侧侧吻合，功能上可视为端端吻合。如图中所示，吻合完成后由于重力作用空肠下坠，势必造成通过吻合口与后续空肠方向相反，是为逆蠕动吻合

209

5. 关闭食管空肠共同开口　可采用直线切割闭合器关闭共同开口，亦可采用倒刺线缝合共同开口，完成 FEEA 吻合（图 8-5-6　图 8-5-8）。

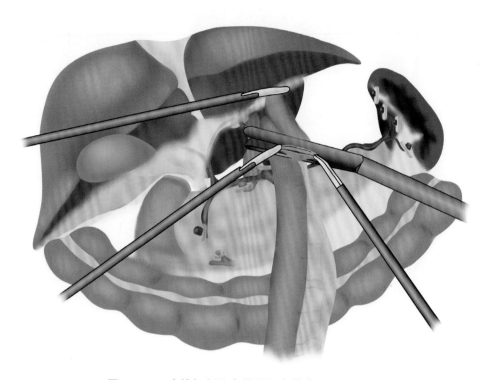

图 8-5-6　直线切割闭合器关闭食管空肠共同开口

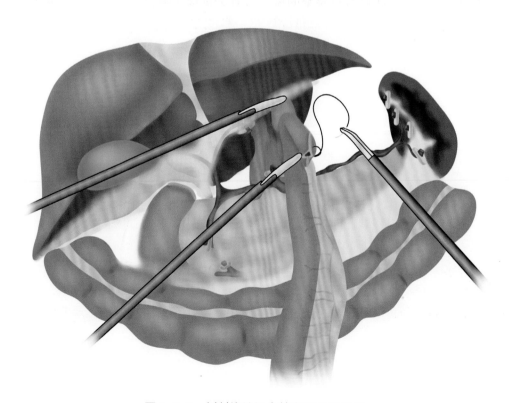

图 8-5-7　倒刺线关闭食管空肠共同开口

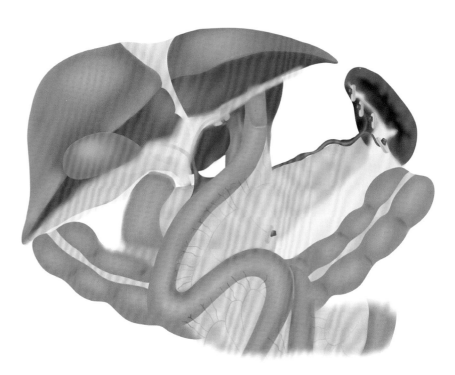

图 8-5-8　完成 FEEA 吻合

FFEA 的优点包括如下两点：①操作简便，避免了圆形吻合器钉砧头置入时的麻烦；②吻合口直径相对管型吻合器更大，术后发生吻合口狭窄的风险较低。但存在如下缺陷：由于空肠断端朝向足侧，吻合后空肠输出端将会出现肠道扭曲，增加了食物通过的阻力；由于此术式需要游离足够长度的食管，对于胃食管结合部癌或需要切除较长食管的病例，不适合采用此法。

第六节　Overlap 法吻合

一、概述

2010 年 Inaba 等首先提出了此吻合方法。在此重建方法中，调整了空肠吻合后的方向，食管空肠属于顺蠕动吻合，避免了 FEEA 中存在的拐角问题，属于功能性的端侧吻合，操作上更易实现。但其需要游离较多的食管，并且腹腔镜下手工缝合共同开口也一定程度上增加了操作难度。

二、吻合步骤

1. 直线切割闭合器离断十二指肠　参考前述章节。

2. 直线切割闭合器离断食管　充分游离、裸化食管超过肿瘤上缘至少 5 cm，向下牵拉胃，采用直线切割闭合器离断食管（图 8-6-1）。离断位置在保证切缘安全的前提下尽量靠近贲门。标本取出后检查切缘同时送快速冰冻病理学检查，确认切缘阴性后再行吻合。

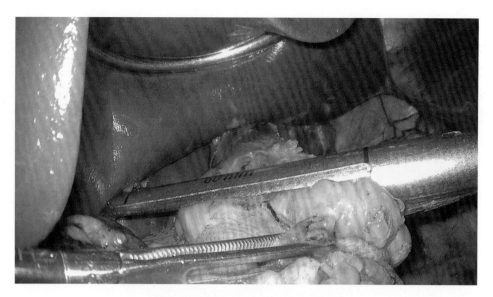

图 8-6-1　直线切割闭合器离断食管

3. 在空肠距离 Treitz 韧带 20~25 cm 处，充分游离系膜侧血管后，采用直线切割闭合器离断空肠（图 8-6-2 ）。

4. 将远端空肠向上提起至食管左侧，需检查系膜是否有张力，并保持空肠与食管平行且空肠断端朝向头侧。

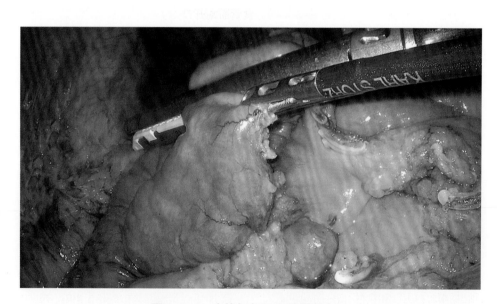

图 8-6-2　直线切割闭合器离断空肠

5. 在上提的远端空肠距断端 5~6 cm 对系膜缘及食管断端各切开一个小口，将顺食管与空肠的平行走行后用直线切割闭合器完成食管空肠侧侧吻合（图 8-6-3~ 图 8-6-5）。空肠的游离度较大，打开直线切割闭合器后，可先将带钉仓的臂插入空肠，暂时关闭钳口，然后再将另一臂伸向食管腔，松开钳口，将食管套上钉砧，进行必要的调整后击发闭合器完成食管空肠侧侧吻合。通过共同开口检查吻合口是否有活动性出血。

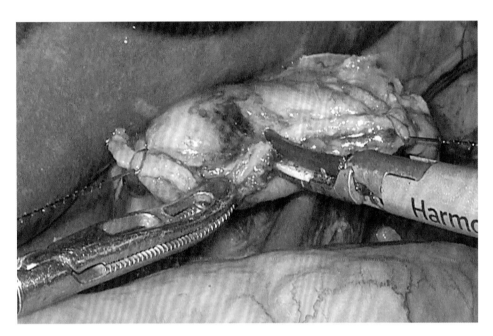

图 8-6-3　食管断端开口

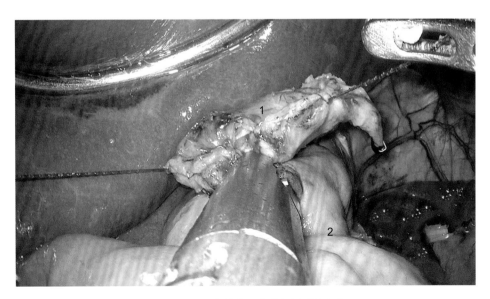

图 8-6-4　食管空肠顺蠕动侧侧吻合

1. 食管；2. 空肠

213

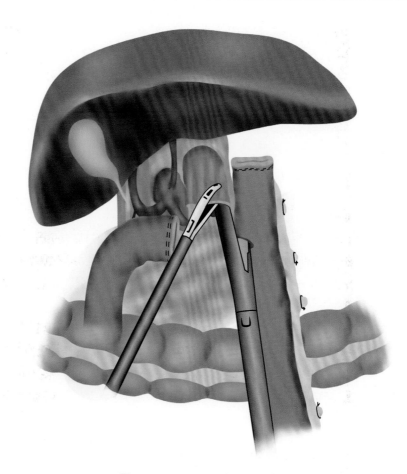

图 8-6-5　Overlap 法吻合示意图

6. 关闭食管空肠共同开口 可采用倒刺线缝合共
同开口（图 8-6-6～图 8-6-7）。

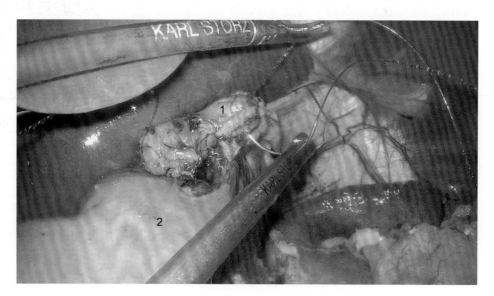

图 8-6-6　倒刺线关闭食管空肠共同开口

1. 食管；2. 空肠

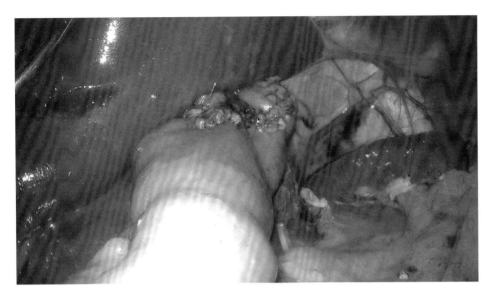

图 8-6-7　完成 Overlap 法吻合

第七节　Roux-en-Y 吻合术式评价

1. 食管空肠 Roux-en-Y 吻合的优点

吻合口数量少，操作相对简单；术后反流性食管炎发生率低；吻合口无张力，术后吻合口漏的发生率低；Roux-en-Y 吻合术后患者生活质量较高。

2. 食管空肠 Roux-en-Y 吻合的缺点

胃空肠吻合以后，改变了正常的解剖生理关系，食物直接进入空肠，而不经过十二指肠，不利于食物与消化液的充分混合；术后若出现胆道或胰腺病变，不能通过内镜观察十二指肠。

因此，建议食管空肠 Roux-en-Y 吻合时根据肿瘤的位置、大小及切除范围，同时结合外科医师的个人习惯，选择合适的吻合方式，包括圆形吻合器和直线切割闭合器的选择、钉砧头的置入途径等。食管空肠吻合时切勿将空肠系膜侧肠壁夹入器械，以免引起吻合口漏或狭窄；食管空肠吻合建议采用端侧吻合，可以降低术后并发症发生率，同时食管空肠吻合后空肠残端不宜保留过多；术后吻合口附近常规放置引流管。

（张一楠　步召德）

参考文献

[1] Japanese Gastric Cancer Association. Japanese gastric cancer treatment guidelines, 2018 (5th edition). Gastric Cancer, 2021, 24(1): 1-21.

[2] Ajani J A, D'Amico T A, Bentrem D J, et al. Gastric Cancer, Version 2. 2022, NCCN Clinical Practice Guidelines in Oncology. J Natl Compr Canc Netw, 2022, 20(2), 167-192.

[3] Kawamura H, Ohno Y, Ichikawa N, et al. Anastomotic complications after laparoscopic total gastrectomy with esophagojejunostomy constructed by circular stapler (OrVil™) versus linear stapler (overlap method). Surg Endosc, 2017, 31(12): 5175-5182.

[4] Ko C S, Gong C S, Kim B S, Kim S O, et al. Overlap method versus functional method for esophagojejunal reconstruction using totally laparoscopic total gastrectomy. Surg Endosc, 2021, 35(1): 130-138.

[5] 国家卫生健康委员会. 胃癌诊疗规范(2018年版). 中华消化病与影像杂志(电子版), 2019, 9(3): 118-144.

[6] 中华医学会外科学分会胃肠外科学组, 中华医学会外科学分会腹腔镜与内镜外科学组, 中国抗癌协会胃癌专业委员会. 完全腹腔镜胃癌手术消化道重建专家共识及手术操作指南(2018版). 中国实用外科杂志, 2018, 38(8): 833-839.

[7] 牟廷裕, 胡彦锋, 余江, 等. 经口抵钉座置入系统在胃癌腹腔镜全胃切除术消化道重建中的临床价值. 中华消化外科

杂志, 2012, 11(3): 211-214.

[8] 李子禹, 吴舟桥, 陕飞, 等. 腹腔镜全胃切除术消化道重建方式的安全性评估. 中华消化外科杂志, 2020, 19(9): 941-945.

[9] 莜原尚, 水野惠文, 牧野尚彦. 图解外科手术——从膜的解剖解读术式要点. 沈阳: 辽宁科学技术出版社, 2013.

[10] 王舒宝, 夏志平. 胃癌手术与手技. 沈阳: 辽宁科学技术出版社, 2008.

[11] 余佩武. 腹腔镜胃癌手术学. 北京: 人民卫生出版社, 2011.

[12] Seigo, Han-Kwang Yang. 腹腔镜胃癌切除术: 标准手术操作和循证医学证据. 李凛, 李涛, 梁美霞译. 北京: 人民军医出版社, 2013.

[13] 郝希山, 梁寒, 李勇. 胃切除术后消化道重建. 北京: 人民卫生出版社, 2019.

第九章　近端胃切除术后消化道重建

第一节　概　　述

1908 年 Volcker 首次行近端胃切除、食管残胃吻合重建，后来陆续发展出间置空肠法和双通道吻合等重建方式。食管残胃吻合是指食管断端与残胃进行端端吻合或端侧吻合。间置空肠法是指将一段空肠近端和远端分别与食管断端和残胃吻合，主要是带蒂空肠间置法。双通道吻合是指双输出通道，一个是空肠 - 残胃 - 十二指肠；另一个是连续的空肠，使食物呈分流状。三种吻合方式各有特点及优势和缺陷，以下将从吻合步骤及术式特点加以介绍。

第二节　食管残胃吻合

开腹根治性近端胃切除术后食管残胃吻合

食管残胃吻合是近端胃切除术的经典重建方式，此术式操作简便。需特别考虑的是肿瘤根治性，对于进展期胃癌，则应慎重选择此术式。此外还应考虑患者的生活质量。此术式的重要问题是术后胃食管反流，带来反酸、胃灼热（烧心）等症状，影响患者的生活质量。因此，食管残胃吻合，需严格把握适应证。

▌一、适应证

1. 胃体及贲门部肿瘤，包括胃食管结合部癌及胃上部良性肿瘤。

2. 胃食管结合部及胃体上部良性溃疡内科保守治疗无效需要手术者。

3. 食管静脉曲张、贲门胃底黏膜撕裂导致出血保守治疗无效需手术者等。

▌二、吻合步骤

1. 充分游离腹段食管后，在拟离断食管处放置荷包钳，穿入荷包针，之后离断食管。在食管断端放入吻合器钉砧头（一般是 25 mm 或 26 mm），收紧荷包线并打结（图 9-2-1～图 9-2-6）。

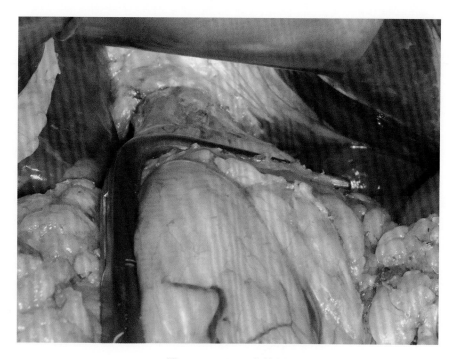

图 9-2-1　置入食管钳

距肿瘤上缘 3 cm 置入食管钳

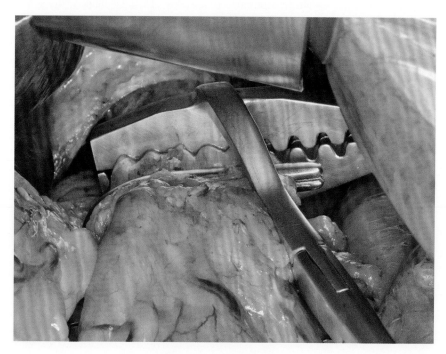

图 9-2-2　置入荷包钳

在食管钳近端置入荷包钳

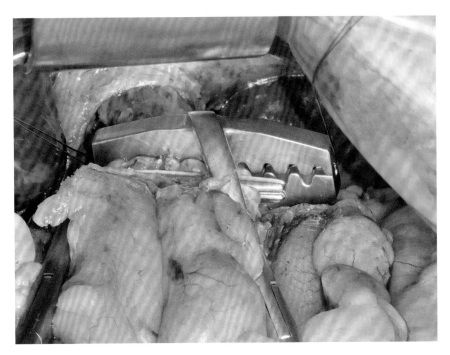

图 9-2-3　穿入荷包针

术者自患者左侧至右侧穿入荷包针，穿荷包针时注意避免将 2 针头自同一口插入

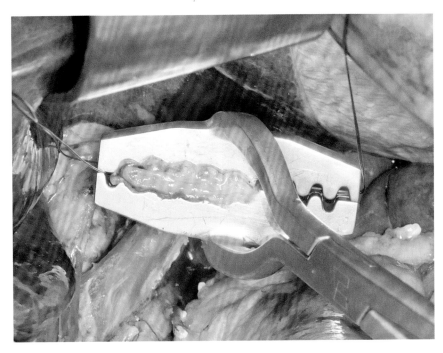

图 9-2-4　离断食管

使用直角剪刀或电刀离断食管。离断食管后，消毒食管断端，同时食管切缘送快速冰冻病理学检查，待结果回报切缘阴性后，方可行后续吻合操作

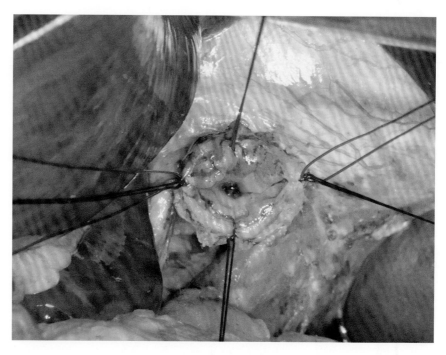

图 9-2-5　悬吊食管

食管断端可用卵圆钳伸入后适当扩张，在食管断端 0 点、3 点、6 点、9 点四个位点各全层缝合悬吊一针，线尾夹上蚊式钳以悬吊食管。此做法一方面比较容易置入钉砧头，另一方面可以有效避免食管黏膜层发生退缩，使食管空肠黏膜层吻合完整

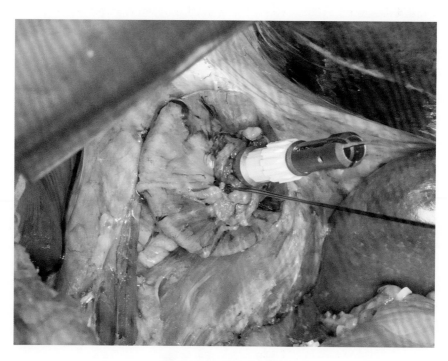

图 9-2-6　置入钉砧头

置入钉砧头后，收紧荷包线，打 6 个结，确保荷包完整。必要时可将荷包周围血管适当离断，避免吻合口出血

2. 再次检查肿瘤位置，确定胃切线，用直线切割闭合器离断近端胃，断端采用3-0缝线加固（图9-2-7~图9-2-10）。

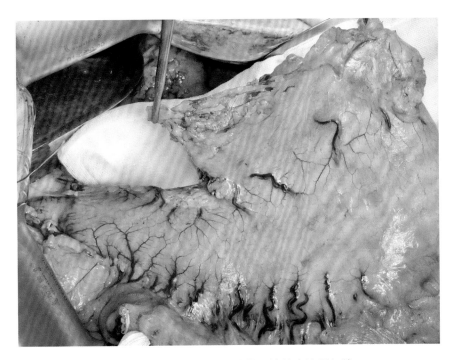

图 9-2-7　清扫胃小弯侧淋巴结并确认胃切线

保留胃右血管及其第一支分支，清扫胃右血管第一支分支以上的 No.3 淋巴结，同时确认胃小弯侧切线

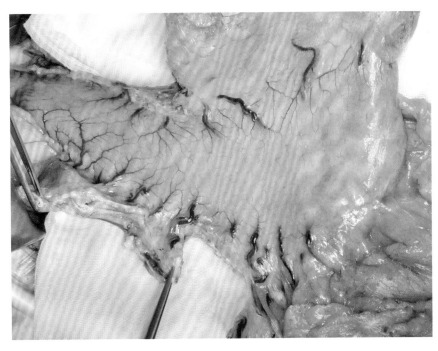

图 9-2-8　离断胃大弯侧血管弓

紧邻胃大弯侧血管弓将远端胃的大网膜切除，于胃切线处离断胃大弯侧血管弓

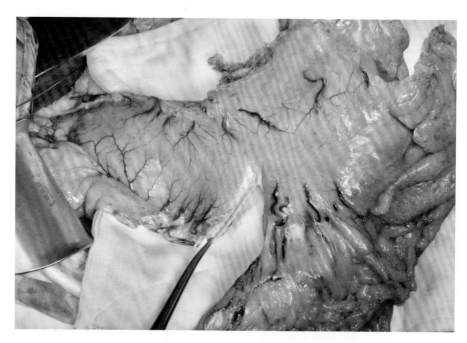

图 9-2-9 离断胃大弯侧胃体

使用直线切割闭合器自胃大弯侧离断胃体，由于拍摄角度原因，该图片中远端胃剩余体积似不足全胃 1/2，但实际上剩余远端胃为全胃体积 1/2 左右

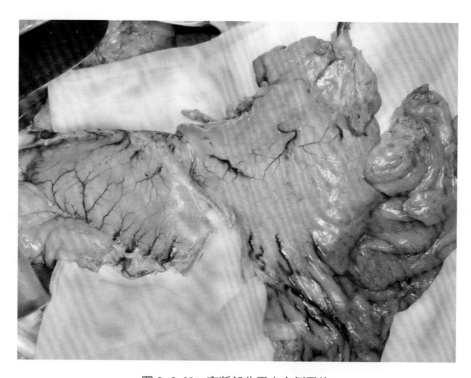

图 9-2-10 离断部分胃小弯侧胃体

使用直线切割闭合器向胃小弯侧离断部分胃体，胃切线选择朝向小弯侧，可保留 2~3 cm 小弯侧胃体不离断，拟开口插入圆形吻合器

3. 于残胃未闭合处插入圆形吻合器，在拟行吻合处旋出吻合器钉针，行食管残胃端侧吻合（图 9-2-11～图 9-2-15）。

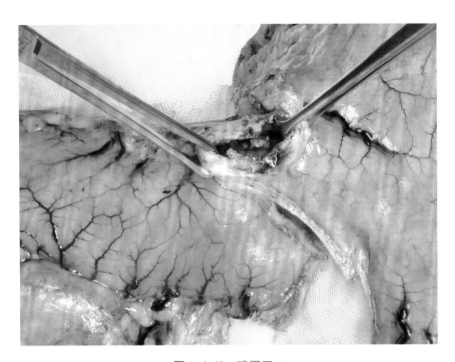

图 9-2-11　残胃开口

于上述不离断处胃体小弯开口，拟插入圆形吻合器

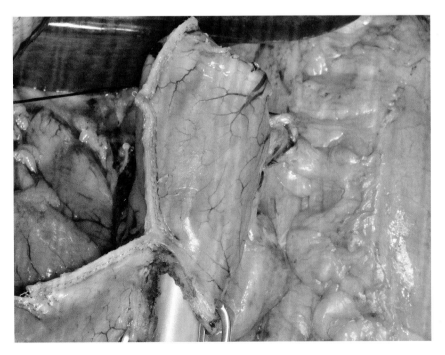

图 9-2-12　插入圆形吻合器

通过上述开口向远端胃方向插入圆形吻合器

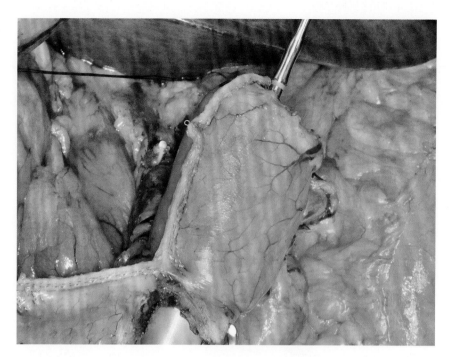

图 9-2-13 旋出圆形吻合器钉针

于残胃前壁旋出吻合器钉针，备吻合；在残胃前壁行食管残胃吻合可能有抗胃食管反流作用

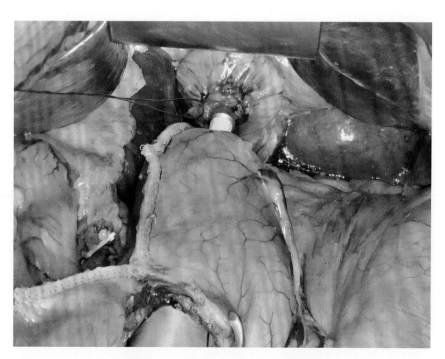

图 9-2-14 对接吻合器钉针及钉砧头

助手持钉砧把持器原位固定钉砧头，术者持圆形吻合器，无张力状态下对接吻合器钉针与钉砧头

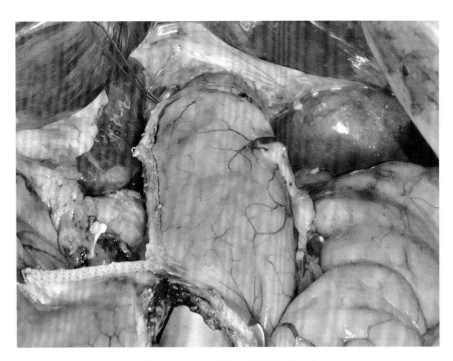

图 9-2-15 击发吻合器完成吻合

缓慢旋紧吻合器至刻度线，压榨 15 秒后，在无张力状态下击发。一次击发到底，不可反复切割，听到"咔嗒"声及突破感后，完成吻合。旋松吻合器并取出，通过残胃开口检测吻合口是否通畅，是否有活动性出血；检查吻合器钉砧头处切割组织是否环状完整、黏膜层是否完整，若均完整，提示吻合满意

4. 直线切割闭合器关闭残胃开口，浆肌层包埋。

或手工缝合关闭开口（图 9-2-16 ）。

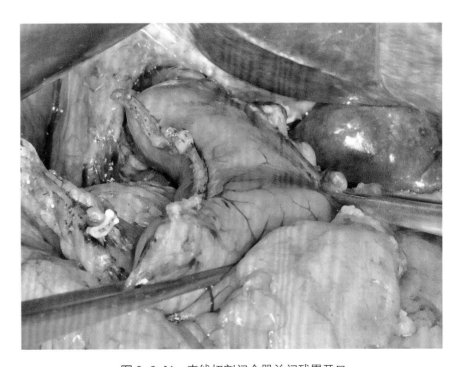

图 9-2-16 直线切割闭合器关闭残胃开口

残胃开口可用 3-0 可吸收缝线全层缝合 3 针以悬吊，用直线切割闭合器将残胃开口闭合，完成食管残胃吻合

三、术式评价

食管残胃吻合分为食管胃前壁吻合、食管胃后壁吻合、管型胃食管吻合、食管胃侧壁吻合和双肌瓣吻合。食管胃后壁吻合由于术后反流性食管炎发生率很高，已被逐渐弃用。食管胃前壁吻合术后反流性食管炎发生率相对略低，并且操作简便，采用较多。管型胃食管吻合术后反流性食管炎发生率和程度均明显低于传统的食管残胃吻合，尤其适用于食管切缘位置比较高的情况；缺点是容易出现吻合口狭窄，费用相对高一些。

第三节　间置空肠吻合

一、概述

间置空肠吻合即将一段空肠近端和远端分别与食管断端和残胃吻合，主要是带蒂空肠间置法：取距 Treitz 韧带 15 cm 处带血管蒂的空肠 20 cm，间置于食管断端和残胃之间。此术式的优点是明显降低反流性食管炎发生率，提高生活质量。缺点是吻合口数量多，增加吻合口漏等手术风险。

二、适应证

1. 胃体及贲门部肿瘤，包括胃食管结合部癌及胃上部良性肿瘤。

2. 胃食管结合部及胃体上部良性溃疡内科保守治疗无效需要手术者。

3. 食管静脉曲张、贲门胃底黏膜撕裂导致出血保守治疗无效需要手术者等。

三、吻合步骤

1. 充分游离腹段食管，拟离断处置食管钳，后者近端置荷包钳，离断食管。穿入荷包针后，将 25 mm 或 26 mm 圆形吻合器钉砧头放入食管断端，收紧荷包线并打结固定。确认肿瘤部位，确定胃切线，用直线切割闭合器离断部分胃，剩余胃小弯侧 3 cm 用直 Kocher 钳夹闭，离断不闭合，胃断端 3-0 缝线浆肌层缝合包埋。该过程与食管残胃吻合相同，不再赘述。

2. 距 Treitz 韧带向下 15 cm，游离一段带血管蒂的空肠，长 15~20 cm，确保良好血运，离断此空肠远近端系膜（图 9-3-1）。

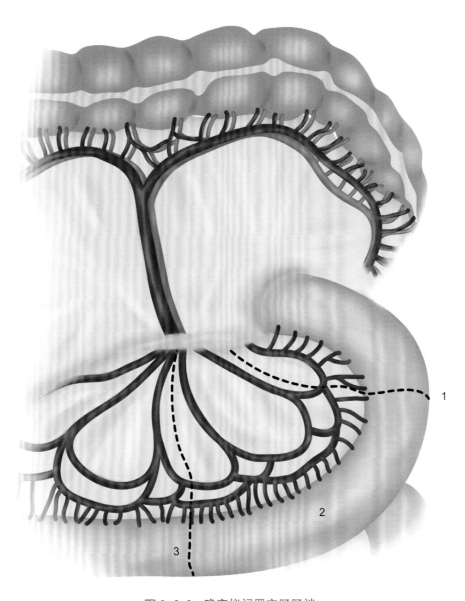

图 9-3-1　确定拟间置空肠肠袢

1. 距 Treitz 韧带 15 cm 处；2. 拟间置空肠的肠袢；3. 距 "1" 处 15~20 cm

3. 横结肠系膜无血管区切开 5 cm 开口，将拟间置的空肠通过该口提至横结肠系膜上方。横结肠系膜开口大小根据上提肠袢系膜大小决定，应适当宽松以避免上提肠袢静脉回流受阻。将离断的空肠近端及远端吻合，可采用直线切割闭合器侧侧吻合，之后使用直线切割闭合器关闭共同开口（图 9-3-2）。

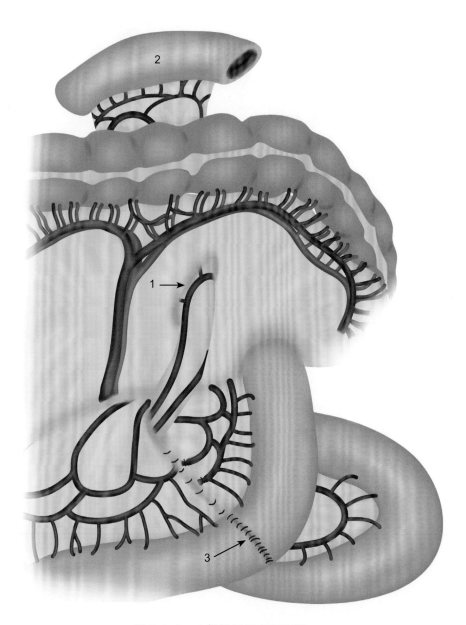

图 9-3-2 上提拟间置空肠肠袢

1. 横结肠系膜无血管区切开 5 cm 开口；2. 上提拟间置空肠的肠袢；3. 将取走间置空肠后的近端及远端小肠吻合，并关闭系膜

4. 食管空肠吻合 采用圆形吻合器从拟间置空肠远端插入拟间置空肠，行食管空肠端端吻合或端侧吻合（图 9-3-3）。

5. 间置空肠远端与残胃行端侧吻合 间置空肠远端制作荷包，包埋圆形吻合器钉砧头，通过残胃未闭合开口插入圆形吻合器，行间置空肠与残胃吻

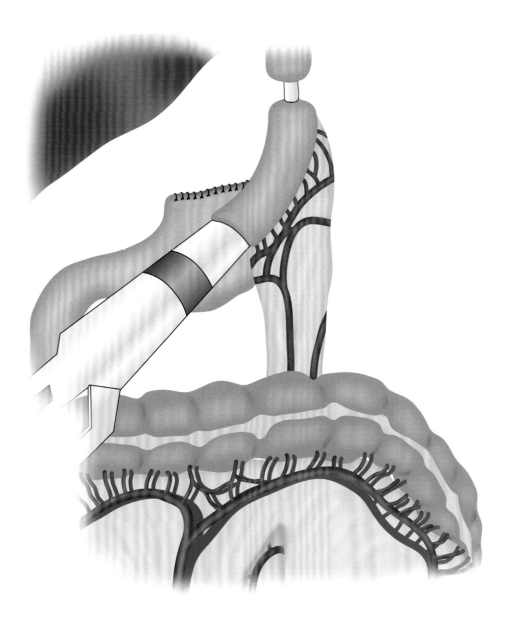

图 9-3-3 间置空肠与食管吻合

合（图 9-3-4）。

6. 各吻合口均行浆肌层包埋加固并止血。残胃小弯侧可与间置空肠缝合数针起到固定作用。间置空肠的系膜两侧与附近组织缝合数针固定，尽可能把间置空肠系膜放在残胃前面。

四、术式评价

1. 间置空肠吻合的优点

食物完全走生理通道，通过十二指肠进入空肠；切除胃的范围相对小，可以增加残胃容量，提高生活质量；可以保留幽门的功能，降低碱性反流的发生率。

2. 间置空肠吻合的缺点

操作复杂，手术时间长，手术花费相对较高，有发生排空障碍的可能。

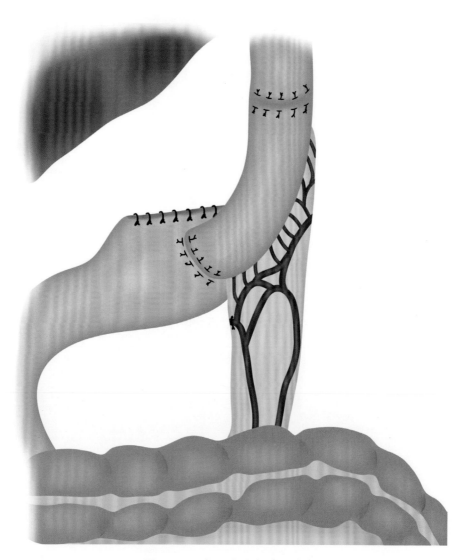

图 9-3-4　间置空肠与残胃吻合

第四节　双通道吻合

一、概述

　　此术式的特点是双输出通道，一个是空肠 - 残胃 - 十二指肠，另一个是连续的空肠，使食物呈分流状（图 9-4-1）。由于食管吻合口下方空肠具有足够的蠕动性，能有效地阻止及缓冲消化液反流，减少反流性食管炎的发生，提高生活质量。缺点是吻合口较多，操作较烦琐，一定程度上增加吻合口并发症。

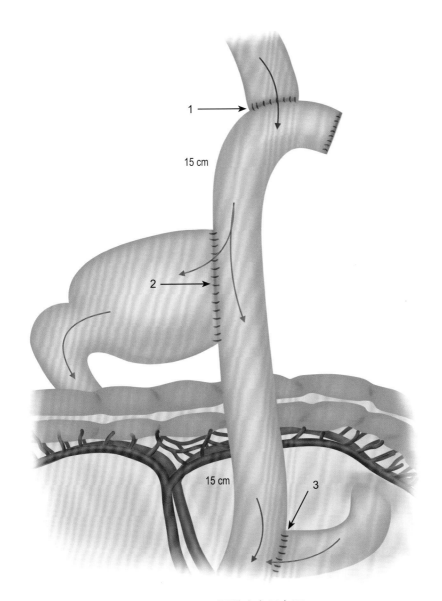

图 9-4-1　双通道吻合示意图

1. 食管空肠吻合；2. 残胃空肠吻合口；3. 空肠空肠吻合口。其中，食管空肠吻合口距残胃空肠吻合口 15~20 cm，残胃空肠吻合口距空肠空肠吻合口 15~20 cm；绿色和红色箭头分别代表食管 - 空肠通路以及空肠 - 残胃 - 十二指肠通路

231

二、适应证

1. 胃体近端及贲门部位肿瘤，包括胃食管结合部癌及胃上部良性肿瘤。

2. 胃食管结合部及胃体上部良性溃疡内科保守治疗无效需要手术者。

3. 食管静脉曲张、贲门胃底黏膜撕裂导致出血保守治疗无效需要手术者。

三、吻合步骤

1. 完成近端胃切除　充分游离腹段食管，拟离断处放置食管钳及荷包钳，离断食管。穿入荷包针后，将 25 mm 或 26 mm 圆形吻合器钉砧头置入食管断端，收紧荷包线并打结固定。确认肿瘤部位，确定胃切线，用直线切割闭合器离断胃，3-0 缝线浆肌层缝合包埋（图 9-4-2～图 9-4-11）。

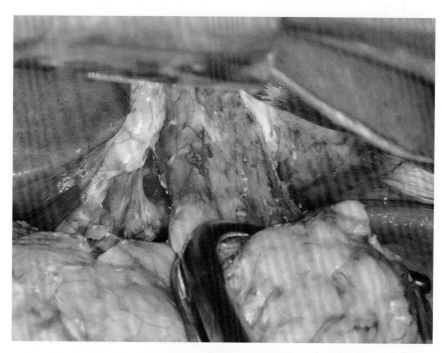

图 9-4-2　置入食管直角钳
在肿瘤上方、拟离断食管下方置入食管直角钳阻断食管

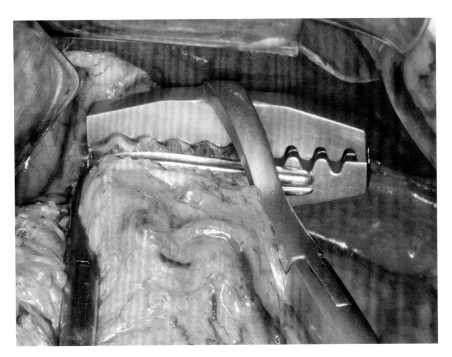

图 9-4-3　置入食管荷包钳

食管直角钳上方置入荷包钳

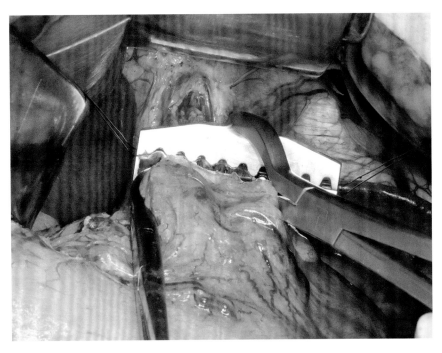

图 9-4-4　穿入荷包针

将荷包针穿入荷包钳，注意切勿将两根针穿入荷包钳的同一孔内

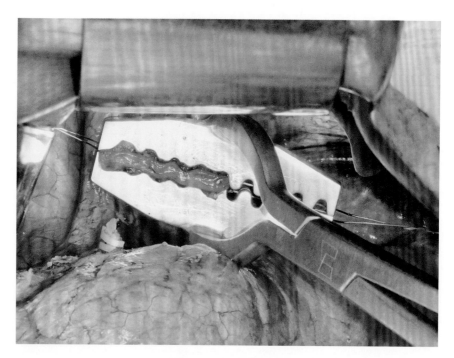

图 9-4-5　离断食管

使用电刀或食管直角剪刀离断食管，食管断端送快速冰冻病理学检查，证实切缘阴性后，方可进行后续吻合

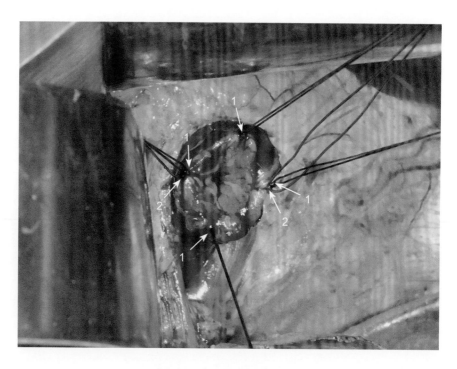

图 9-4-6　悬吊食管

在食管断端 0 点、3 点、6 点、9 点四个位点各全层缝合一针并打结，线尾夹上蚊式钳悬吊食管，悬吊后食管断端处于轻微张开状态，方便置入吻合器钉砧头，此外全层缝合悬吊可保证荷包制作时黏膜层全部在荷包内，保证吻合的完整性

1.悬吊食管缝线；2.未收紧的荷包线

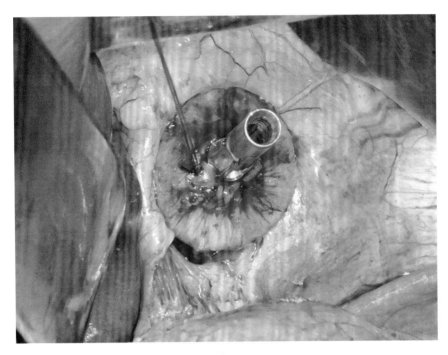

图 9-4-7　置入钉砧头

置入钉砧头，荷包线收紧打 6 个结，完成后需检查荷包完整性，以及是否有多余组织。图为进一步去除荷包周围游离不充分组织，防止吻合出血以及其他组织嵌入

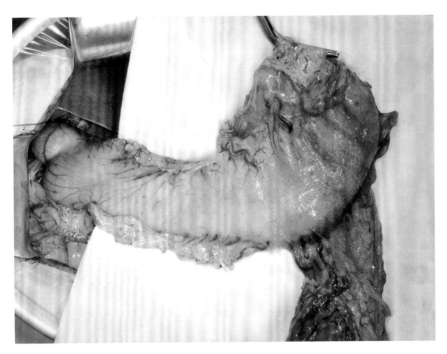

图 9-4-8　确认胃切断线

距离肿瘤安全距离确认胃切断线，并离断胃大、小弯侧血管弓

235

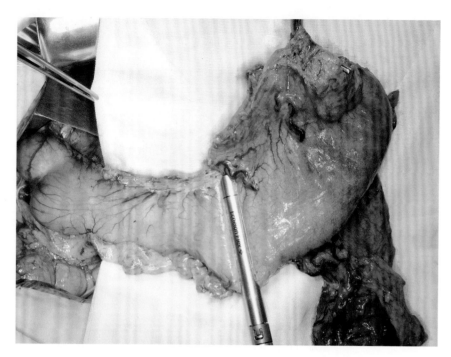

图 9-4-9　离断胃体大弯

直线切割闭合器自胃体大弯侧向小弯侧离断胃体

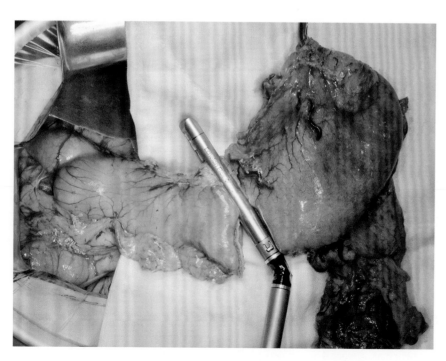

图 9-4-10　离断胃体小弯

直线切割闭合器自胃大弯侧向胃小弯侧离断剩余胃体

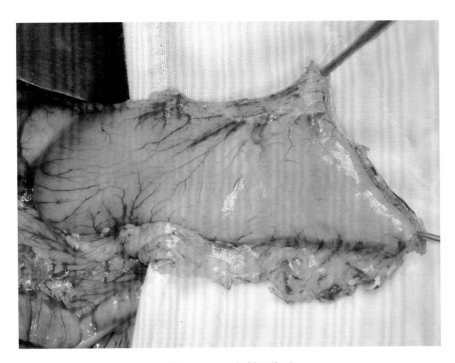

图 9-4-11 离断胃体后

近端胃体标本移除，剩余远端胃体待吻合

2. 离断空肠　距 Treitz 韧带 20~25 cm 处理空肠系
膜，离断空肠系膜血管及空肠（图 9-4-12~图 9-4-14）。

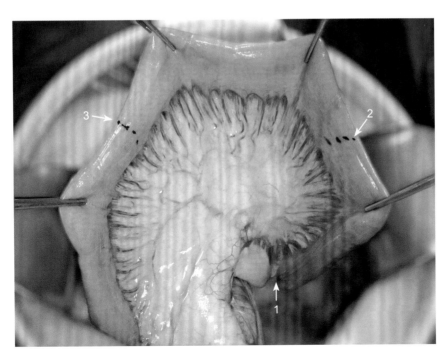

图 9-4-12 辨认空肠系膜血管

距 Treitz 韧带 20~25 cm 处标记拟离断空肠点位，距上述点位 20 cm 标记拟行残胃空肠吻合点位

1. Treitz 韧带；2. 拟离断空肠点位；3. 拟行残胃空肠吻合点位

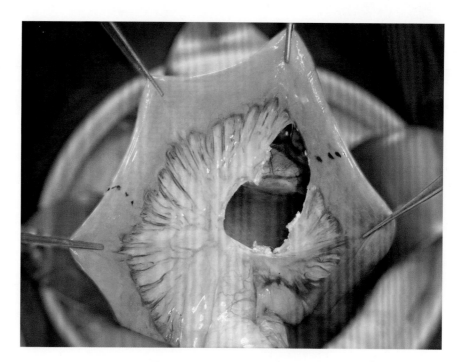

图 9-4-13　处理空肠系膜血管

处理空肠系膜血管，裸化拟离断空肠处

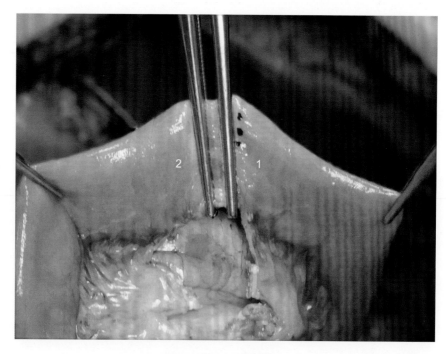

图 9-4-14　离断空肠

两把直 Kocher 钳钳夹空肠后离断空肠

1. 近端肠管，拟行空肠空肠吻合；2. 远端肠管，拟行食管空肠吻合

3. 食管空肠吻合　25 mm 圆形吻合器由空肠断端插入，从标记的系膜缘对侧旋出，与食管断端钉砧头对合吻合。使用直线切割闭合器闭合空肠残端，并荷包缝合包埋残端，保留空肠残端长度大约 3 cm（图 9-4-15～图 9-4-22）。

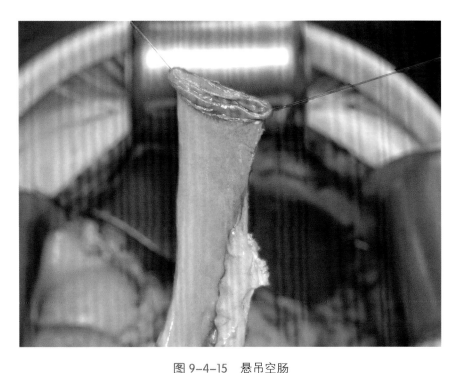

图 9-4-15　悬吊空肠

离断空肠后，远端肠管拟行食管空肠吻合，于远端空肠系膜缘及对系膜缘缝合 2 针悬吊空肠以便插入圆形吻合器

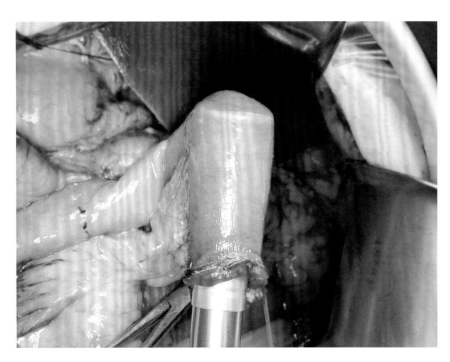

图 9-4-16　置入圆形吻合器

将圆形吻合器插入空肠，在空肠血运较好处选为食管空肠吻合点

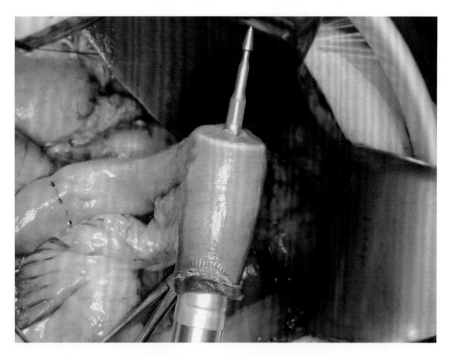

图 9-4-17 旋出吻合器钉针

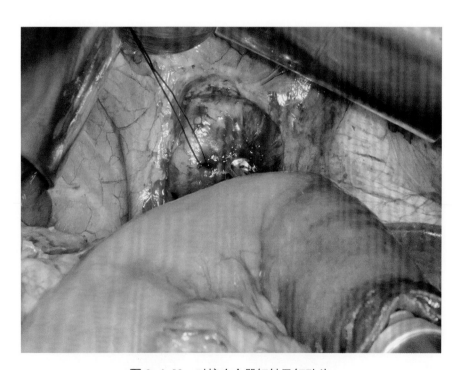

图 9-4-18 对接吻合器钉针及钉砧头

助手持钉砧头把持器原位固定包埋在食管断端的钉砧头，术者手持圆形吻合器完成对接钉针与钉砧头，过程中保持圆形吻合器和肠管相对固定

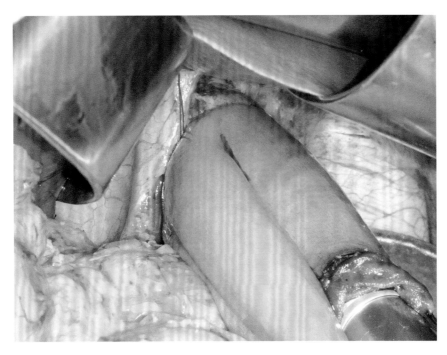

图 9-4-19　旋紧吻合器并击发

对接吻合器钉砧头及钉针后，在无张力状态下，旋紧吻合器至刻度线，压榨 15 秒后击发吻合器，完成食管空肠吻合。旋松吻合器并取出，检查吻合器切割组织完整性，一方面是组织环形完整，另一方面是组织环黏膜层完整

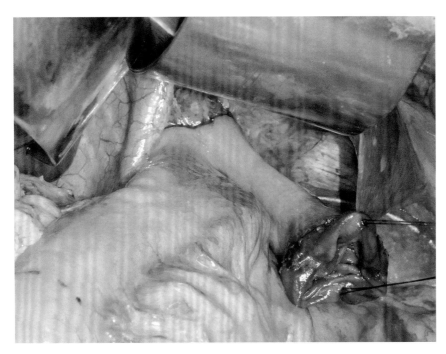

图 9-4-20　检查食管空肠吻合

食管空肠吻合完成后，通过空肠残端检查吻合口完整性以及是否有活动性出血

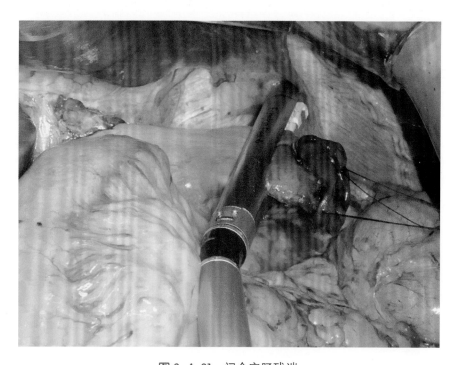

图 9-4-21　闭合空肠残端

直线切割闭合器闭合空肠残端，保留的空肠残端须血供良好，空肠残端长度不超过 3 cm。空肠残端闭合后可采用荷包缝合包埋

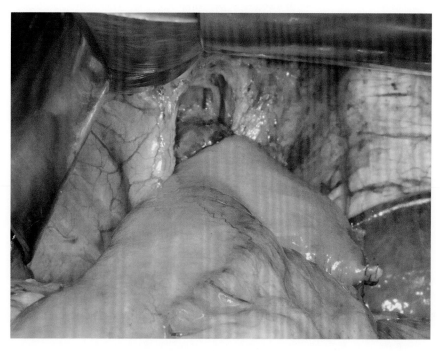

图 9-4-22　完成食管空肠吻合

4. 残胃空肠吻合　在空肠标记处切开空肠，拟行残胃空肠吻合部位切开残胃，将直线切割闭合器两臂分别置入空肠及残胃，在空肠对系膜缘，在残胃大弯侧偏后壁，完成吻合。检查吻合口完整性。使用直线切割闭合器或倒刺线缝合关闭共同开口（图9-4-23～图9-4-27）。

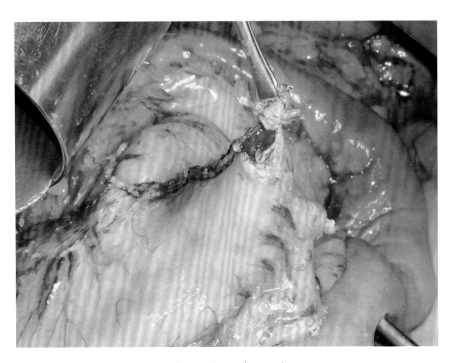

图 9-4-23　残胃开孔

残胃大弯侧开孔拟行残胃空肠吻合

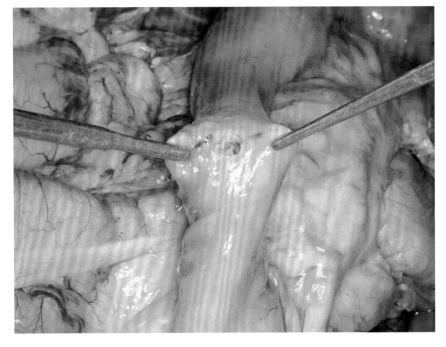

图 9-4-24　空肠开孔

空肠标记的拟行残胃空肠吻合处开孔

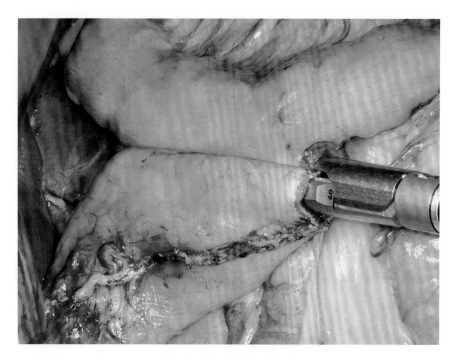

图 9-4-25　残胃空肠吻合

直线切割闭合器两臂分别伸入空肠及残胃开口，空肠吻合在对系膜缘，残胃吻合于大弯侧偏后壁，闭合吻合器压榨 15 秒后击发，完成残胃空肠吻合。吻合完成后，通过共同开口检查吻合口完整性以及是否存在活动性出血

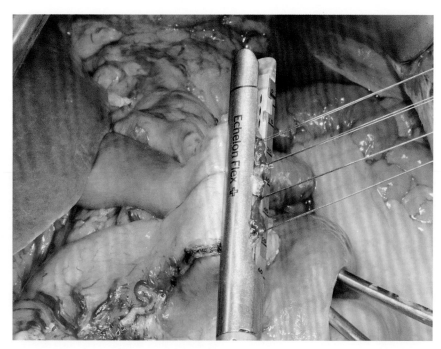

图 9-4-26　闭合残胃空肠吻合共同开口

将共同开口缝合悬吊后，使用直线切割闭合器闭合共同开口，切勿切除过多组织以免导致吻合口狭窄

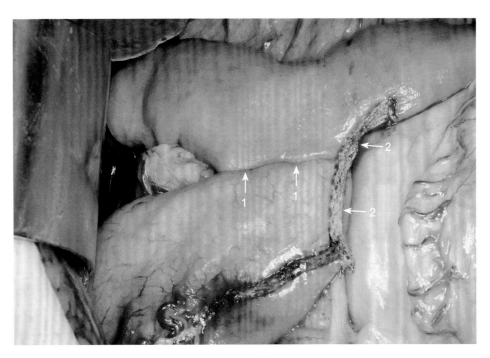

图 9-4-27 完成残胃空肠吻合

1.残胃空肠吻合口；2.闭合的共同开口

5. 空肠空肠吻合 距残胃空肠吻合口 15～20 cm 为空肠空肠吻合部位。切开该部位空肠，置入直线切割闭合器一臂，在拟吻合另一空肠置入直线切割闭合器另一臂，击发直线切割闭合器，完成吻合。吻合确认无误后，用直线切割闭合器或倒刺线关闭共同开口（图 9-4-28～图 9-4-32）。

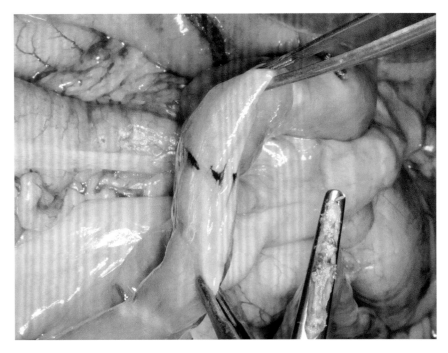

图 9-4-28 空肠开孔

距残胃空肠吻合口远端 15～20 cm 为空肠空肠吻合口部位，开孔后备吻合

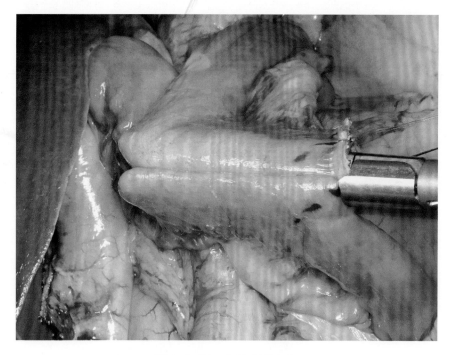

图 9-4-29　空肠空肠吻合

利用直线切割闭合器完成空肠空肠吻合。吻合完成后，通过共同开口检查吻合口是否完整以及是否有活动性出血，吻合口两端较薄弱可缝合加固

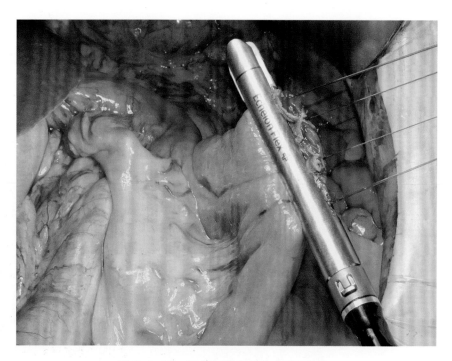

图 9-4-30　闭合空肠空肠吻合共同开口

共同开口缝合悬吊后，使用直线切割闭合器闭合空肠空肠吻合共同开口，切勿切除过多组织以免导致吻合口输出肠袢狭窄

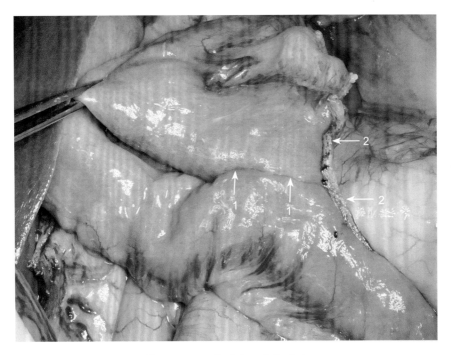

图 9-4-31 完成空肠空肠吻合

1.空肠空肠吻合口；2.闭合的空肠空肠吻合共同开口

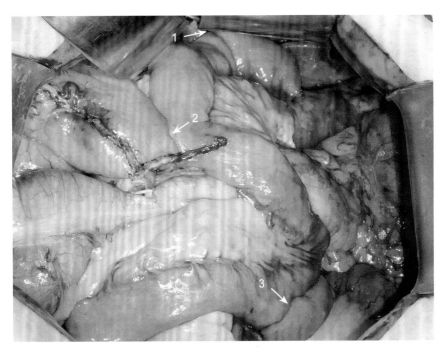

图 9-4-32 完成双通道吻合

1.食管空肠吻合；2.残胃空肠吻合；3.空肠空肠吻合

四、术式评价

1. 双通道吻合的优点

与食管残胃吻合对比，双通道吻合的反流性食管炎和吻合口狭窄的发生率均较低；对残胃的容量要求不高。

2. 双通道吻合的缺点

操作相对复杂，花费相对较高，吻合口数量多，可能会增加手术并发症。

（张一楠　吴晓江）

参考文献

[1] Japanese Gastric Cancer Association. Japanese gastric cancer treatment guidelines 2018 (5th edition). Gastric Cancer, 2021, 24(1): 1-21.

[2] Ajani J A, D'Amico T A, Bentrem D J, et al. Gastric Cancer, Version 2. 2022, NCCN Clinical Practice Guidelines in Oncology. J Natl Compr Canc Netw. 2022, 20(2), 167-192.

[3] Li S, Gu L, Shen Z, Mao D, et al. A meta-analysis of comparison of proximal gastrectomy with double-tract reconstruction and total gastrectomy for proximal early gastric cancer. BMC Surg, 2019, 19(1): 117.

[4] Wang S, Lin S, Wang H, et al. Reconstruction methods after radical proximal gastrectomy: A systematic review. Medicine (Baltimore), 2018, 97(11): e0121.

[5] 国家卫生健康委员会. 胃癌诊疗规范(2018年版). 中华消化病与影像杂志(电子版), 2019, 9(3): 118-144.

[6] 章旭, 邵鹏, 周斌, 等. 近端胃癌保功能手术后消化道重建及术后功能评价. 中国肿瘤外科杂志, 2021, 13(5): 436-440.

[7] 胡祥. 近端胃切除术后消化道重建方式选择及评价. 中国实用外科杂志, 2012, 32(8): 609-612.

[8] 薛英威, 魏玉哲. 近端胃切除术后消化道重建. 外科理论与实践, 2011, 16(3): 237-239.

[9] 莜原尚, 水野惠文, 牧野尚彦. 图解外科手术——从膜的解剖解读术式要点. 沈阳: 辽宁科学技术出版社, 2013.

[10] 王舒宝, 夏志平. 胃癌手术与手技. 沈阳: 辽宁科学技术出版社, 2008.

[11] 余佩武. 腹腔镜胃癌手术学. 北京: 人民卫生出版社, 2011.

[12] Seigo, Han-Kwang Yang. 腹腔镜胃癌切除术: 标准手术操作和循证医学证据. 李凛, 李涛, 梁美霞译. 北京: 人民军医出版社, 2013.

[13] 郝希山, 梁寒, 李勇. 胃切除术后消化道重建. 北京: 人民卫生出版社, 2019.

第十章 胃癌扩大根治术

第一节 联合胰体尾及脾脏切除术

一、概述

进展期胃癌脾门淋巴结的转移率为15%～27%。JCOG0110研究表明，非大弯侧近端胃癌采取全胃切除联合脾脏切除不能提高患者远期生存率，并且增加手术并发症。作为结论，在第5版日本《胃癌治疗指南》中，全胃切除D2淋巴结清扫除外了第10组淋巴结清扫。临床医生需考虑：①癌肿是否直接浸润胰腺或脾；②如保留脾脏是否可增加脾门转移淋巴结的残留；③保留胰体尾的脾切除在技术上是否可行。脾门淋巴结是否出现转移与肿瘤的部位以及浸润深度相关。资料表明，肿瘤位于胃大弯侧、肿瘤较大（＞6 cm）、分期较晚或Borrmann Ⅳ型胃癌脾门淋巴结转移率较高。此外，No. 4sb淋巴结转移与No. 10淋巴结转移相关性最强。在具备以上危险因素的患者中，可进行No. 10淋巴结清扫。研究证明，胃癌的淋巴结转移不存在于胰腺的实质内，而存在于脾动脉周围的结缔组织中。行包括该动脉在内的淋巴结清除，即可达到清除No. 10、11淋巴结的目的。因此，对于胃中、上部癌侵及胰体尾，No. 4sb明确转移，No. 10、11淋巴结转移明确者，应行脾及胰体尾切除术。癌肿未侵入胰腺，疑有No. 10、11淋巴结转移者，主张行保留胰腺的脾及脾动脉干切除术，不可做预防性胰体尾或脾切除。

二、适应证

胃癌直接浸润胰尾，或脾门淋巴结、脾动脉干淋巴结明确转移者（图10-1-1）。

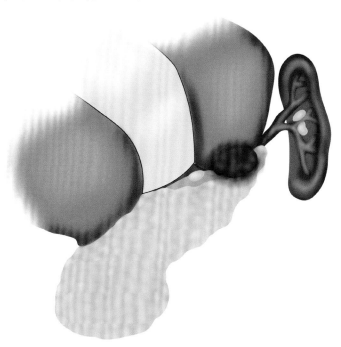

图10-1-1 胃癌浸润胰尾、脾门

三、手术步骤

1. 脾、胰体尾的游离

游离大网膜与横结肠前叶至胰尾下缘，切开胰尾上缘被膜松动胰尾。切断脾结肠韧带。将脾脏握在手中向下牵拉，分离脾脏与腹膜的粘连从而游离脾脏。注意脾后方左肾上腺小血管，避免撕裂出血，必要时结扎离断。此时可将脾及胰体尾向右侧翻起，完成胰体尾及脾脏的游离（图 10-1-2～图 10-1-5）。

2. 切断脾动、静脉

在胰体上缘分离脾动脉根部，予以结扎。脾动脉较为粗大，需双重结扎，甚至缝扎保证效果。继续寻找脾静脉，在其汇入肠系膜下静脉外侧结扎，切断脾静脉。

3. 切断胰腺

一般情况，多以脾动脉根部及肠系膜下静脉连线为离断胰腺的切线。可采用直线切割闭合器切断胰腺，或采用两把肠钳夹住离断线两端，离断后缝扎。胰腺断端处理：距断端 1.0 cm 做 U 形缝合，结扎主胰管，剩余部分贯穿缝合结扎即可。

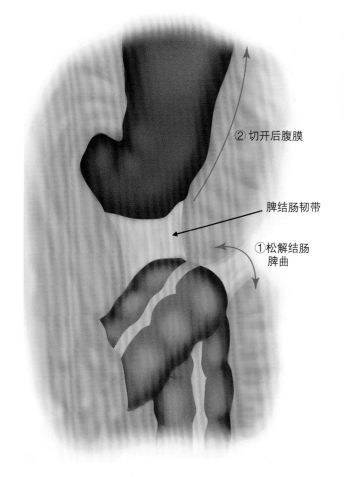

②切开后腹膜

脾结肠韧带

①松解结肠脾曲

图 10-1-3　离断脾结肠韧带、切开后腹膜

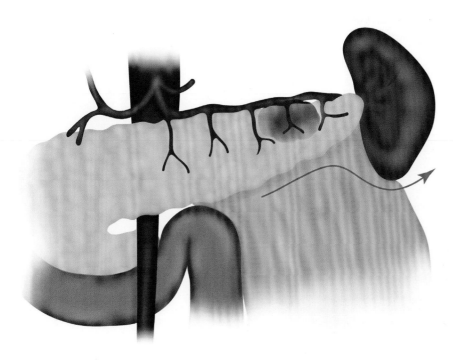

图 10-1-2　分离横结肠系膜前叶至胰体尾下缘

4. 引流

胰腺断端往往有小的胰漏，需妥善放置引流，术后间断查引流液淀粉酶水平，逐渐降至血淀粉酶水平 3 倍以内后，可逐渐退管直至拔除引流管。

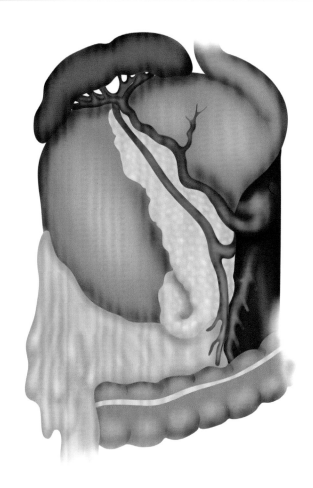

图 10-1-5　胰体尾、脾脏向右侧翻起

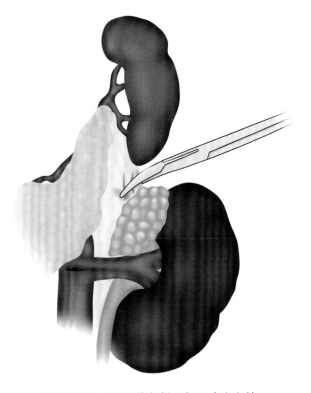

图 10-1-4　结扎并离断左肾上腺小血管

第二节　联合横结肠切除术

一、概述

横结肠与部分胃大弯及胃后壁毗邻，当胃癌位于上述部位时，即可侵犯横结肠，临床分期为 T4b 期。该分期在最新的第 8 版胃癌分期中，为临床分期 Ⅳ 期，目前主流的治疗策略是转化治疗后手术治疗。当开腹探查后，未发现远处转移、胃癌侵犯横结肠时，需行联合切除部分横结肠及其系膜的胃癌根治术。

二、适应证

浸润横结肠肠壁的胃癌（图 10-2-1、图 10-2-2）。

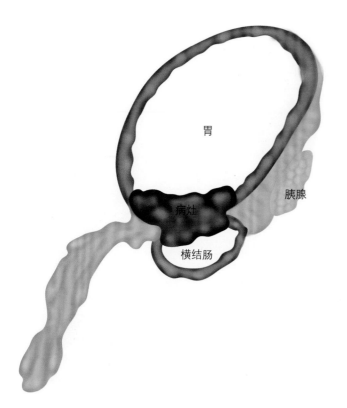

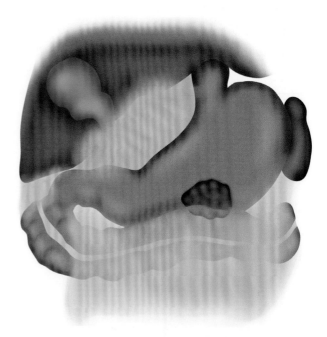

图 10-2-2　胃大弯胃癌侵犯横结肠

图 10-2-1　胃下部癌侵犯横结肠

三、手术步骤

1. 探查

提起横结肠，使系膜保持一定张力，可透过灯光观看系膜及浸润肠管，显示结肠中血管有无浸润，决定切除范围。

2. 游离、结扎并离断结肠中动静脉

沿横结肠左右端打开胃结肠韧带，解剖显露肠系膜上静脉，寻找结肠中血管，在 Treitz 韧带右侧胰腺下缘处打开横结肠系膜后叶，分离出结肠中动静脉，结扎切断（图 10-2-3）。

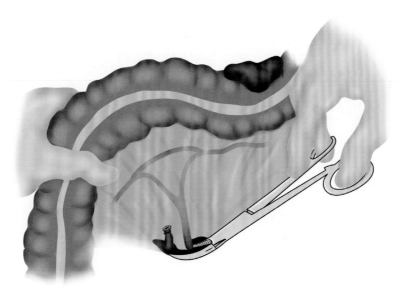

图 10-2-3　游离、结扎并离断结肠中动静脉

3. 游离并切除横结肠

　　游离横结肠右侧至 No.6 淋巴结并清扫，并游离到肝曲，左侧游离横结肠至脾下极，使横结肠完全游离、松弛。由于血供已阻断，可以观察肠管血运变化，找到血运分界，两侧上肠钳后切断横结肠（图 10-2-4～图 10-2-6）。

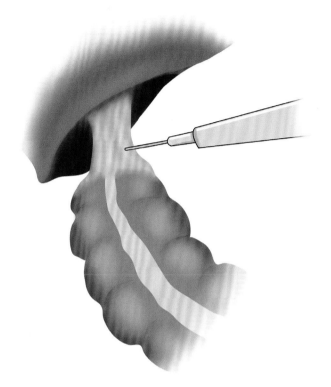

图 10-2-4　向右侧游离至肝曲

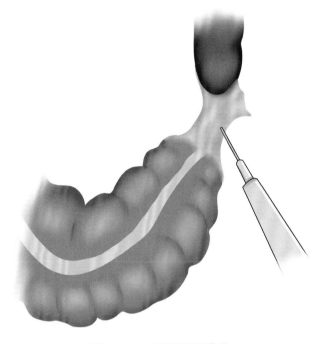

图 10-2-5　游离结肠脾曲

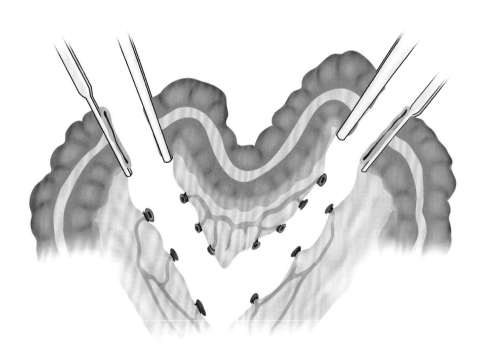

图 10-2-6　离断横结肠

4. 重建

有两种重建方式：空肠前吻合及空肠后吻合。

空肠前吻合适用于瘦弱、横结肠较长患者。空肠后吻合适用于体形较胖、横结肠较短、系膜根部肥厚的患者（图 10-2-7、图 10-2-8）。

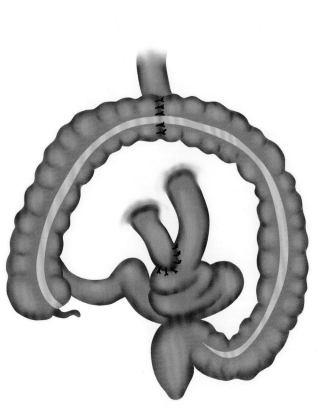

图 10-2-7　空肠前结肠端端吻合

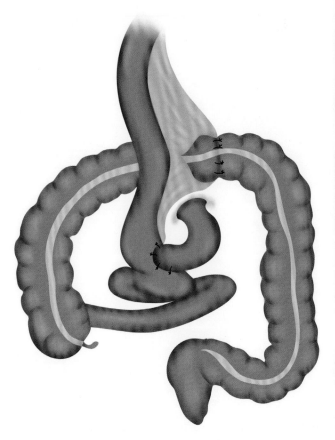

图 10-2-8　空肠后结肠端端吻合

第三节　联合肝脏切除术

一、概述

当胃癌位于胃小弯或胃上部时，肿瘤可直接浸润肝左叶。当胃癌侵犯肝脏时，此时的临床分期为 cT4b、Ⅳ期，治疗首选新辅助 / 转化治疗。治疗后，部分患者肿瘤退缩，可与肝脏分离，部分患者肿瘤仍浸润肝脏，能进行根治性切除的情况下，可进行胃癌根治术联合肝脏切除术。或胃癌肝转移较局限并且可切除，转化治疗效果较理想，此时可考虑联合肝脏切除的胃癌根治术。根据浸润部位及程度的不同，可分为联合肝部分切除术、联合肝左外叶切除术等。

二、联合肝部分切除术

1. 适应证

胃癌与肝脏浸润较少，位于肝脏边缘（图 10-3-1）。

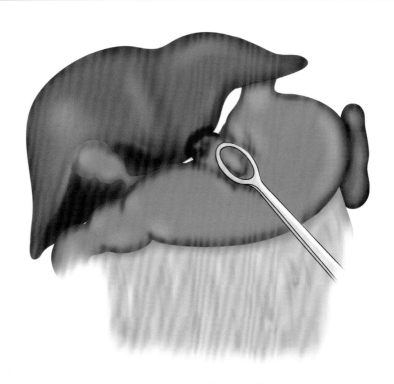

图 10-3-1　胃癌浸润肝缘

2. 手术步骤

（1）传统步骤：在受侵肝病灶距离 1.5~2 cm 采用缝线集束缝扎后，距肝病灶 1 cm 切除，断面小胆管、小血管予以结扎，断面予以缝扎。注意打结不要过紧以免撕裂肝脏（图 10-3-2~ 图 10-3-5）。

（2）现在，随着切割闭合器、超声刀、彭氏多功能手术解剖器（彭氏刀）等的广泛应用，以及生物胶、止血材料的应用，小范围的肝切除可直接用器械进行，更加方便快捷。

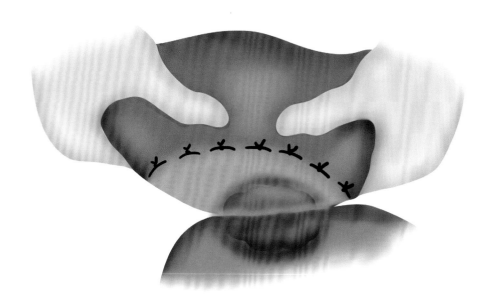

图 10-3-2　集束缝扎拟切除部分肝脏

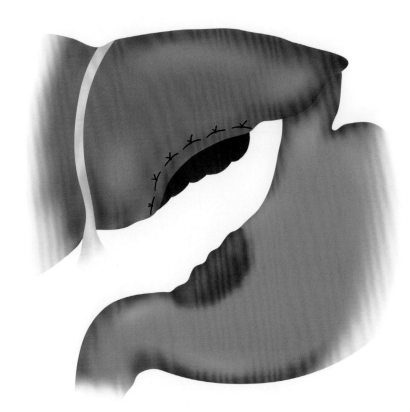

图 10-3-3　切除受侵肝脏

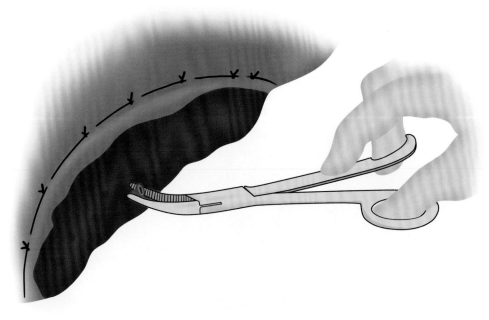

图 10-3-4　结扎肝创面血管和胆管

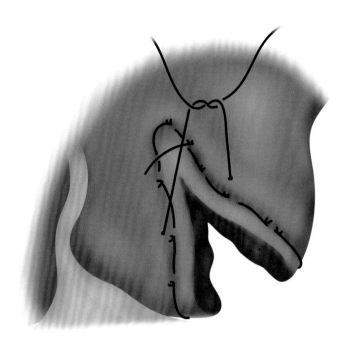

图 10-3-5 缝扎肝脏断面

三、联合肝左外叶切除术

1. 适应证

肝左外叶有可切除的转移灶或胃癌浸润左叶肝缘者（图 10-3-6）。

2. 手术步骤

（1）确定肝断线：距镰状韧带约 1 横指距离。

（2）游离肝脏：在膈肌下面切断肝左三角韧带及肝镰状韧带。

（3）切除肝左外叶：助手双手上下捏住游离肝的上下缘，或上肠钳压迫，术者用电刀或超声刀切开肝被膜及被膜下浅部肝组织。目前常采用彭氏刀切肝，边切边吸引，遇到较大管道需注意结扎，直至切除肝左外叶。切除肝左外叶常常由肝胆外科医师完成，在此不做详述。

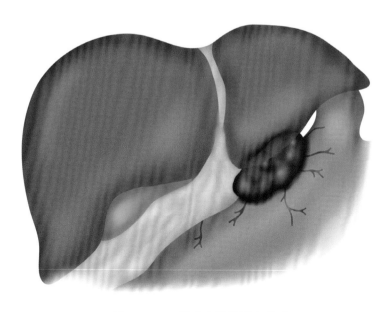

图 10-3-6 胃癌直接侵犯左外叶

第四节　腹主动脉旁淋巴结清扫

一、概述

腹主动脉旁淋巴结属于第16组淋巴结，位于胰腺上、下腹主动脉的周围。分为：16a1组：位于主动脉裂孔周围；16a2组：位于腹腔干根部上缘至左肾静脉下缘高度；16b1组：位于左肾静脉下缘至肠系膜下动脉；16b2组：位于肠系膜下动脉根部至腹主动脉分歧部（图10-4-1）。

根据第6版《日本胃癌治疗指南》，腹主动脉旁淋巴结属于第三站淋巴结，包括No. 16a2及No. 16b1。每个区域又详细划分为三个部分，腹主动脉前（preaortic，pre）、下腔静脉之间（interaorticocaval，int）、腹主动脉侧方（lateroaortic，lat）。近端胃癌第16组淋巴结转移主要位于No. 16a2-lat，远端胃癌第16组淋巴结转移主要发生于No. 16b1-int/pre/lat以及No. 16a2-pre/int，应重点清扫。

根据文献，行腹主动脉旁淋巴结清扫（para-aortic noda dissection，PAND）的患者淋巴结转移率为14%~32%。据此，日本JCOG9501评价了胃癌根治术中常规进行PAND的效果，得到阴性结论：不改善生存率并且并发症率更高。最新的胃癌分期亦将腹主动脉旁淋巴结转移的胃癌归为Ⅳ期胃癌。但认为局限于No. 16a2、No. 16b1的淋巴结转移且排除其他无法根治因素时，D2+PAND可为患者带来生存获益，肯定了治疗性PAND的意义。JCOG0001和JCOG0405研究结果强调，在术前强化化疗的前提下，对胃癌伴腹主动脉旁淋巴结转移患者可以采取综合治疗策略，尤其要重视多学科诊疗（multi disciplinary team，MDT）在其中的应用。

二、适应证

无其他远处转移，仅局限于No. 16a2、No. 16b的腹主动脉旁淋巴结转移的患者。

三、手术步骤

1. 切开 Gerota 筋膜

在清扫腹主动脉旁淋巴结时，有一个重要的解剖要点是Gerota筋膜。Gerota筋膜由腹下筋膜分前、后叶而形成，在肾脂肪囊外侧包裹肾脏，走行于腹主动脉、下腔静脉前方，因此清扫No. 16组淋巴结势必切开Gerota筋膜（图10-4-2）。

2. 清扫 No. 16b1 淋巴结

该区域右侧缘是下腔静脉中线，左侧缘为左生殖静脉（精索静脉或卵巢静脉），上缘为左肾静脉下缘，下缘为肠系膜下动脉根部（图10-4-3）。

（1）进入清扫No. 16b1淋巴结层面：用拉钩

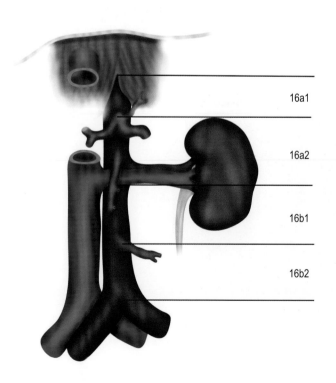

16a1

16a2

16b1

16b2

图10-4-1　腹主动脉旁淋巴结亚组

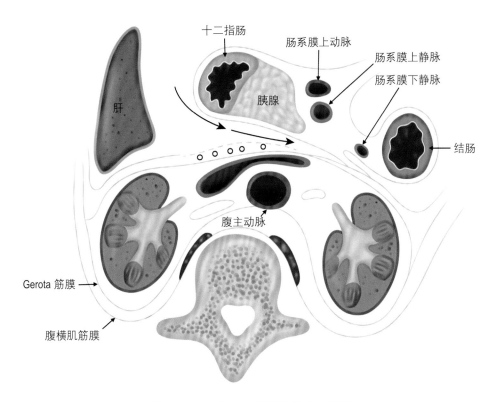

图 10-4-2　Gerota 筋膜及 Kocher 游离

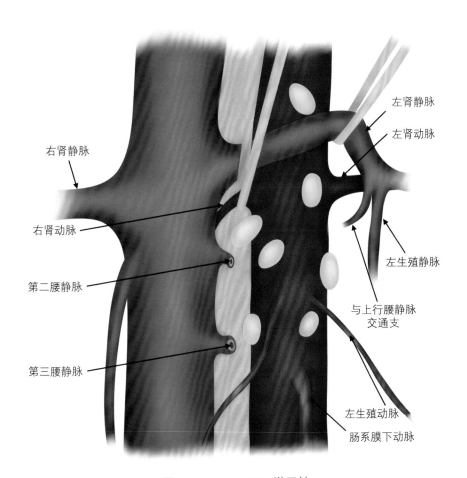

图 10-4-3　No. 16b1 淋巴结

拉开十二指肠水平部及肠系膜下静脉，看到左侧 Gerota 筋膜，透过该筋膜看到左侧生殖静脉，从该静脉内侧切开 Gerota 筋膜，开始清扫腹主动脉侧方淋巴结，向上清扫至左肾静脉高度，腰静脉和腰深静脉可切断，亦可保留。输尿管在 Gerota 筋膜内与肾脏一起移动，不需单独游离悬吊（图 10-4-4）。

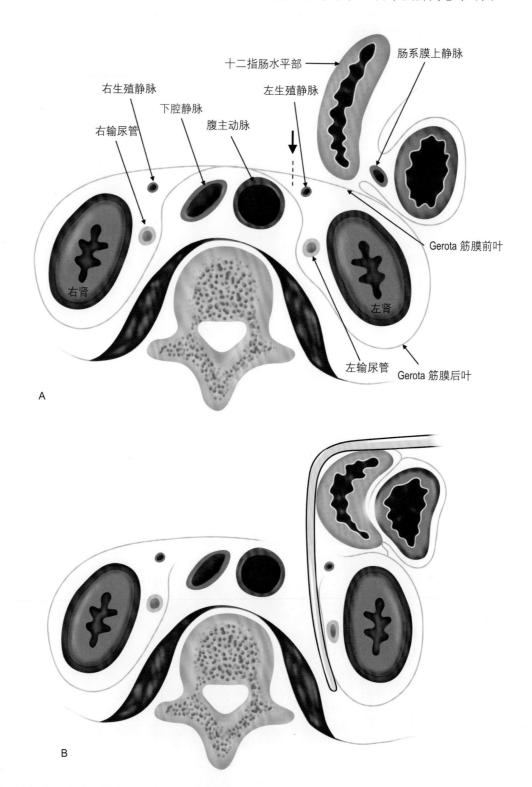

图 10-4-4　进入清扫腹主动脉左侧方及后方淋巴结的层面。首先充分游离十二指肠水平部以及升部，从而确认左生殖静脉位置，如 A 图箭头所示，靠近左生殖静脉内侧切开；B 图，进入 Gerota 筋膜后叶和腹主动脉之间，插入拉钩拉开，输尿管会随着肾脏在 Gerota 筋膜内一起被拉开，不需要单独游离悬吊

（2）清扫 No. 16b1 淋巴结：在下腔静脉中央切开覆在其上方的筋膜，并向上下延长。在左肾静脉前方剥离，并悬吊起左肾静脉。这个部位脂肪组织较薄，较容易显示腹主动脉，并清扫腹主动脉前淋巴结。将下腔静脉拉向外侧，清扫下腔静脉和腹主动脉之间的淋巴结。之后清扫位于腹主动脉前方的淋巴结，向左清扫至左生殖静脉内侧，进而向内侧清扫腹主动脉左侧及后侧淋巴结（图 10-4-5）。

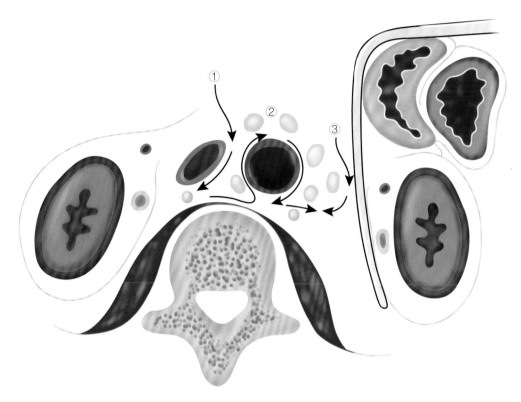

图 10-4-5　清扫 No. 16b1 淋巴结

1.进入下腔静脉前面，向右侧拉开下腔静脉清扫 No. 16b1 位于腹主动脉和下腔静脉之间的淋巴结，之后顺势清扫腹主动脉前方的淋巴结；2.左侧清扫至左生殖静脉作为清扫界限；3.向深方清扫腹主动脉左侧方及后方淋巴结，注意在腰大肌表面的左侧交感神经干，切勿损伤

3. 清扫 No. 16a2 淋巴结

（1）清扫腹主动脉前方及腹主动脉、下腔静脉之间淋巴结：将左肾静脉向下牵拉，在上方将左肾动脉悬吊并向下牵拉。在清扫 No. 16b1 确定层次后，向上清扫腹主动脉前淋巴结及腹主动脉、下腔静脉之间的淋巴结，至肠系膜上动脉根部。肠系膜上动脉周围有神经纤维组织，可保留（图 10-4-6）。

（2）清扫腹主动脉左侧方淋巴结：右侧入路，游离翻转胰腺和脾脏，显露左肾静脉。左肾上腺静脉可以切断结扎，充分显露左肾静脉周围，清扫附近淋巴结。显露左肾动脉并清扫周围淋巴结，继续向上清扫至腹腔干根部，完成该区域淋巴结清扫（图 10-4-7、图 10-4-8）。

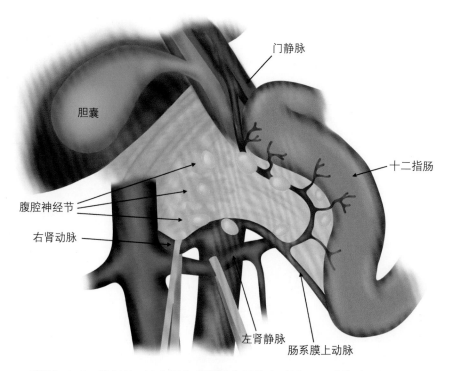

图 10-4-6　清扫 No. 16a2 腹主动脉前方及腹主动脉、下腔静脉之间淋巴结

将左肾静脉及右肾动脉游离悬吊并向下牵引，自左肾静脉下缘高度向上清扫 No. 16a2 淋巴结至肠系膜上动脉根部高度，此处主要清扫腹主动脉前方及下腔静脉、腹主动脉之间淋巴结。腹主动脉前方有腹腔神经节，可保留，若影响清扫亦可一并切除

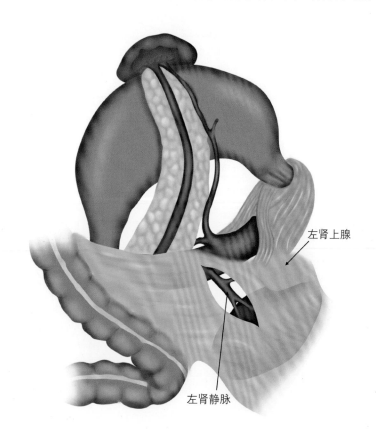

图 10-4-7　清扫 No. 16a2 腹主动脉左侧淋巴结入路

分离横结肠系膜前叶时，至胰腺下缘，从胰腺下缘进入胰腺后层次，剥离胰腺后筋膜并游离脾脏，从而向右侧掀起胰体尾及脾脏，保留其深方的 Gerota 筋膜使左肾及肾上腺留在原位。在结肠系膜根部、腹腔干下方切开筋膜，显露左肾静脉、左肾上腺静脉

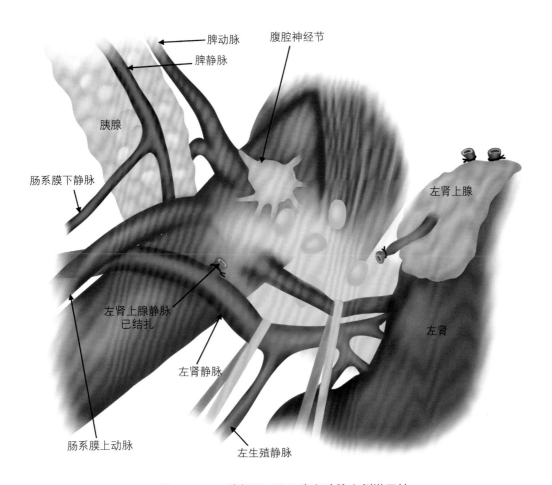

脾动脉

脾静脉

腹腔神经节

胰腺

肠系膜下静脉

左肾上腺

左肾上腺静脉
已结扎

左肾静脉

左肾

肠系膜上动脉

左生殖静脉

图 10-4-8　清扫 No. 16a2 腹主动脉左侧淋巴结

结扎并切断左肾上腺静脉，悬吊左肾动脉并向下牵拉，清扫左肾动脉根部的腹主动脉淋巴结；从上方膈肌脚向下清扫，上下汇合及完成腹主动脉左侧淋巴结清扫。若切除左肾上腺可完成该区域彻底的清扫。若保留左肾上腺，则需游离、翻转左侧肾脏从而清扫左肾上腺背侧的腹主动脉旁淋巴结

（李　阳　张　霁）

参考文献

[1] Japanese Gastric Cancer Association. Japanese gastric cancer treatment guidelines 2018 (5th edition). Gastric Cancer, 2021, 24(1):1-21.

[2] Ajani J A, D'Amico T A, Bentrem D J, et al. Gastric Cancer, Version 2. 2022, NCCN Clinical Practice Guidelines in Oncology. J Natl Compr Canc Netw, 2022, 20(2), 167-192.

[3] Takeuchi K, Tsuzuki Y, Ando T, et al. Total gastrectomy with distal pancreatectomy and splenectomy for advanced gastric cancer. J Surg Res, 2001, 101(2):196-201.

[4] Sano T, Yamamoto S, Sasako M; Japan Clinical Oncology Group Study LCOG 0110-MF. Randomized controlled trial to evaluate splenectomy in total gastrectomy for proximal gastric carcinoma: Japan clinical oncology group study JCOG 0110-MF. Jpn J Clin Oncol, 2002, 32(9):363-364.

[5] Shirasu H, Tsushima T, Kawahira M, et al. Role of hepatectomy in gastric cancer with multiple liver-limited metastases. Gastric Cancer, 2018, 21(2):338-344.

[6] Liao Y Y, Peng N F, Long D, et al. Hepatectomy for liver metastases from gastric cancer: a systematic review. BMC Surg, 2017, 17(1):14.

[7] Dong Y P, Deng J Y. Advances in para-aortic nodal dissection in gastric cancer surgery: A review of research progress over the last decade. World J Clin Cases, 2020, 8(13):2703-2716.

[8] 国家卫生健康委员会. 胃癌诊疗规范(2018年版). 中华消化病与影像杂志(电子版), 2019, 9(3):118-144.

[9] 王刚成, 韩广森, 任莹坤.胃癌全胃胰体尾脾脏切除手术的操作分析. 中华肿瘤防治杂志, 2011, 18(17):1402-1403.

[10] 莜原尚, 水野惠文, 牧野尚彦. 图解外科手术——从膜的解剖解读术式要点(第3版). 刘金钢译. 沈阳: 辽宁科学技术出版社, 2013.

[11] 崔慧先, 李瑞锡. 局部解剖学. 9版.北京: 人民卫生出版社, 2018.

[12] 王舒宝, 夏志平. 胃癌手术与手技.沈阳:辽宁科学技术出版社, 2008.

第十一章　复发性胃癌

第一节　概　　述

一、残胃癌的定义

（一）良性疾病胃切除术后残胃癌的定义

良性疾病胃切除术后残胃癌是指因良性疾病胃切除术后 5 年以上，残胃出现的新发癌。间隔 5 年是为了除外胃切除良性病变时已经存在的恶性病变。据文献报道，良性疾病胃切除后，随着时间的推移，发生癌变的概率高于普通人群，术后 10~20 年发病率会明显上升。残胃癌的发病与胃十二指肠反流和胃泌素水平降低有关。

（二）胃癌术后残胃癌的定义

胃癌术后残胃癌是指胃癌行胃切除术后 10 年以上出现的新发胃癌。1982 年日本胃癌学会（Japanese Gastric Cancer Association，JGCA）组织了第一次关于残胃癌变的全国横断面调查研究，结果显示，无论手术时胃癌为早期还是进展期，10 年均为区分新发癌与复发癌的最佳节点。

二、残胃癌的病因

（一）良性疾病术后发生的残胃癌

与胃切除术后消化道重建带来的消化液反流长期慢性刺激有关。因消化道溃疡接受胃大部切除的患者，有两种常见的消化道重建方式，Billroth Ⅰ（B-Ⅰ或毕-Ⅰ）式及 Billroth Ⅱ（B-Ⅱ或毕-Ⅱ）式重建。Billroth Ⅱ式重建较 Billroth Ⅰ式更容易发展为残胃癌，且吻合口发生残胃癌的可能性最高。这可能与吻合口长期浸泡于小肠反流液导致的慢性炎症和增生有

关。亦有研究发现，迷走神经切除术后残胃癌发生风险增加，可能与胃酸缺乏、细菌聚集导致亚硝胺形成有关。据统计，因消化道溃疡行胃大部切除的患者，残胃癌发生的时间平均为 22~34 年。

（二）胃癌术后的残胃癌

其临床病理因素与良性疾病胃术后的残胃癌不同。致癌因素长期存在、消化道结构改变、括约肌消失等因素，导致胃癌术后残胃癌的发生。不同于良性疾病胃切除术后，胃癌术后 Billroth Ⅰ式吻合后残胃癌比例更高，良性疾病胃切除术后行 Billroth Ⅰ式吻合，残胃癌比例在 15% 左右，而胃癌术后 illroth Ⅰ式吻合残胃癌比例高达 66%，且多发于非吻合口。胃癌术后发生残胃癌的时间亦较良性疾病胃切除术后短。

三、治疗原则

经内镜发现的早期黏膜内癌，可试行内镜手术，并长期随访观察。但对于残胃癌行 ESD 术，手术并发症率较普通初次 ESD 术有所增加，尤其是发生于吻合口的残胃癌，行 ESD 术穿孔概率增加。对于黏膜下癌、病变在胃下部、残胃保留较多者，可行保留部分残胃的根治术。形态为肿块型（Borrmann Ⅰ型）、局限溃疡型（Borrmann Ⅱ）型的残胃癌、癌中心距吻合口 > 5 cm 者，切除的可行性更大，且活检结果与上次手术胃癌病理结果不同者，即新发的残胃癌，切除率更高。对于进展期残胃癌，应行残胃、受累脏器、周围淋巴结的彻底切除，即残全胃根治术联合或不联合脏器切除。

第二节　解剖要点

一、初次手术的影响

由于初次手术造成的粘连，特别是胃周围以及消化道重建吻合口附近粘连更加严重，以及复发的病灶有可能直接浸润周围器官如胰腺、横结肠、肝左叶等，手术野解剖结构不易辨别（图 11-2-1）。

二、淋巴引流的特点

由于初次手术造成了胃周解剖结构的破坏，包括胃周血管的离断、淋巴结清扫以及消化道重建，势必造成残胃癌淋巴结引流的改变。由于胃小弯侧胃左动脉的离断，胃大弯侧淋巴引流增强，No. 4sa、

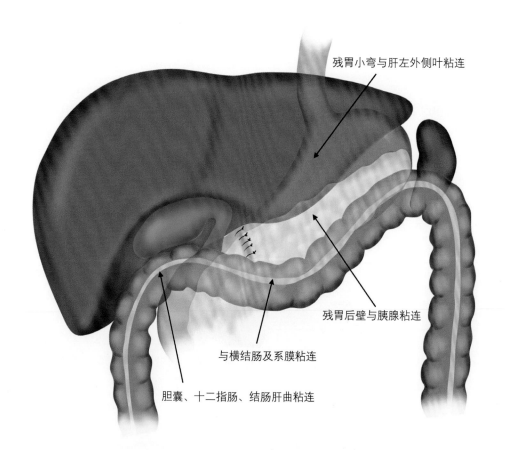

残胃小弯与肝左外侧叶粘连

残胃后壁与胰腺粘连

与横结肠及系膜粘连

胆囊、十二指肠、结肠肝曲粘连

图 11-2-1　残胃与周围粘连的脏器

4sb、10 淋巴结转移概率增加，这就要求在胰腺尾部及脾脏周围进行彻底的淋巴结清扫。

淋巴引流的方向改变亦与消化道重建方式相关。

Billroth I 式吻合术后淋巴引流偏向腹腔动脉及肝的方向；Billroth II 式吻合术后淋巴引流则偏向结肠及腹腔方向（图 11-2-2、图 11-2-3）。

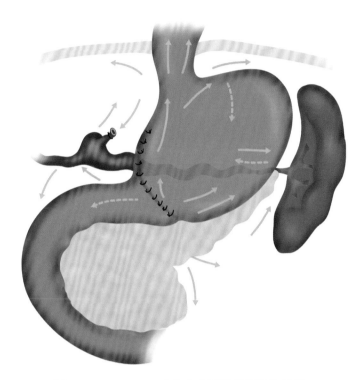

图 11-2-2　Billroth I 式吻合术后残胃癌淋巴引流

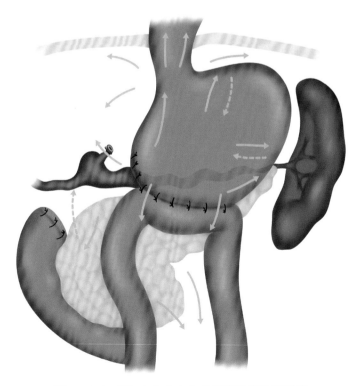

图 11-2-3　Billroth II 式吻合术后残胃癌淋巴引流

残胃癌淋巴结转移也存在向邻近组织直接扩散的倾向。一是通过与病灶相连的淋巴管转移，例如贲门胃底病灶可通过淋巴管向食管胃结合部、食管下段淋巴结转移（图11-2-4）。二是通过重建后的淋巴道向邻近器官转移，例如Billroth I 式重建后，残胃癌可通过淋巴管流入相邻的十二指肠或空肠，Billroth II 式重建后，转移途径可跨越吻合口向肠系膜根部淋巴结转移（图11-2-5）。

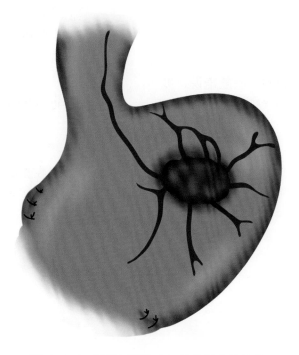

图 11-2-4　经淋巴管向贲门及腹段食管扩散

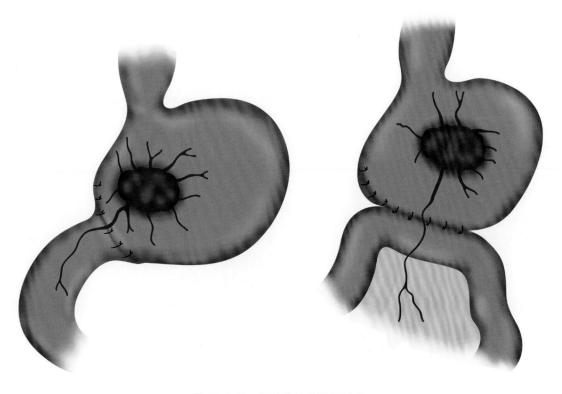

图 11-2-5　经重建的淋巴管扩散

第三节 手术适应证、禁忌证、术前评估与准备

一、手术适应证

1.手术适应证与一般胃癌相同，一般来说，可获得根治性切除的残胃癌，为手术适应证，即没有腹膜、肝、肺等远处转移的残胃癌患者。

2.无根治性切除机会，但有梗阻、出血等并发症时，视全身情况而定。条件允许时，可行姑息手术治疗从而有效解除症状。

二、手术禁忌证

1.已出现远处转移，如腹腔转移、肝转移、肺转移、锁骨上淋巴结转移等。

2.局部浸润严重，无法切除。

3.其他不适合手术的情况，如身体基础状态差，心、肺、肝、肾功能差等。

三、术前评估与准备

残胃癌术前评估总体上和胃癌分期检查相似，值得注意的是在影像学上应充分评估腹膜转移及远处转移风险。由于不少病例第一次手术时间较长，资料遗失，术前应充分了解上次手术方式、重建方式等，为此次手术做好充足准备。

此外，残胃癌患者营养不良比例较高，术前应尽量改善患者营养状态。

总体上，临床诊断为残胃癌时应该详细询问病史，在多学科诊疗模式下制订个体化治疗方案。

第四节 手术步骤

一、Billroth I式重建术后残胃癌，癌组织距吻合口有一定距离

该类型残胃癌往往与肝左外叶、横结肠、一部分胰腺粘连紧密，首先应剥离粘连。只有分离粘连后才能判断肿瘤实际范围及所应采取的切除方式。常用的分离粘连顺序为从十二指肠降部，向近端分离，达到肝十二指肠韧带右侧，分离十二指肠球部与肝十二指肠韧带之间的粘连，解剖出肝门，若需联合肝左外叶切除，需阻断肝门（图11-4-1、图11-4-2）。之后分离胃后壁与胰腺之间的粘连，当有癌肿浸润时，需联合胰体尾及脾切除。结肠及其系膜受侵时，或需联合切除结肠。笔者经验为，粘连分解本质上无顺序，从较疏松、尚存间隙的部位入手，逐渐包围粘连致密以及肿瘤侵犯的部分。分离粘连时，需适当给予一定张力，但张力又不能太大，以防浆膜或肝被膜撕裂出血。分离粘连时的副损伤应及时处理，如肠道浆膜破裂后，需缝合加固防止肠漏，若不及时处理，后续手术过程中容易忘记该损伤部位。

粘连松解完成后，腹腔正常解剖关系较清楚，此时行根治性残全胃切除，具体步骤与全胃切除术大致相同，此处不再赘述。

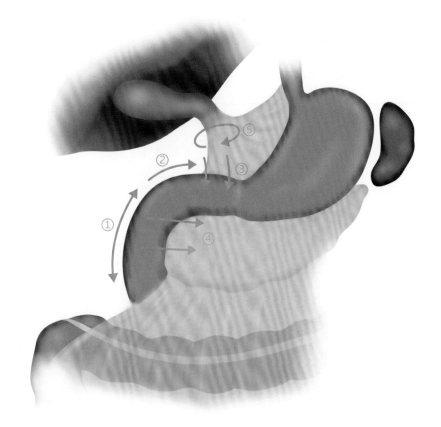

图 11-4-1 分离粘连顺序

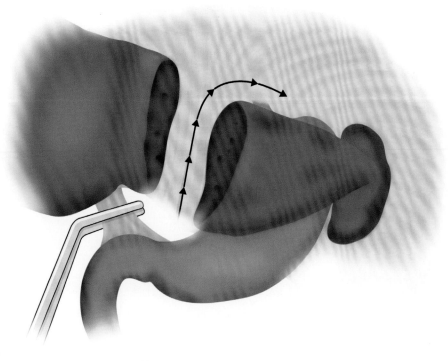

图 11-4-2 联合肝左外叶切除

二、Billroth I 式重建术后残胃癌，癌组织侵犯十二指肠

该类患者有可能需联合胰十二指肠切除。残全胃切除联合胰十二指肠切除，手术范围较大，术后并发症发生概率较大，且术后消化吸收功能影响较大，若不能达到根治目的，应慎重选择该术式。若首次手术为良性病变，肝总动脉周围有较多的脂肪、淋巴及神经组织，肿瘤未侵犯肝总动脉，保留肝总动脉同时也能达到根治目的。下面针对首次手术为良性病变的情况，对残胃癌根治进行说明。

手术从游离及翻转左侧肾脏开始，之后进行肾筋膜与结肠融合筋膜之间的剥离，然后较安全地进行结肠系膜前叶的分离。亦可保留胰腺被膜，从胰尾部进入胰腺前面，直至癌肿浸润部位。之后，从肾筋膜前叶进入胰尾部后面，完全游离到胰腺上缘部位。从左外侧进行操作可完全游离胰腺尾部及脾脏，清扫动脉周围淋巴结。切断食管，把脾脏及残胃向右侧翻转，从左向右清扫脾动脉、肝总动脉旁淋巴结。在空肠起始部切断空肠，钝性剥离 Treitz 韧带，将十二指肠水平部及空肠从肠系膜上动、静脉右侧拖出。切断胰腺实质后，清扫肝总动脉旁淋巴结（图 11-4-3）。肝十二指肠韧带的操作：切除胆囊，继续向下解剖肝门，切断胆总管，清扫肝门部淋巴结，胃十二指肠动脉根部离断，清扫周围淋巴结，需注意勿损伤动脉。至此完成切除及淋巴结清扫。

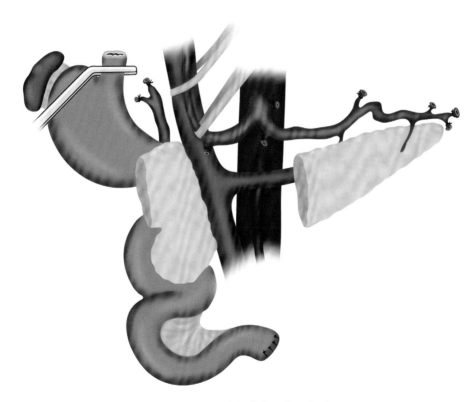

图 11-4-3 联合胰十二指肠切除

三、Billroth Ⅱ 式重建术后残胃癌，浸润吻合口部

该位置病灶容易发生空肠系膜内淋巴结转移，因此需在相应动脉根部离断结扎，完整切除受累空肠系膜及空肠。其余操作与前述残胃癌手术步骤类似。结肠后 Billroth Ⅱ式重建，若残胃癌侵犯横结肠，需一并切除受累结肠。

（杨雪松　杨合利）

参考文献

[1] Japanese Gastric Cancer Association. Japanese gastric cancer treatment guidelines 2018 (5th edition). Gastric Cancer, 2021, 24(1):1-21.

[2] Ajani J A, D'Amico T A, Bentrem DJ, et al. Gastric Cancer, Version 2. 2022, NCCN Clinical Practice Guidelines in Oncology. J Natl Compr Canc Netw, 2022, 20(2), 167-192.

[3] Ahn H S, Kim J W, Yoo M W, et al. Clinicopathological features and surgical outcomes of patients with remnant gastric cancer after a distal gastrectomy. Ann Surg Oncol, 2008, 15(6):1632-1639.

[4] Ohira M, Toyokawa T, Sakurai K, et al. Current status in remnant gastric cancer after distal gastrectomy. World J Gastroenterol, 2016, 22(8), 2424-2433.

[5] Kwon I G, Cho I, Guner A, et al. Minimally invasive surgery for remnant gastric cancer: a comparison with open surgery. Surg Endosc, 2014, 28(8), 2452-2458.

[6] 国家卫生健康委员会. 胃癌诊疗规范(2018年版). 中华消化病与影像杂志(电子版), 2019, 9(3):118-144.

[7] 苏向前, 李子禹, 步召德, 等. 残胃癌的外科治疗. 中国实用外科杂志, 2004, 24(7):406-408.

[8] 王杉, 秦新裕. 重视残胃癌的诊断与治疗. 中华胃肠外科杂志, 2018, 21(5):481-482.

[9] 梁寒. 中国残胃癌定义的外科专家共识意见(2018年版)解读. 临床外科杂志, 2019, 27(1):29-31.

[10] 莜原尚, 水野惠文, 牧野尚彦. 图解外科手术——从膜的解剖解读术式要点(第3版).刘金钢译. 沈阳: 辽宁科学技术出版社, 2013.

[11] 崔慧先, 李瑞锡. 局部解剖学. 9版. 北京: 人民卫生出版社, 2018.

[12] 王舒宝, 夏志平. 胃癌手术与手技. 沈阳: 辽宁科学技术出版社, 2008.

第十二章　胃癌姑息手术

胃癌姑息手术是指针对无法实施根治性切除手术的患者，采取用于缓解疼痛、出血、消化道梗阻等并发症的手术。其分为两大类，一类是切除原发灶的姑息手术，另一类是不切除原发灶的手术。

一、切除原发灶的姑息手术

日本、韩国开展的 REGATTA 研究是迄今为止第一个关于晚期胃癌接受姑息性手术能否获益的前瞻性随机对照临床研究。该研究中所谓的不可治愈因素包括以下的其中一项：肝转移（H1，即2~4个转移病灶，直径为1~5 cm）；横膈或横结肠水平以上，不伴有腹水或小肠梗阻的腹膜转移（P1）；腹膜后腹腔干以上和（或）肠系膜下动脉以下的腹主动脉旁淋巴结转移（No. 16a1/b2 淋巴结，直径≥1 cm）。患者被随机分为手术组和单纯化疗组，手术组患者先行胃切除手术（D1），然后接受姑息性化疗，不允许进行 D2 淋巴结清扫或联合脏器切除；单纯化疗组患者仅接受姑息性化疗。这是一个优势性研究设计，期望手术组患者的生存情况能够优于单纯化疗组。然而，最终的总体人群生存分析结果提示晚期胃癌患者接受姑息性胃切除术无明显生存获益。姑息手术组患者的2年生存率趋势劣于单纯化疗组（25.7% *vs.* 31.4%，HR 1.08，95% CI 0.74~1.58，*P*=0.66），其中位生存时间（median overall survival，mOS）亦短于单纯化疗组（14.3个月 *vs.* 16.6个月，HR 1.09，95% CI 0.78~1.52，*P*=0.70）。据此，第5版《日本胃癌指南》强烈不建议行以改善生存为目的姑息性手术。

近年来，转化治疗概念兴起。不可切除性胃癌指初次确诊时病期较晚，因而无法行根治性手术的胃癌。针对不可切除性胃癌，以往临床多采用以姑息化疗为主的综合治疗模式，然而其治疗效果欠佳，患者预后较差。近年来，许多学者通过全身化疗联合放疗、介入、腹腔热灌注化疗等综合治疗手段，将起初不可切除的病例"转化"为能够接受胃癌根治术（D2 或 D2+）的病例，进而显著延长了患者的生存时间，提高了患者生活质量。不可切除胃癌的转化治疗将为部分晚期胃癌患者的综合治疗提供新的外科策略。我们建议针对晚期胃癌患者开展多学科诊疗（MDT），以制订最适宜的治疗方案。

对于合并出血、梗阻等并发症的不可切除性胃癌病例，可实施姑息性原发灶切除，以缓解上述症状。姑息性因素主要包括术后残留的腹腔淋巴结、胃周围组织受侵残留、残留腹腔种植淋巴结、肝转移等远处转移。研究表明，患者同时存在多种姑息因素时，其预后较仅单一姑息因素的患者更差。姑息性切除术主要包括姑息性远端胃切除、近端胃切除、全胃切除术和联合脏器切除术等。具体手术方式可参考本书相关章节。

二、不切除原发灶的姑息手术

对于原发灶切除困难，且合并出血、梗阻等并发症的患者，当保守治疗无效时，可接受姑息手术以缓解上述症状。由于晚期胃癌患者耐受麻醉及手术的能力较差，因此先要充分评估患者的手术获益情况，再决定是否行姑息手术。

胃空肠吻合是解决晚期胃癌幽门梗阻的常用方法。采取该术式前，需谨慎评估梗阻部位是否位于幽门。当晚期胃癌患者存在大量腹水或肠粘连时，临床上可以表现为肠梗阻症状，医生若由此误判为幽门梗阻并依此实施开腹手术，则患者不但无法解除梗阻症状，反而会因麻醉、手术打击加重病情。对于确为幽门梗阻的患者，保守治疗无效时可接受胃空肠吻合术以解决梗阻问题。该手术要点为行胃空肠吻合解决幽门梗阻问题，同时尽量减少创伤。吻合部位选取距离肿瘤5 cm的胃壁最低点，此处不易因肿瘤侵犯致吻合口再次狭窄，且便于胃内容物排入空肠。手术可使用直线切割闭合器行胃空肠侧侧吻合，该吻合方式操作相对简便、创伤小且吻合口大小合适。具体手术方式可参考本书相关章节。

三、腹腔化疗术

（一）腹腔内化疗

腹膜转移是胃癌常见的转移模式。肿瘤细胞播散于腹膜表面后形成腹膜转移，使腹膜增厚，腹腔静脉及淋巴管阻塞，形成癌性腹水。腹腔内化疗（intraperitoneal chemotherapy，IPC）可使局部药物浓度显著高于普通静脉化疗时血浆药物浓度，腹腔内的药物能够长时间与肿瘤直接接触，发挥肿瘤杀伤作用。腹腔中高浓度的抗癌药物最终经肝门静脉系统和腹膜后淋巴系统吸收入血，血浆内药物浓度随之缓慢达到静脉给药水平，达到一定的全身化疗效果。基于以上理论，临床上将腹腔内化疗应用于晚期胃癌腹水的治疗。

目前腹腔化疗常用药物尚无统一的标准，选择的原则是：①药物能直接通过组织内代谢转化物杀灭肿瘤细胞；②药物具有较强的腹膜渗透性及较低的腹膜通透性；③药物在血浆内能迅速被清除；④药物和腹腔肿瘤有剂量-药物效应；⑤药物对腹腔组织刺激性小。常用腹腔注射的药物有顺铂（DDP）、氟尿嘧啶（5-FU）、氟脲脱氧核苷（FUDR）、丝裂霉素（MMC）。近来紫杉醇、贝伐单抗的应用也有诸多报道。目前尚无公认的腹腔内化疗的具体应用方法，现有研究多是小样本单中心单组开放性试验，对药物用量、用药时间、如何联合用药等都尚无统一标准。

腹腔化疗的潜在并发症包括腹痛、腹胀、化学性腹膜炎、消化道反应、骨髓抑制、药物外渗、肠麻痹、肠粘连及粘连性肠梗阻等。应避免选择对腹腔有较强刺激的药物进行腹腔内化疗，用药过程中需注意观察患者有无腹痛、腹胀等临床表现。避免长期反复实施腹腔内化疗，降低肠粘连和梗阻的发生率。

（二）腹腔热灌注化疗

腹腔热灌注化疗（hyperthermic intraperitoneal chemotherapy，HIPEC）是指将含化疗药物的灌注液加热到一定温度后充盈腹腔，并在腹腔内恒温循环灌注一定时间。腹腔热灌注化疗通过化疗、热疗以及机械冲洗的综合作用，清除、杀灭腹腔游离癌细胞（peritoneal free cancer cell，PFCC）、亚临床病灶和3 mm以下微小癌结节，达到预防和治疗胃癌腹膜种植转移的目标。HIPEC较IPC，增加了热疗和机械冲洗的作用，对于胃癌腹膜转移的预防及治疗效果更好。

目前，HIPEC主要用于癌性腹水的控制、联合减瘤手术提高患者生存时间以及预防进展期胃癌根治术后腹腔转移。HIPEC的应用仍然缺乏更多高级别循证医学证据，正在进行的有关HIPEC的多中心、大样本、随机对照前瞻性队列研究可以在未来为HIPEC的应用提供更多证据。

（周　凯　王安强）

参考文献

[1] Japanese Gastric Cancer Association. Japanese gastric cancer treatment guidelines 2018 (5th edition). Gastric Cancer, 2021, 24(1):1-21.

[2] Ajani J A, D'Amico T A, Bentrem D J, et al. Gastric Cancer, Version 2. 2022, NCCN Clinical Practice Guidelines in Oncology. J Natl Compr Canc Netw, 2022, 20(2), 167-192.

[3] Fujitani K, Yang H K, Mizusawa J, et al. Gastrectomy plus chemotherapy versus chemotherapy alone for advanced gastric cancer with a single non-curable factor (REGATTA): a phase 3, randomised controlled trial. Lancet Oncol, 2016, 17(3):309-318.

[4] Zurleni T, Gjoni E, Altomare M, Rausei S. Conversion surgery for gastric cancer patients: A review. World J Gastrointest Oncol, 2018, 10(11):398-409.

[5] Brenkman H J F, Päeva M, van Hillegersberg R, et al. Prophylactic hyperthermic intraperitoneal chemotherapy (HIPEC) for gastric cancer-A systematic review. J Clin Med, 2019, 8(10):1685.

[6] Coccolini F, Gheza F, Lotti M, et al. Peritoneal carcinomatosis. World J Gastroenterol, 2013, 19(41):6979-6994.

[7] 国家卫生健康委员会. 胃癌诊疗规范(2018年版). 中华消化病与影像杂志(电子版), 2019, 9(3):118-144.

第十三章　胃癌术中常见问题与处理

第一节　出　　血

术中出血，主要是因为损伤了动脉或静脉。一方面是因为术中切割组织、清扫淋巴结时的误损伤；另一方面是因为血管变异或解剖不熟悉造成的损伤；另外还有一部分是因为能量平台应用造成的副损伤。

一、清扫No.6淋巴结时的出血

在清扫No.6淋巴结时，需显露胃网膜右静脉、胃结肠静脉干等，对于某些脂肪较多的肥胖患者，此处解剖不清晰，易造成血管撕裂出血。此处出血常见原因有以下几种，①助手向上提大网膜时过度用力造成静脉撕裂；②使用直角钳等分离动静脉时，直角钳损伤动静脉周围小血管引起出血；③幽门下血管解剖不清晰导致出血。因此，预防出血在于清晰地解剖和显露血管根部，不要盲目地进行大块组织钳夹。此处一旦出血，不要盲目使用止血钳钳夹，以防造成更大的撕裂。若出血点明确，可用镊子夹住出血点后缝扎。若出血点不明确，可将手伸入结肠系膜后方，压迫出血部位，缓慢松开找到出血点予以缝扎止血（图13-1-1）。

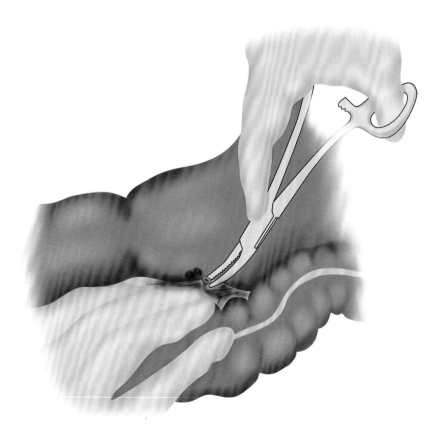

图 13-1-1　胃网膜右静脉出血的处理

二、肝总动脉出血

在清扫 No. 8a 淋巴结时，由于某些淋巴结与血管关系密切，或电刀、超声刀使用不当可造成血管壁破损出血。若破损较小，可压迫动脉近端，使用血管缝线缝合破口。若破损较大，出血迅猛，可用阻断带或阻断钳阻断动脉近端，探查肝固有动脉是否搏动。若搏动，提示其血供来源于胃十二指肠动脉，可将肝固有动脉切断结扎，并切除胆囊。若肝固有动脉无搏动，需切除破损段血管，行血管吻合（图 13-1-2、图 13-1-3）。

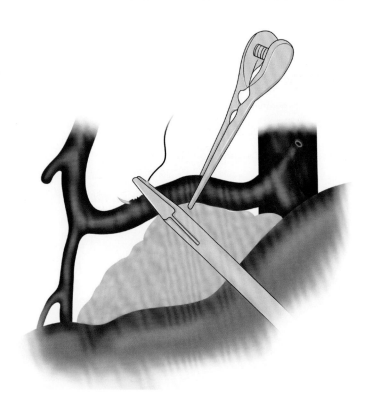

图 13-1-2　缝合肝总动脉

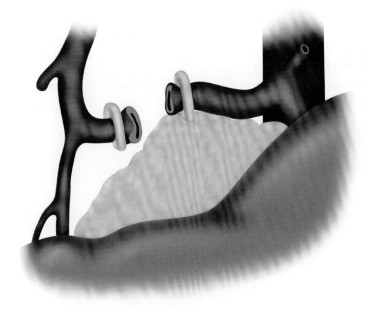

图 13-1-3　切断肝总动脉

三、脾动脉出血

脾动脉出血是由于清扫 11p 淋巴结时的误损伤，或脾动脉迂曲误认为是淋巴结导致损伤。小的破裂出血可修补，大的破损需结扎脾动脉，同时切除脾脏（图 13-1-4）。

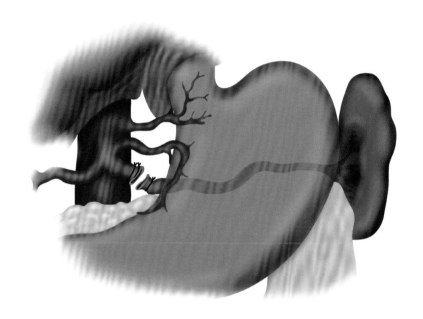

图 13-1-4　结扎并离断脾动脉

四、胃左动脉、冠状静脉出血

胃左静脉又名冠状静脉，多汇入门静脉，血流充沛。分离开胃胰皱襞即可见到冠状静脉，应先用小直角钳贴该静脉穿过，带线结扎。发生撕裂出血时，可用小直角钳或镊子夹闭出血部位，缝扎止血。胃左动脉为胃的主要动脉，破损出血时，应迅速用手指压迫止血，止血钳平行钳夹，缝扎止血（图 13-1-5、图 13-1-6）。

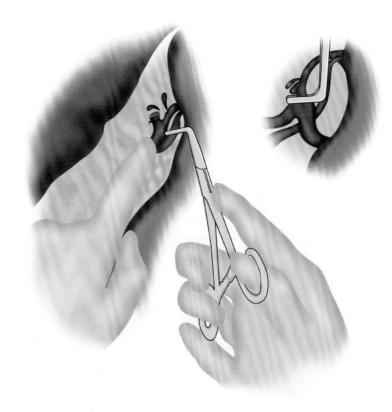

图 13-1-5　胃左动脉出血的处理

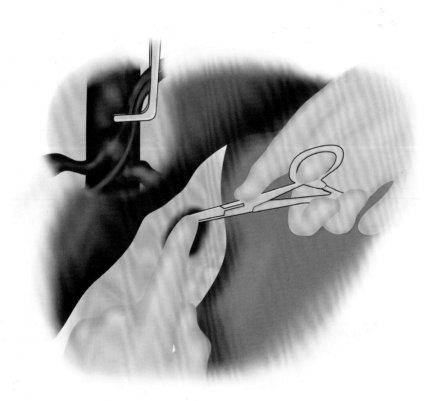

图 13-1-6　胃左静脉出血的处理

第二节 周围器官损伤

一、脾脏损伤

脾脏质地脆，分离粘连时如用力牵拉，易撕裂脾被膜导致出血。在离断胃短动脉时，最易造成损伤。常见撕裂部位为脾上极和脾下极。当该部位撕裂出血时，首选压迫止血。压迫后进行其他部位手术，15 分钟后检查出血点。若继续出血，可采用生物止血纱覆盖，或生物胶喷涂，多能成功止血。

二、胰腺损伤

胰腺与胃的血管及淋巴结关系密切，游离血管、清扫淋巴结时可能会导致胰腺损伤。①胰腺出血：小的出血立刻压迫，8 字缝合即可止血；渗血可采用电凝或单纯压迫止血；采用止血材料结合生物胶喷涂，效果较好。②胰腺实质损伤：小的损伤可采用8 字缝合，防止胰漏。胰腺组织较脆弱，出现损伤是切忌止血钳直接钳夹，这会造成更大的胰腺挫伤、撕裂。

三、横结肠损伤

横结肠损伤往往发生于分离大网膜附着于横结肠处时，或分离横结肠系膜前叶时损伤横结肠系膜内血管。打开胃结肠韧带时，应仔细辨别无血管区或胃结肠韧带薄弱环节，适当施加对向张力使得胃结肠韧带更容易辨别及分离。分离横结肠系膜前叶时，应走行于正确层面中，保持适当张力，避免分离层面进入横结肠系膜内而损伤系膜血管。当横结肠单纯损伤时，往往是浆膜层被能量器械热效应损伤，缝合修补即可。当损伤横结肠系膜血管时，止血后应仔细观察相应横结肠血供。若发生肠管缺血，则需切除该段肠管。

（范　彪）

参考文献

[1] 刘晶晶，韩莹波，乔小放，等. 腹腔镜胃癌根治术中出血性并发症的预防及处理. 中华消化外科杂志, 2019, 18(5): 434-438.

[2] 季加孚，李子禹. 胃癌根治术中脾门淋巴结清扫的彻底性与脾脏损伤的风险. 中国实用外科杂志, 2008, 28(6):508-509.

[3] 梁寒. 胃癌根治手术相关并发症防范. 中国肿瘤临床, 2013(22):1367-1369.

[4] 莜原尚，水野惠文，牧野尚彦. 图解外科手术——从膜的解剖解读术式要点(第3版).刘金钢译. 沈阳: 辽宁科学技术出版社, 2013.

[5] 崔慧先，李瑞锡. 局部解剖学. 9版. 北京: 人民卫生出版社, 2018.

[6] 王舒宝，夏志平. 胃癌手术与手技. 沈阳: 辽宁科学技术出版社, 2008.

第十四章　胃癌术后并发症预防与处理

第一节　术后出血

胃癌根治术后出血，根据出血的位置不同，分为腹腔内出血和消化道内出血两类。

一、腹腔内出血

（一）诊断

胃癌根治术后的腹腔内出血常因手术区域内胃周围血管结扎不确切、止血不完善、结扎线松脱引起。这些原因引起的出血多发生在手术后不久。也有部分迟发性的出血是由于术后出现腹腔内感染、吻合口漏、胰漏等原因，使手术后裸露的血管受到消化液或者积液的腐蚀而破裂出血。另外，还有一个腹腔内出血的原因就是术中损伤周围脏器，例如脾脏，而引起的出血。

术后腹腔内出血的早期，患者常表现出脉搏增快、血压下降、皮肤苍白、四肢湿冷、呼吸急促、神志淡漠，腹腔引流管可见大量血性液体引出，血常规检查可见血红蛋白进行性下降。通过上述症状的综合判断，可以对于胃癌根治术后的腹腔出血进行临床诊断。

（二）治疗

对于胃癌根治术后腹腔内出血的治疗，首先要稳定生命体征，包括输注血液制品及扩容补液治疗，同时给予止血药物。但是，大部分腹腔内出血的患者通过非手术治疗常难以奏效，需要通过手术治疗才能达到止血的目的。

（三）预防

术后腹腔内出血主要是由于手术操作和术后感染等情况没有得到及时控制造成的，主要的预防手段包括以下几个方面：

术者在手术中要妥善结扎血管，保证血管闭合完整、牢固。对于术中的有名血管的结扎离断，建议使用血管夹联合缝线结扎的"双保险"模式。对于术中有渗血的区域，手术完毕彻底冲洗腹腔后，如果仍然存在术野活动性出血，必须采用能量器械或者缝扎来妥善处理，尤其要注意观察脾脏是否存在撕裂出血。

放置腹腔引流管的位置要合理，一般建议经过Winslow孔将引流管放置于腹腔干周围，并保持引流管通畅。这样对于胃周围血管造成的腹腔出血，可以及时发现。

如果存在术后恢复不良，如腹腔感染、腹腔积液或者吻合口漏、胰漏等情况，需要及时进行治疗，尽量降低腐蚀血管引起大出血的风险。

术后密切观察患者生命体征变化，如有血流动力学不稳定，出现上述失血性休克的表现，要考虑到腹腔内出血的可能，并及时处理。

二、消化道内出血

（一）诊断

胃癌根治术后消化道内出血的主要表现是吻合口或闭合残端出血，常发生在食管空肠吻合口、胃空肠吻合口、食管残胃吻合口、十二指肠残端，而发生在空肠空肠吻合口的消化道内出血是比较少见的，其原因在于上述吻合口或闭合残端处止血不确切、缝合欠佳、血管结扎线脱落所致。另外，还有很少一部分消化道内出血是由于应激性溃疡出血造成的，最常见的是残胃黏膜的应激性溃疡。应激性溃疡是由于机体术后处于应激状态下，胃黏膜层的抗酸保护机制受到损害，而导致胃酸腐蚀残胃黏膜及黏膜下血管，血管破裂造成出血。

胃癌根治术后消化道内出血的主要临床表现和腹腔内出血有一些相似，首先是失血性休克导致的全身表现，如脉搏增快、血压下降，皮肤苍白、四肢湿冷、呼吸急促、神志淡漠等。另外，与腹腔内出血不同，消化道内出血时，腹腔引流管往往不会出现特殊异常，而是由胃管引流出大量新鲜血性液体，有时还会伴有大量凝血块，部分患者还会出现腹胀、腹痛、肠道蠕动亢进的表现，血常规检查出现血红蛋白进行性下降。

（二）治疗

在治疗方面，对于胃癌根治术后的消化道内出血，可以先考虑非手术治疗的方式。首先要密切观察患者生命体征，输注血液制品、补液维持血容量防止休克，同时全身应用止血药物和抑酸药物，静脉应用抗生长激素类药物（如奥曲肽注射液或生长抑素注射液）。如患者存在凝血功能障碍，应及时输注新鲜血浆、冷沉淀、凝血酶原复合物、纤维蛋白原等给予调整。

同时，经鼻放置胃肠减压管，保持胃管引流通畅，确切有效地胃肠减压，维持残胃空虚状态，这样有利于止血。同时经胃管注入止血药物，推荐使用凝血酶以生理盐水溶解成 $10 \sim 100$ U/ml，以及冰盐水加去甲肾上腺素，两组药物轮流间隔 4 小时经胃管灌注一次。

经过上述保守治疗后，部分患者的出血情况可以得到有效的控制。如果患者还存在消化道内出血的表现，可以考虑通过内镜止血。近年来，由于纤维胃镜的广泛应用，特别是急诊胃镜检查的应用，对于确定出血部位和出血性质，以及对是否需要手术治疗提供了依据，是应该予以重视的方法之一。可在胃镜下行钳夹止血、局部喷洒或注射止血药物来起到止血的作用。

除了内镜止血以外，还可以考虑采用介入治疗。通过利用选择性或超选择性动脉造影检查，帮助医生明确出血的供血血管和具体的出血部位，使用血

管栓塞来实现止血的目的。对某些病例，尤其是活动性动脉出血的病例有效率较高。应强调的是，介入检查在出血活动期检查阳性率较高，出血间歇期则不宜发现出血部位。

如果经过上述非手术治疗，消化道内出血疗效欠佳，应及时行开腹探查手术。根据消化道内的积血，可以初步判断出血的大致位置。如果考虑是食管空肠吻合口或者胃肠吻合口出血，可以直接行全层斜行加固缝合，术中内镜明确是否确切止血。如果残胃内积血较多，无法清除，术中可以优先选择纵行切开胃壁，清除胃内积血和凝血块，用生理盐水冲洗，仔细查找出血点，多数情况下出血发生在吻合口胃壁或小弯侧缝合处，发现后即给予丝线缝扎止血。如发现残胃黏膜多发深在溃疡，考虑应激性溃疡，应视情况给予残胃大部切除或全胃切除术。如术中判断存在十二指肠残端出血，应拆开十二指肠残端关闭处仔细探查有无出血，必要时，仔细探查十二指肠降部，发现出血部位后给予直视下缝扎止血，需注意避免十二指肠乳头误缝扎或损伤。如上述部位的出血处理困难时，可以考虑结扎胃十二指肠动脉。

（三）预防

胃癌根治术后消化道内出血主要是由于吻合口出血或者应激性溃疡出血造成的，所以在预防上需要注意以下方面：

术者在手术过程中要妥善结扎、严密缝合消化道吻合口和闭合口。这是预防食管空肠、食管残胃和胃肠吻合口、胃或十二指肠关闭残端出血的关键。我们在此推荐使用器械吻合来进行残端闭合或者消化道重建。器械吻合尤其是自动化的器械能够更好、更加安全地完成吻合步骤。在器械吻合结束后，如果还出现渗血的情况，再使用缝扎的方式进行止血。切忌直接使用能量器械烧灼止血，这样会引起吻合钉的损毁，造成出血或者吻合口漏。在吻合结束后，建议放置胃管来观察有无活动性出血，如果引流液性状正常，即可拔除胃管，无须保留。

第二节　十二指肠残端漏

十二指肠残端漏是胃癌根治手术、全胃切除联合 Roux-en-Y 吻合术、远端胃切除联合 Billroth Ⅱ 式或者 Roux-en-Y 吻合术后较为凶险的并发症之一。由于十二指肠残端出现漏口，使十二指肠腔内的胆汁、胰液混合肠液等消化液进入腹腔，可引发严重的急性化学性腹膜炎。往往还伴有腹腔的严重感染，形成分隔状的腹腔脓肿，或难以愈合的十二指肠残端漏，造成较难调整的一系列病理生理紊乱。如不及时妥善处理，可危及患者生命。

一、诊断

十二指肠残端漏的形成原因是多方面的，手术相关的因素是最常见的原因。

首先，十二指肠残端闭合的手术技术是决定闭合是否安全的首要因素。如果存在吻合技巧缺陷、闭合器钉针闭合不良、缝线选择不当、结扎过紧或过松等因素，都会造成十二指肠残端闭合不严密，或愈合不良。另外，术后的局部炎性水肿、瘢痕组织过多，以及十二指肠游离不够造成的缝合包埋欠佳也会增加十二指肠残端漏的发生风险。

其次，十二指肠的血供情况也是影响残端漏的重要因素。由于行远端胃癌根治术和全胃切除术时，需要清扫第 5 组和第 6 组淋巴结，并结扎切断胃网膜右动静脉、幽门下动静脉和胃右动静脉，这些血管的离断减少了十二指肠的血供，使因供血不良造成十二指肠残端漏的风险增加。有时，为了更好地进行切割闭合，过多地游离十二指肠球部容易造成十二指肠闭合后残端缺血坏死，致使闭合缘成为十二指肠残端瘢痕组织，导致漏的发生。十二指肠残端的良好血供和正常肠壁是保证愈合的重要因素。

除了外科操作技术的因素以外，患者的全身状态也会影响十二指肠残端漏的发生概率。如果患者围手术期伴有营养不良、低蛋白血症、重度贫血、糖尿病、肝硬化、内环境紊乱、恶病质、心肺功能障碍以及长期应用激素等因素，都可能导致组织愈合能力差，从而增加十二指肠残端愈合不良的风险。此外，术后胃肠吻合的输入袢如果出现梗阻，会增加空肠输入袢和十二指肠残端的压力，压力增大使残端缝合处胀裂，产生十二指肠残端漏。

十二指肠残端漏一般发生在术后 3~7 天内，临床表现为突发右上腹部剧痛，迅速延及全腹，造成急性弥漫性腹膜炎；生命体征出现体温升高、脉搏增快；腹部查体出现腹部紧张、板状腹、全腹压痛、反跳痛等腹膜炎表现；血液学检查常提示炎症表现，血白细胞及中性粒细胞百分比升高，血胆红素也往往有升高。如果没有得到及时的治疗，患者还经常出现右侧胸痛，咳嗽、咳痰，行 X 线或者 CT 检查后，可发现右侧膈肌上抬，伴有胸腔积液和腹腔积液。同时，腹腔引流管会有浑浊胆汁样液引出。上述临床表现即可明确诊断十二指肠残端漏。

二、治疗

十二指肠残端漏往往较为凶险，患者感染情况也较重，保持引流通畅和充足的营养支持是治疗十二指肠残端漏的重要措施。治疗措施分为非手术治疗和手术治疗。

非手术治疗简而言之主要包括充分引流、禁食水、补液、抗炎。首先，十二指肠残端漏一旦诊断，立即禁食，应用抑酸药物、抗生长激素类药物（如奥曲肽注射液或生长抑素注射液），来减少消化液分泌和丢失。同时，静脉输注液体，维持水、电解质平衡，这些治疗对于促进漏口愈合具有重要价值。后期还可以应用生长激素，来促进正氮平衡、组织生长和漏口愈合。同时，全身应用广谱抗生素，控制感染。但所有处理措施中最重要的是保证引流通畅及完全，避免出现局部积液积脓。若术中引流管位置不佳，可在超声引导下穿刺引流，必要时置管引流。

其次，营养支持也是非常重要的治疗措施。建议早期给予完全胃肠外营养支持，既提供了充足的营养和水分，又减少了胃肠消化液的分泌，有利于漏口的愈合。当十二指肠残端漏基本控制、胃肠道功能恢复、局部窦道形成后，应尽快从肠外营养过渡到肠内营养。肠内营养可通过胃管或者空肠营养管注入肠内营养制剂，有利于扭转负氮平衡、提供充足能量和蛋白质供应，并能更好地保护肠黏膜，避免肠源性感染，从而促进患者康复。

手术治疗也是十二指肠残端漏的重要治疗方式。十二指肠残端漏手术治疗的适应证：①术后48小时内发生的十二指肠残端漏；②爆发型的十二指肠残端漏；③怀疑十二指肠残端漏同时伴血运障碍者；④怀疑有输入袢梗阻、吻合梗阻以及十二指肠运动功能障碍者；⑤保守治疗4~6周漏口仍不愈合者。手术的主要目的是放置引流管实现通畅引流和消除肠外瘘。手术内容方面，根据不同的情况，可以选择不同的处理方式。如果十二指肠残端及周围炎症较轻，可以直接缝合修补残端的裂口；如果局部感染严重，不适合直接缝合修补，可以考虑进行十二指肠造瘘外加妥善腹腔引流；如果伴有营养不良的情况，采用经皮肤的空肠营养管置入术对于患者的长期恢复有很大帮助。如能探及漏口者，可经漏口放置蕈状引流管，漏口周围用大网膜包裹，并于漏口旁放置双套管，术后持续负压冲洗引流。术中不建议过度分离组织，以免造成引流管周围的肠壁漏口扩大，造成二次损伤。术中应注意探查有无输入袢、输出袢肠管梗阻，并进行相应处理，如有输入袢梗阻，可行输入袢与输出袢之间Braun吻合，解除胃空肠吻合输入袢梗阻。

三、预防

十二指肠残端漏虽然较为凶险，但是通过合理的手术操作和围手术期管理，十二指肠残端漏的发生风险是可以降低的。

手术过程中，十二指肠残端闭合的手术技术是决定闭合是否安全的首要因素。在进行十二指肠球部切割闭合的时候，要保证在无张力、平稳的状态下进行切割闭合，并且要选用钉高高度合适的切割闭合器来完成操作。完成操作后，需仔细检查闭合缘有无出血、有无闭合不全、有无闭合钉变形或者闭合不良。如出现上述情况，需要使用可吸收线或者丝线进行全层加固缝合。在此我们建议，如果十二指肠残端游离度允许，进行残端的浆肌层加固缝合，可以有效降低十二指肠残端漏的风险。其次，在保证规范清扫淋巴结的同时，不要过多结扎切断不必要的血管，在游离十二指肠球部的时候，建议保留十二指肠后方的血管（来源于胃十二指肠动脉）和十二指肠上方的血管（来源于肝固有动脉），更好地保留血供，可以降低十二指肠残端漏的风险。

同时，进行胃空肠吻合时要选择适当的输入袢长度，一般在20~25 cm，合理的输入袢长度对于预防输入袢梗阻，避免十二指肠残端破裂的发生很有帮助。我们还建议在进行根治性远端胃切除术时，采用Billroth Ⅱ式+Braun吻合的方式，进一步降低因为吻合口梗阻引起的十二指肠残端漏的风险。

此外，在十二指肠残端周围放置引流管，可以起到有效的监测和治疗作用。胃肠吻合完成后将胃管放置在吻合口输入袢可有效降低输入袢压力，也有助于预防十二指肠残端漏的发生。还有一些特殊的情况，例如十二指肠残端闭合困难时，预防性十二指肠残端造瘘术，外加负压吸引，2周后拔管，可预防十二指肠残端漏的发生。

手术过程中的上述操作，可以预防或者降低十二指肠残端漏的发生。而充分的术前准备，也是十分重要的。通过术前准备，可以纠正不利于组织愈合的因素，改善患者的营养状态，控制患者的伴随疾病等（糖尿病者控制血糖，纠正贫血等）。对有幽门梗阻患者，术前应多次以浓盐水洗胃，有助于消除胃壁和肠壁炎症水肿，有利于十二指肠球部的安全切割闭合。

第三节　吻合口漏

一、诊断

术后吻合口漏也是胃癌根治术后的严重并发症之一，具有较高的死亡率。近年来，随着吻合器的应用以及吻合技术的提高，吻合口漏的发生率也在不断下降。然而，临床上仍会有少数患者出现术后吻合口漏，一旦发生，不仅胃液、肠液，还有胆汁、胰液均可流入腹腔，使病情恶化，故仍需高度重视。

胃肠道吻合的愈合过程，分为炎症期和细胞增生期。炎症期在术后即开始，而细胞增生期在术后3~5天开始。在这一愈合过程中，吻合口的血流量逐步下降，术后第3~5天抗张力能力也开始下降，所以临床上的吻合口漏多发生于术后第4~5天。影响吻合口漏风险高低的手术因素主要有三点：吻合技术、血运供应和吻合口张力。对于吻合技术而言，由于吻合器的广泛使用，需要手工缝合的机会逐渐减少，对吻合技术，尤其是缝合技术的要求有所降低。但是，手工缝合的技巧是外科医生的基本功，是外科医生必须掌握的基本技能。吻合器或者吻合钉选择不当、缝线选择不当、结扎过紧或过松、胃肠吻合技术粗糙等因素都会增加吻合口漏的风险。其次，吻合口的血运障碍也会增加吻合口漏风险。血运障碍比较容易在食管空肠吻合口发生，而在胃肠吻合口和空肠空肠吻合口出现血运障碍的概率很低。主要原因是，与食管相比，胃和小肠的血供更加丰富，代偿能力强，不容易出现缺血的情况。第三，吻合口张力的大小也是吻合是否可以顺利愈合的重要因素，如食管空肠吻合口，空肠上提后存在张力；或Billroth Ⅰ式吻合存在较大张力；抑或Billroth Ⅱ式吻合时输入袢悬吊过紧，牵扯张力过大等，都会增加吻合口漏发生的风险。除此之外，患者如果全身状态较差，伴有营养不良、低蛋白血症、重度贫血、糖尿病以及长期应用激素等因素导致的组织愈合能力差，也同样增加吻合口漏的风险。

吻合口漏的主要临床表现为急性腹膜炎症状和体征，患者会出现腹痛、高热、恶心、呕吐以及全身中毒症状，引流管可有含胆汁的草绿色浑浊液体引出。通过口服或胃管内注入亚甲基蓝注射液，经引流管引出可以确诊。通过上消化道造影可以发现对比剂外渗。通过腹部CT检查可见吻合口的吻合钉不连续，吻合口周围有积液等表现，都可以佐证吻合口漏的临床诊断。

二、治疗

胃癌根治术后一旦发现有吻合口漏发生，就应迅速行上消化道造影、B超或CT检查，了解吻合口漏的部位、程度以及是否合并腹腔脓肿。对于吻合口漏的治疗分为非手术治疗和手术治疗两种。

非手术治疗适用于吻合口漏发生时间较晚，无明显弥漫性腹膜炎症状体征，一般情况较好者。非手术治疗措施包括禁食水、胃肠减压、充分腹腔引流、抗生素控制感染等。在保持引流管通畅的前提下，可以采用双套管引流管进行冲洗。如果术中放置的引流管引流不畅，可先在B超或CT引导下调整或更换引流管。同时采用肠外营养支持，纠正水、电解质酸碱平衡紊乱，改善患者一般情况。并且应用抑酸药物、生长抑素等减少消化液分泌，减少腹腔感染和腹腔积液的程度，促进吻合口漏的愈合。如果引流管仍不通畅，就应考虑再次手术，于腹腔内、吻合口旁放置引流。一般经过3~4周，周围粘连就形成局限性窦道了，治疗上主要是引流管冲洗腹腔及全身营养管理。

手术治疗适用于因吻合口漏引发急性弥漫性腹膜炎、症状体征较重的患者，或者经过保守治疗效果不佳的患者。手术方式视造成吻合口漏的原因而定，如吻合口存在张力应改行其他手术方式重新吻合。例如远端胃切除术后Billroth Ⅰ式吻合口漏，如果吻合口张力过大，应该改行 Billroth Ⅱ 式或 Roux-en-Y 吻合。在这里需要注意的是十二指肠的处理：由于炎症刺激，十二指肠残端管壁变得较为脆弱，并且由于肠管运动不稳定，十二指肠内呈高压状态，在这种情况下直接闭合十二指肠球部十分困难，最好行十二指肠造瘘；如十二指肠球部水肿不明显，十二指肠残端可关闭，但同时又担心关闭不牢时，可行空肠造瘘，造瘘管的头端插入到十二指肠降部，可以起到十二指肠减压作用。同时，在十二指肠和吻合口周围、肝周和脾窝等部位放置引流管。对于张力过高引起的食管空肠吻合口漏，可以松解粘连，尽量游离小肠系膜，也可以将吻合口旁空肠悬吊在隔顶，起到减少张力的作用。同时，术中应充分冲洗，放置有效的引流管，术后持续负压吸引，保持通畅引流。

三、预防

针对吻合口漏发生的风险因素，在手术中术者首先要掌握良好的吻合技术，包括器械吻合和手工吻合技术。为预防吻合口漏的发生，要求做到缝合针距不要过稀或过密，一般建议缝针间距 4 mm 左右。结扎线打结不要过紧或过松，做到既不要切割组织，也不要线结松开。缝合时黏膜必须内翻，尤其是吻合口两端的交角处一定要内翻缝合。在吻合口内翻缝合完毕后，建议对吻合口采用浆肌层加固，对残端做荷包缝合包埋。

其次，避免吻合口存在张力。对于胃空肠吻合或者食管空肠吻合，要充分游离空肠系膜，合理选择结肠前或结肠后吻合，实现吻合口无张力。对于胃十二指肠吻合时如有张力，可做 Kocher 切口沿十二指肠外侧将腹膜切开，游离松解十二指肠，使之向胃端靠近，以减少吻合口张力。

第三，保持吻合口两侧食管、胃壁、十二指肠壁或空肠的良好血运。游离食管和十二指肠时，不要过分游离食管表面和十二指肠球部，避免破坏不必要的血运。对于空肠的游离，吻合口与最末一支垂直动脉的距离不要超过 2 cm，可以保持良好的血运。

此外，术前纠正贫血及低蛋白血症，伴幽门梗阻者术前给予洗胃及胃肠减压，都是预防吻合口漏的有效措施。

第四节　淋巴漏和乳糜漏

一、诊断

淋巴漏和乳糜漏是胃癌根治手术后的并发症之一。二者都是因为淋巴循环受到破坏而发生淋巴液外漏引起的。但是，从定义上，还存在一定的区别。淋巴漏是指由于毛细淋巴管远端的破裂损伤造成的渗漏，漏出液性状为浆液性或者淡黄色液体，不含乳糜，其甘油三酯含量与血清基本一致；乳糜漏是指损伤发生在乳糜池和胸导管附近的破损，其漏出液中呈乳糜样白色液体，甘油三酯含量明显高于血清水平。

在进行胃癌根治手术的时候，进行淋巴结清扫时，常常会涉及肝十二指肠韧带内淋巴管道、幽门上区域淋巴管道以及胰腺上缘、腹腔干周围、脾门和脾动脉周围淋巴管道等，如果处理不当，会引起术后的淋巴漏。而乳糜漏是乳糜池附近的淋巴管道损伤所致，其发生率并不高。主要的损伤部位包括清扫 No. 16、14、8b 淋巴结或贲门后组织时可能将腹主动脉和下腔静脉周围的腰干或乳糜池损伤。在清扫 No. 16b1 淋巴结时，如果发现腹主动脉和下腔静脉间组织中有管状结构，应予以结扎。

胃癌手术后淋巴漏或者乳糜漏临床表现多出现在术后 2~3 天，表现为腹腔引流管引流出大量清白色液，大于 200 ml，持续 1 周以上；乳糜试验呈阳性。如补液充分患者通常无明显不适。如引流管过早拔出，可表现为腹胀。上述临床表现及实验室检查即可判定术后淋巴漏或者乳糜漏。

二、治疗

淋巴漏或乳糜漏的总体预后较好，一般不威胁患者生命，也不必急于再次手术。但应注意，保持引流通畅，注意维持患者水、电解质酸碱平衡。引流量会逐渐减少，直至可以拔除引流管，罕见有患者再次出现淋巴漏或乳糜漏。

非手术治疗的主要措施：引流通畅、禁食不禁水、全肠外营养支持，使用抗生长激素类药物（如奥曲肽注射液或生长抑素注射液），可有效减少腹腔引流量；当每日引流量低于 500 ml 后，可给予低脂肪高蛋白及中链脂肪酸饮食，口服肠内营养制剂也可以。

对保守治疗 4~6 周仍无效的患者，应考虑行手术治疗。术前如能确定漏出部位，再手术成功率相对较高。淋巴管造影对定位诊断很有价值。术中定位常采用术前 3~5 小时口服含脂液体（牛奶 200~300 ml）的方法。将亲脂性色素苏丹黑与脂肪混合更有帮助。手术具体操作是寻找到漏口位置，直接结扎漏出部位，如乳糜池。

三、预防

预防淋巴漏的方法：术中仔细操作，尽量避免淋巴管的撕裂破损，妥善结扎损伤的淋巴管。对于细淋巴管，采用电凝即可。对集合淋巴管以上较粗的淋巴管，应该使用超声刀凝闭或者确切地予以缝合结扎或血管夹夹闭。在清扫胃周围淋巴结时，对所有条索样组织均应妥当处理，使用超声刀闭合或缝线结扎。要时刻注意有无清白色液体渗漏出来，如果有液体不断渗出说明有淋巴管损伤，应给予结扎或血管夹夹闭。

乳糜漏的发生，常常是由于进行了更大范围 D2+ 淋巴结清扫所致。胃癌手术清扫主动脉旁淋巴结时，为防止发生乳糜漏，首先要清楚在左、右肾动脉的后方为主动脉裂孔，注意不要损伤 No. 16b1 水平以上的腰淋巴干。胸导管发自乳糜池，进入胸腔后走行于主动脉后方，腹部手术一般不会损伤。如有损伤，可用血管夹夹闭淋巴管。

此外，围手术期给予营养支持，补充蛋白质也可以降低淋巴漏和乳糜漏的发生风险。肠内营养支持的使用时机，对于淋巴漏和乳糜漏风险较高的患者，可以酌情考虑延长肠外营养支持的时间。

第五节　腹腔感染、腹腔积液

腹腔感染（intra-abdominal infection, IAI）是指一系列腹腔感染性疾病。术后腹腔感染增加患者痛苦，延长住院时间，甚至可影响预后。腹腔感染患者的病死率可达 20%。腹腔感染是腹部外科常见疾病，同时也是胃癌根治术后常见并发症之一。

一、诊断

（一）病因及分类

1. 根据发病机制　术后腹腔感染属于继发性感染，多继发于术后吻合口漏、胰漏、十二指肠残端漏、空肠漏、组织坏死以及手术污染。根据感染发生来源，属于医院获得性腹腔感染。病原菌以革兰氏阴性杆菌、肠球菌或条件致病菌为主，常常多为混合感染。值得注意的是，近年来耐药菌引起的腹腔感染比例逐渐增高。

2. 根据病变范围　分为：①局部感染：感染灶局限于腹腔某一部分，如大网膜或肠系膜包裹形成局部脓肿。如膈下脓肿、盆腔脓肿。②全身感染：感染灶范围广泛而无明显界限，临床症状重，表现为急性弥漫性腹膜炎症状，若未及时采取治疗可造成严重后果。

（二）病理改变

腹膜受感染源侵犯后，刺激肥大细胞释放组胺等渗透因子，致使血管通透性增加，腹膜充血并伴渗出液（富含中性粒细胞、补体、蛋白质和调理素）。渗出液中的补体和调理素可与细菌结合被吞噬细胞吞噬或进入淋巴管。纤维蛋白因间皮细胞释放的凝血活酶转变成纤维素沉积在感染灶周围。如机体抵抗力弱以及治疗不及时，局部感染灶可发展成广泛感染。大量中性粒细胞、坏死组织和凝固的纤维蛋白渗出，使渗出液由清亮变浑浊，呈脓性。肠管浸泡在脓液中，可引起肠麻痹，肠管内气体推动缓慢，肠管积聚大量气体、液体，呈扩张状态。腹腔内大量炎性渗出液、腹膜和肠壁水肿、肠管内积液造成体内水、电解质和蛋白质大量丢失，同时伴有细菌入血，最终导致低血容量和感染中毒性休克。

（三）临床表现

腹腔感染由于病变范围及发展过程不同，临床表现也各不相同。典型的临床表现是发热、心率加快、呕吐、腹痛、腹胀、腹泻、腹部压痛及反跳痛、腹肌紧张、腹腔引流液颜色异常，常为脓性物。

1. 体格检查　腹式呼吸减弱或消失、肛门停止排气排便，均对腹腔感染有较强提示。腹胀加重是病情发展的重要标志。压痛、反跳痛是腹膜炎的体征，严重感染时常遍及全腹，以原发病灶部位最为显著。突发而剧烈的刺激，如胃酸、胆汁等化学性刺激可引起腹肌紧张，呈"木板样"强直。腹部叩诊因胃肠胀气呈鼓音。腹腔内大量积液叩诊可有移动性浊音。听诊常发现肠鸣音减弱或消失。肛门指诊如有直肠前窝饱满及触痛，提示盆腔感染。

2. 辅助检查　血液学检查白细胞计数、中性粒细胞比例、血清降钙素原（procalcitonin，PCT）升高预示着感染进展的程度。腹部 X 线检查见肠腔胀气伴多个小气液平面提示肠梗阻；膈下存在游离气体提示消化道穿孔。腹部 CT 可见肠道扩张，积气积液，多发宽大气液平面提示肠梗阻；吻合口增厚、异常强化、肠腔变窄提示吻合口狭窄。

（四）诊断及鉴别诊断

1. 诊断　腹腔感染的诊断方法主要包括病史采集、体格检查、实验室检查、影像学检查及腹腔穿刺。根据病史和体征对疑似腹腔感染的患者作出初步诊断；实验室检查进一步明确病情进展程度。影像学检查和腹腔穿刺对于明确感染灶的部位、病变程度，选择治疗方法提供重要的依据。影像学检查主要以超声和 CT 为主要诊断方法。超声在诊断时常会受到腹腔内肠袢积气影响，但优点在于可床旁检查，必要时可行超声引导下腹腔穿刺引流。CT 可以克服超声的不足，了解感染灶的部位，毗邻脏器的变化，炎症水肿情况，以及积液、积气部位。对高度疑似腹腔感染患者应积极采取诊断措施，不能因患者移动困难放弃影像学检查，因为腹腔感染延迟诊断，是导致感染加重的主要原因。

推荐意见：①对疑似腹腔感染患者行实验室检查（血常规、PCT、C- 反应蛋白）以明确诊断（强烈推荐）；②对疑似腹腔感染患者行腹盆部 CT 检查明确诊断（强烈推荐）；③建议对疑似腹腔感染患者行腹部超声检查明确诊断（条件推荐）；④对无法明确诊断以及感染灶时，可考虑行腹腔镜探查术（条件推荐）。腹腔镜探查术具有诊断和治疗的双重价值，不仅可以直视病变部位，而且可以清理局限的感染灶、脓性液体、脓苔，解除感染引起的炎性粘连、梗阻，修补局限的穿孔，切除局限病变。腹腔镜探查术也存在一定风险，术中需要仔细操作，并注意维持患者生命体征平稳。

2. 鉴别诊断　①肺炎、胸膜炎、心包炎、冠心病等都可引起反射性腹痛，因疼痛导致呼吸短促、心率加快；鉴别诊断要点为详细追问疼痛部位、性质、程度，并进行细致查体，腹部无明显压痛及反跳痛，即可作出判断。②急性胃肠炎也可引起急性腹痛及压痛、恶心、呕吐、发热症状；鉴别诊断要点询问是否有饮食不当病史，无腹膜炎的体征，即可作出判断。③急性泌尿系感染、女性妇科炎症均可有不同程度的急性腹痛、呕吐、恶心等症状，以下腹部为主；鉴别诊断要点为查体无腹膜炎典型体征。因此，针对以上疾病必须详细询问现病史、既往病史，细致查体，严加区别，以免错误治疗。

二、治疗

（一）一般支持治疗

根据病情发展及自身情况，腹腔感染患者一般采取半卧位，使腹腔内脓液流向盆腔，盆腔腹膜吸收能力较上腹部弱，从而减少毒素吸收，必要时还可经直肠或阴道后穹隆穿刺引流；同时予禁食水、胃肠减压、纠正水电解质紊乱、抑酸、镇静、止痛、吸氧、补充热量和营养支持治疗。

合并胃肠道功能障碍包括营养物质消化吸收、消化液分泌、肠道蠕动以及肠黏膜屏障功能等多种障碍。对于腹腔感染合并胃肠道功能障碍患者，营养支持治疗原则是尽早实施肠内营养，降低细菌移位引发的全身炎症反应，从而减少不良预后可能。合并呼吸功能障碍患者应给予呼吸循环支持治疗。建议开始无创正压通气，避免呼吸肌肉疲劳导致呼吸停止。若患者情况未改善或恶化，建议立即行气管插管。合并肝功能障碍会增加腹腔感染治疗难度。肝功能障碍是指48小时内血清胆红素 >34.2 μmol/L 或者转氨酶水平 > 正常的2倍。早期监测和预防十分重要，密切监测白蛋白、胆固醇、血尿素、葡萄糖等可以更为准确地反映肝功能。一旦合并肝功能障碍，目前主要治疗措施为全身性抗感染治疗、避免使用肝毒性药物、应用肠内营养支持治疗。合并甲状腺功能减退患者可考虑使用甲状腺激素替代治疗。

（二）抗感染治疗

1. 抗感染治疗时机　一旦腹腔感染诊断明确，推荐及早开始经验性抗感染治疗。对于已诊断合并真菌感染或存在高危因素患者，应同时及早行抗真菌治疗。

2. 抗感染药物选择　经验性抗感染治疗：①对于轻中度腹腔感染患者，推荐经验性抗感染治疗的单一用药：头孢哌酮舒巴坦钠、厄他培南；联合用药：头孢呋辛、头孢噻肟、左氧氟沙星联合硝基咪唑类药物。②对于重度腹腔感染患者，推荐经验性抗感染治疗的单一用药：亚胺培南西司他丁钠、美罗培南等碳青霉烯类药物、哌拉西林他唑巴坦；联合用药：三代头孢菌素联合硝基咪唑类药物。

（三）抗真菌治疗

1. 抗真菌治疗时机　当患者出现真菌感染的高危因素，伴有不明原因的发热等症状或者血培养提示真菌阳性时，特别是感染性休克的重症患者，推荐及早开始经验性抗真菌治疗。腹腔感染患者出现真菌感染的高危因素包括：术后消化道穿孔、吻合口漏、胰腺炎、全肠外营养、深静脉置管、广谱抗生素使用 >72 小时、重症监护室住院时间长，同时合并糖尿病、心脑血管疾病、肾衰竭等疾病。

2. 抗真菌药物选择　合并真菌感染主要以念珠菌感染为主。常见抗真菌药物：氟康唑、伏立康唑、伊曲康唑、棘白菌素、多烯类及其衍生物。①对于轻中度真菌感染患者，推荐经验性抗真菌药物：氟康唑；②对于重度真菌感染患者，推荐经验性抗真菌药物：棘白菌素类药物。

（四）外科治疗

外科治疗适应证：①经过保守治疗效果不明显、体征不缓解、腹膜炎症状加重者；②腹腔内大量积液，炎症较重，出现严重肠麻痹或中毒症状，尤其有休克表现者；③腹膜炎病因无法明确，且进行性加重者。

1. 经皮脓肿穿刺引流术　重度腹腔感染常常伴有单一或者多发脓肿，常见有膈下脓肿、腹腔各间隙脓肿。在超声、CT 定位引导下行脓肿穿刺引流，既可以明确诊断，也可以置管引流、冲洗脓腔，目前已成为腹腔脓肿的首选治疗方案。

2. 开腹探查术　对于广泛腹腔感染或穿刺引流效果不明显的患者，在条件允许下应及早行开腹探查术。通过手术去除感染源，清除坏死组织、脓液。原则上局限性腹腔感染不行腹腔冲洗，避免感染扩散，而对于广泛腹腔感染，术中应进行大量腹腔冲洗。术后需放置引流管，建议选择可持续冲洗双套管。

三、预防

预防胃癌根治术后腹腔感染应从以下几个方面考虑。

（一）术前评估和术前准备

腹腔感染的发生与患者基础状态（年龄、体重、心肺肝肾功能、营养代谢及免疫功能等）、肿瘤分期以及手术情况等多种因素相关，术前对这些影响因素进行充分评估，并在术前纠正、改善。

值得注意的是，肥胖患者（BMI＞25 kg/m²）较正常体重患者胃癌术后腹腔感染的发生率增加3倍。因为脂肪组织中血供少，其愈合能力和抗感染能力差；肥胖患者可能存在手术暴露视野差、操作空间小，手术操作难度大，增加手术风险；同时，肥胖患者糖尿病、高血压病、高脂血症等合并症增加术后腹腔感染风险。

（二）合理化手术方案、规范化手术操作

通过充分的术前评估和准备，制订合理化手术方案，规范化和精细化手术操作，是减少胃癌术后腹腔感染的根本。

（三）早发现、早诊断、早治疗

患者生命体征是术后重要的监测指标之一。心率、收缩压、呼吸频率、体温和意识是识别临床危重症的有效病情观察指标。同时也应重视患者主诉，尽可能早发现、早诊断并客观评估病情程度，给予准确的治疗。

第六节　消化道梗阻

胃癌根治术后的消化道梗阻，按照梗阻的位置可以分为两类：一类是与手术吻合口相关的消化道梗阻，另一类是与手术吻合口无关的消化道梗阻。吻合口相关的消化道梗阻主要包括输入袢梗阻、吻合口梗阻、输出袢梗阻。与吻合口无关的消化道梗阻，也就是传统意义的肠梗阻，包括麻痹性肠梗阻、机械性肠梗阻和炎症性肠梗阻。

一、输入袢梗阻

（一）诊断

输入袢空肠段梗阻较少见，是一种高位肠梗阻，胆汁、胰液及肠液淤积在吻合口以上的肠腔内。如为不全梗阻，肠管通过产生强烈的蠕动，可克服阻力，引起呕吐含胆汁和胰液等内容物。如为完全性梗阻，消化液淤积在两端闭合的肠腔内，压力不断增高，肠壁受压而发生血运障碍，可致输入袢空肠和十二指肠肠壁缺血坏死、穿孔，或十二指肠残端漏。有时还可因输入袢肠腔内压过高，肠液通过十二指肠乳头逆流造成急性胰腺炎和胆管炎。

输入袢梗阻常见于根治性远端胃切除 Billroth Ⅱ式吻合术后。造成输入袢梗阻的主要因素有两个：一是空肠起始部距离吻合口的距离，即输入袢的长度；二是胃肠吻合口输入袢的方向位于小弯侧还是大弯侧。输入袢的长度要合适，过短或者过长都会增加术后输入袢梗阻的风险。如果输入袢长度较短，会使空肠输入袢在胃肠吻合口处或十二指肠空肠曲处形成锐角，造成成角型的机械性梗阻；如果输入袢过长，则输入袢容易发生扭曲，造成吻合口近端肠腔内胆汁、胰液及肠液等不易排出，而淤积在近端空肠和十二指肠内。输入袢空肠段留置过长，过长的空肠段还可能穿过吻合口后下孔隙而形成内疝。或输出袢空肠段穿过吻合口后下孔隙而压迫输入空肠段，亦可导致输入袢空肠段梗阻。胃肠吻合口输入袢的方向也是影响输入袢阻梗的重要因素。结肠前输入袢对小弯胃肠吻合时，因为这种方法扰乱了空肠及其系膜的正常解剖关系，可使输入袢空肠段发生部分扭转与空肠系膜牵拉过紧而压迫输入段空肠，使被压迫处近端空肠与十二指肠成为两端闭合

的肠段，增加了梗阻的风险。

输入袢梗阻的临床表现与梗阻的程度和梗阻发生的时间有关。临床症状多出现在术后数日内，也可出现在术后任何时间。一般表现为间歇性上腹腹胀、腹痛，常伴有恶心、呕吐，有时在上腹部可能触及囊性包块（膨胀的肠袢）。如为完全性梗阻，其主要症状为上腹部剧烈疼痛，频繁呕吐，但呕吐物不含胆汁，并在腹部常触及有明显压痛的囊性包块。如为不全梗阻，主要症状为术后的间歇性呕吐，呕吐物内含大量胆汁，有时可达 1000 ml 以上，且不含食物，呕吐后临床症状缓解或消失。呕吐前查体可发现上腹部可触及囊性包块，吐出大量胆汁后上腹包块可缩小或消失。发生在术后早期的输入空肠段梗阻，可引起十二指肠残端破裂或穿孔，并出现腹膜炎的临床表现。如果患者出现上述症状，应该进行 CT 检查明确诊断。并且进一步明确梗阻的原因和梗阻的部位，为下一步治疗做好准备。

（二）治疗

输入袢梗阻的治疗可以采用非手术治疗和手术治疗两种方式。非手术治疗的方式包括禁食水、胃肠减压、静脉营养支持等。轻度或者不完全的输入袢梗阻大多可以在 1~2 周内症状减轻或消失。但是，部分较为严重或者完全性输入袢梗阻患者，如果经非手术治疗无效或者病情继续恶化，就需要接受手术治疗。

具体的手术方式要根据输入袢梗阻的病因来决定。输入袢肠管长度太短造成的成角梗阻，可切断 Treitz 韧带，游离部分十二指肠，松解十二指肠空肠曲，间接增加输入袢长度，以解除输入空肠段过短造成的牵拉成角。如 Treitz 韧带松解后尚不满意时，可在吻合口输入袢和输出袢空肠段之间行侧侧 Braun 吻合术。

对于输入袢过长造成内疝嵌顿的情况，应首先将嵌顿的输入袢空肠段复位，同时加做输入和输出空肠段之间的侧侧 Braun 吻合术，并关闭吻合口后下孔隙，避免内疝再次形成。

如果因为梗阻或者内疝导致肠管缺血坏死，必须要果断切除坏死的肠管或者做肠管修补。例如发现输入袢空肠段已坏死，则须切除坏死的肠段，改

做 Roux-en-Y 吻合。如果输入袢空肠梗阻致十二指肠侧壁出现穿孔者，解除其引起梗阻的原因后，做穿孔修补术与腹腔引流术。如果输入袢空肠段梗阻导致十二指肠残端裂开者，解除其梗阻的原因后，做十二指肠造瘘，并放置充足的腹腔引流管。如果输入袢肠段梗阻致壶腹部以下的十二指肠侧壁大片坏死，输入空肠段及吻合口空肠段亦有血运障碍者，应将已坏死及血运障碍的肠段切除，用输出袢空肠断端套缝在较正常的十二指肠壁上，并重新做胃空肠吻合术与吻合口输入袢和输出袢空肠段之间的侧侧吻合术，并在套缝的肠管附近放置腹腔引流管。

（三）预防

预防输入袢梗阻的方法要从其产生的原因入手，主要是改进手术操作的技术。首先，输入袢肠管的长度要合适，建议保留 20~25 cm 的空肠作为输入袢肠管。其次，在输出袢和输入袢的空肠间行侧侧 Braun 吻合，进一步降低输入袢梗阻的发生率。再次，闭合胃空肠吻合后方的间隙，直接避免了内疝的形成。

对于胃空肠吻合口方向的问题，建议采用顺蠕动的方式进行吻合，即输入袢对大弯侧，输出袢对小弯侧，此吻合方式更加符合肠管和胃的蠕动方向，降低了成角旋转和梗阻的风险。

针对采用结肠前或结肠后吻合的选择，需要综合考量。如果保留残胃较小、空肠系膜较短，或者患者肥胖，结肠及系膜较为肥厚，建议采用结肠后吻合，并尽量将残胃悬吊于横结肠系膜，起到减压和固定的作用，防治横结肠压迫输入袢和输出袢空肠。

▎二、吻合口梗阻

（一）诊断

术后吻合口梗阻最主要的原因是吻合技术问题。常因为吻合口的直径过小，缝合时胃壁或者肠壁内翻过多造成，这种吻合口狭窄是吻合口梗阻的直接原因。同时，胃肠道水肿与痉挛，吻合口血肿或周围脓肿压迫等因素共同作用，也可导致吻合口梗阻的症状。

吻合口梗阻的临床表现主要有进食后上腹饱胀不适、呕吐，呕吐物为所进的食物。因吻合口直径小或内翻过多所致吻合口梗阻，表现为出口通过障碍症状，且为持续性，不能自行缓解。因吻合口水肿与痉挛所致的吻合口梗阻，临床症状多出现在术后 6~10 天内，且多为暂时性的，一般经胃管减压 1~2 周均能解除梗阻。因吻合口周围脓肿压迫所致的吻合口梗阻，临床症状亦在手术数日后出现，多不能自行缓解。

（二）治疗

吻合口梗阻的治疗原则应根据引起梗阻的原因而定。如果是由于吻合口炎性水肿所致的吻合口梗阻，宜先用非手术疗法。大多数患者经适当非手术疗法后梗阻症状可自行消失。非手术疗法措施包括：禁食水，放置胃肠减压管，高渗盐水洗胃，静脉营养支持，应用抗生素治疗等。若持续 2~3 周以上仍无改善者，应注意排除残胃功能障碍（胃瘫）。

如果是由于吻合口过小或组织内翻过多所致吻合口梗阻，或者因吻合口周围脓肿或炎性包块压迫所致的吻合口梗阻，宜先采用非手术治疗。如非手术治疗不能缓解，可考虑行内镜下吻合口扩张术，或手术治疗来解除机械性梗阻。

（三）预防

防止术后吻合口梗阻，主要策略是在手术过程中合理地进行消化道重建。首先，在条件允许的情况下，侧侧吻合的方式能够使吻合口的宽度更大，降低吻合口狭窄过小的风险。其次，在进行吻合的时候，优先考虑使用吻合器器械吻合，最大程度上避免手工缝合可能引起的内翻黏膜过多的情况。再次，保留吻合口周围的血供，避免因血供障碍引起的吻合口挛缩狭窄。同时，在围手术期及时纠正患者的贫血及低蛋白血症，伴幽门梗阻者术前给予洗胃及胃肠减压等，都是预防吻合口炎性水肿、防止术后吻合口梗阻的有效措施。

三、输出袢梗阻

（一）诊断

输出袢梗阻是远端胃癌根治切除术后较为常见的并发症。其发生大部分原因和输入袢梗阻相似。首先，输出袢空肠与吻合口粘连形成锐角或者形成粘连带，导致输出袢梗阻是最常见的原因。其次，如上文所述，如果输入袢过长，输出袢肠管可能进入胃肠吻合口与横结肠系膜之间的间隙，形成内疝，导致输出袢梗阻。再次，在行结肠后吻合时，横结肠系膜的固定位置不佳会导致输出袢梗阻。例如横结肠系膜开口关闭不全，会引起输出袢肠管经过此孔形成内疝，发生嵌顿或绞窄，造成输出袢梗阻；如果横结肠系膜是固定缝合于吻合口下方的输入、输出空肠段的肠壁上，缝合过紧，导致横结肠系膜开口处狭窄，术后可压迫输入、输出袢造成梗阻。还有比较少见的情况是输出袢空肠段套叠，套入部甚至可经吻合口进入胃内。

输出袢梗阻常常发生在术后 2 周内，也可发生在术后数月或数年内。临床表现为上腹饱胀感，伴有恶心、呕吐，呕吐物多为含胆汁胃内容物。如梗阻原因为输出空肠段在吻合口处曲折成角，多无明显腹痛。如梗阻原因为内疝、套叠或粘连带压迫，往往出现阵发性腹痛。输出空肠段套叠，呕吐物除胆汁、食物外，还可由于黏膜压迫损伤出现含有血性液体。出现上述临床症状后，通过上消化道造影或者腹部 CT 检查，可以明确输出袢梗阻的诊断。

（二）治疗

输出袢梗阻的治疗与输入袢梗阻的治疗策略类似，首先考虑非手术治疗。尚不确定梗阻的性质，患者无腹胀、腹痛，又无胃肠道出血与腹膜炎等临床表现，宜先采用非手术治疗。非手术治疗包括禁食水、胃肠减压、静脉营养支持、全身抗感染治疗、给予生长抑素等。在非手术治疗过程中，每隔 4~5

天进行钡餐检查一次，如钡剂能通过输出袢梗阻位置，即使通过的速度很慢或量很小，仍可继续非手术治疗，直至梗阻完全解除为止。在非手术治疗的过程中，要严密观察病情发展，如出现绞窄性肠梗阻的临床表现，则须进行急诊手术。

经非手术治疗 2~4 周后，临床症状仍无好转的患者应该考虑手术治疗，手术的基本原则是彻底解除引起梗阻的病因。梗阻解除后胃肠道自然通畅，不需加做输入袢空肠段与输出袢空肠段之间侧侧 Braun 吻合术。如梗阻的原因确实无法解除，或患者全身情况太差不能耐受复杂手术的患者，再考虑行空肠空肠侧侧 Braun 吻合术。手术治疗具体的方案选择，应视具体情况而定：①输出袢梗阻如果是空肠段在吻合口处曲折成角者造成的，由于松解粘连风险较大，容易对胃空肠吻合口造成二次损伤，所以建议在输出袢和输入袢之间加做空肠空肠侧侧 Braun 吻合术。②如果是内疝嵌顿造成的输出袢梗阻，则应该将嵌顿的肠段复位并关闭胃空肠吻合口和后方横结肠系膜之间的孔隙，避免内疝的再次形成。在某些情况下，若嵌顿的肠段已绞窄坏死者，应将坏死肠段切除并重新行胃肠消化道重建。③如果是单纯的肠粘连、粘连带或大网膜炎性肿块压迫导致输出袢空肠段梗阻者，应做肠粘连分离术、粘连带松解术或大网膜炎性肿块切除术。④输出袢套叠造成的输出袢梗阻患者，应行肠套叠复位术。

（三）预防

预防输出袢梗阻的方法，与预防输入袢梗阻的方法有类似的地方。首先，胃肠吻合时，采用输出袢空肠对胃小弯侧，输入袢空肠对胃大弯侧的方向进行吻合；同时保持输入袢与输出袢处于同一水平位置，或者输入袢略高于输出袢肠管，这样可以降低输出袢成角粘连，造成输出袢梗阻。其次，闭合胃肠吻合的肠管和后方横结肠系膜之间的间隙，避免内疝的形成。最后，如果行结肠后吻合，必须将横结肠系膜上的开孔环形缝合固定在吻合口以上的胃壁上，以有效避免横结肠系膜开口狭窄或缝合过紧造成的机械性输出袢梗阻。

四、麻痹性肠梗阻

（一）诊断

胃癌根治手术后均会发生一过性肠管麻痹，但 3~5 天后可恢复。如术后 1 周仍无肠蠕动，则属于病理状态。原因可能与手术创伤、麻醉、患者全身状况、电解质紊乱等有关。患者会出现腹胀、无排气排便、肠鸣音减弱等表现。可以进一步通过腹部 X 线或者腹部 CT 检查来明确诊断，辅助检查可以了解有无液气平面、肠管内气体的分布和量。麻痹性肠梗阻不仅小肠积气，胃及结直肠也常常扩张。出现上述症状，排除机械性原因的梗阻，则可诊断麻痹性肠梗阻。

（二）治疗

麻痹性肠梗阻大多可以经过非手术治疗后逐渐恢复，非手术治疗的具体措施包括：

1. 禁食水、胃肠减压　诊断麻痹性肠梗阻后，禁止患者继续进食饮水。如果患者症状轻，无恶心、呕吐，可以不放置胃肠减压管，也有可能自行好转。但对反复呕吐或腹平片显示胃及上腹部小肠扩张的患者，应当给予留置胃肠减压管，持续胃肠减压。

2. 静脉营养支持　在禁食水的基础上，给予患者静脉补液营养支持。有明显低蛋白血症时容易继发肠管水肿，也应通过静脉补充蛋白质等营养物质予以纠正。

3. 药物治疗　药物治疗可以采用两类药物；一类是改善肠管运动功能的药物，其中作用强的药物可能引起腹痛；另一类是抗生长激素类药物，可以减少消化液分泌，减轻肠液淤积情况。

4. 抗生素　对于症状较重的肠梗阻患者，肠壁水肿伴有肠壁屏障功能受损，易发生肠内菌群移位，可使用针对革兰氏阴性杆菌及厌氧菌的有效抗生素。另外，有呼吸系统合并症或腹腔内脓肿、吻合口漏等存在时，也应当选用合适的抗生素。

（三）预防

麻痹性肠梗阻的产生是由多方面因素共同引起的，所以预防的方法不具有特异性。总体来说包括以下几个方面：

1. 手术操作技术的提高。手术中对于脏器的操作要轻柔，尽量降低手术对脏器带来的副损伤。对于肠管、系膜内的神经尽量保留，不要随意切开切断肠系膜。若果破坏了肠管的神经，会增加术后麻痹性肠梗阻的风险。

2. 提高患者的营养状态。对于贫血、低蛋白血症等情况，在术前要尽量予以纠正。术后定期复查上述指标，及时补充白蛋白和保持水、电解质平衡。

五、机械性肠梗阻

（一）诊断

胃癌根治术后的机械性肠梗阻可以分为单纯性肠梗阻和绞窄性肠梗阻。其中，单纯性梗阻较为常见，仅有少数患者为绞窄性梗阻。造成机械性肠梗阻最常见的原因是术后腹腔粘连，其他的原因还有内疝形成、肠套叠等。典型的机械性肠梗阻患者会出现"痛吐胀闭"的临床表现，即腹痛、腹胀、呕吐、停止排气排便，出现上述症状，结合腹部X线平片、腹部CT等辅助检查手段，机械性肠梗阻的诊断容易明确。

单纯性肠梗阻只是肠内容物通过受阻，而无肠管血运障碍。绞窄性肠梗阻有血运障碍，可发生肠坏死、穿孔与腹膜炎，应及早确诊、手术解除血运障碍，防止肠坏死、穿孔。绞窄性肠梗阻发病急骤且迅速加重，早期的腹痛剧烈，无静止期，呕吐频繁发作，可有血液呕吐物，腹部有腹膜炎的体征，可有局部隆起或可触及的孤立胀大的肠袢等，均为其特征。腹腔穿刺可以有血性液体。全身变化也较快出现，有脉率快，体温上升，甚至出现休克，腹部X线平片可显示有孤立扩大的肠袢。非手术治疗不能改善其临床症状。当疑为绞窄性肠梗阻而不能得到证实时，应及早行手术探查。血液学检查可以发现脱水导致的血液浓缩、甚至电解质紊乱和代谢性酸中毒等。腹部X线平片和CT检查可以了解肠管扩张及肠壁肥厚的程度，梗阻的部位，是否有绞窄表现，也可能发现是否存在脓肿、吻合口水肿、漏、血肿及胰腺炎等情况，明确机械性肠梗阻的原因。

（二）治疗

对于机械性肠梗阻，首先要明确是单纯性肠梗阻还是绞窄性肠梗阻。如果诊断为单纯性肠梗阻，首选非手术治疗；如果诊断为绞窄性肠梗阻，则考虑及时手术治疗，不能贻误病情，避免肠管坏死。

非手术治疗主要包括以下几个方面：①禁食水、胃肠减压：诊断单纯性肠梗阻后，禁止患者继续进食饮水。同时应当给予留置胃肠减压管，持续胃肠减压。②静脉营养支持：在禁食水的基础上，给予患者静脉补液营养支持。有明显低蛋白血症时容易继发肠管水肿，也应通过静脉补充蛋白质等营养物质予以纠正。③药物治疗：给予抗生长激素类药物，可以减少消化液分泌，减轻肠液淤积情况。④抗生素：对于症状较重的单纯性肠梗阻患者，肠壁水肿伴有肠壁屏障功能受损，易发生肠内菌群移位，可使用针对革兰氏阴性杆菌及厌氧菌的有效抗生素。

手术治疗：根据临床表现、血液检查、腹部X线平片、CT及B超检查结果，如怀疑有绞窄性肠梗阻，就应行急症手术。单纯性肠梗阻保守治疗4~7天仍无缓解时，逐渐出现腹痛加重甚至腹膜炎体征时也要考虑手术治疗。手术方式应根据具体情况而定。如果梗阻是由粘连带引起的，切断粘连带即可；如果是内疝引起的肠梗阻，需要将肠管复位，并将原来的间隙（疝囊口）闭合，防止再次产生内疝。如果是肠套叠引起的梗阻，需要解除套叠。吻合口相关的单纯性肠梗阻的手术治疗，在前文中已经详细叙述，在此不再赘述。

如果判定存在绞窄性肠梗阻，在解除梗阻原因后，要明确是否存在有肠管坏死。如果肠管活性较差或者已经坏死，应果断切除坏死肠管。除了梗阻部位，还必须检查全部肠管，自回盲部开始向近端肠管检查比较方便。

多处梗阻或粘连广泛时，为防止再次梗阻，可用下列两种方法行肠管排列术：① Noble 肠排列术：是一种腹膜、肠管浆膜损伤范围广泛时，为防止再次粘连梗阻而做的预防性缝合固定术。肠管损伤较局限时，可仅行损伤部位的排列。缝合时从肠系膜的根部到肠管附近用可吸收线连续缝合肠系膜，并封闭肠管与系膜间的盲袋。回肠末端要与升结肠平行固定。②小肠折叠术：是一种在小肠内留置减压管，保证小肠内肠腔通畅的方法，同样适用于粘连广泛时。具体手术操作是经鼻置入肠管，直至盲肠。插入的肠管其本身具有支撑小肠的作用。排气后即可进流食，管道要等到3~4周粘连过程结束再拔除。

（三）预防

机械性肠梗阻，根据病因的不同，预防的方法也不同。

1. 粘连成角是造成机械性肠梗阻的最常见原因。因此，针对防止粘连的预防，需要术中在关腹之前用生理盐水充分冲洗腹腔，并将肠管还纳于生理位置，也可在肠管表面、手术创面和切口周围放置防粘连贴膜，有效减少粘连。

2. 腹腔内有可能形成内疝的间隙要完整严密缝合，不能留下缺损，这种缺损会导致内疝发生。

3. 消化道重建过程中，吻合口的口径要适当，过小会引起吻合口狭窄和肠梗阻的发生。

第七节　周围脏器损伤

一、胆道损伤

（一）诊断

在胃癌根治术的过程中，清扫第12组淋巴结时，需要解剖肝十二指肠韧带并清扫淋巴结。在此过程中，有可能损伤胆总管。根据损伤的严重程度不同，可以分为两类：

1. 胆总管破裂性损伤，即胆总管被切开或者切断，有胆汁漏出至腹腔。这种情况如果术中没有及时发现，会引起术后严重的化学性腹膜炎、腹腔积液、腹腔感染。患者临床表现主诉可有腹部剧烈疼痛、体温升高、心跳加快，查体腹痛、腹肌紧张，有压痛和反跳痛，出现化学性腹膜炎表现，腹腔引流管可以有胆汁引流出，即可考虑诊断胆总管损伤。

2. 胆总管被部分缝扎或者完全结扎，这种损伤不会引起胆汁漏入腹腔，但是会造成胆总管梗阻和黄疸。如果胆总管被部分缝扎，会在手术后几周或者数月后逐渐出现黄疸；如果是胆总管被完全结扎，会在手术后短期几日内出现进行性加重的黄疸。

（二）治疗

针对不同情况的胆总管损伤，应该采取积极手术治疗，具体手术方式根据胆总管损伤的情况和严重程度不同做相应的处理措施。

1. 胆总管部分切开伴有胆汁漏出的病例，需急诊手术探查，寻找胆总管破损处，置入 T 形管，待术后 2 周左右拔除。

2. 胆总管完全横断的病例，需急诊手术探查，如果胆总管两端无张力，可行胆总管端端吻合并放置 T 形管支撑，术后 3 个月可拔除。如果胆总管两端张力较高或者胆总管受炎症侵蚀较重，需要考虑行胆肠吻合术，切勿强行做胆囊管端端吻合，因会造成二次胆囊管断裂。

3. 胆囊管被缝扎夹闭的病例，也需要手术治疗。术中松解切开缝扎线，然后在胆总管放置 T 形引流管，术后 2 周左右拔除。

（三）预防

胆总管的损伤属于胃癌根治术的额外损伤，是完全可以避免的。这需要术者在手术中仔细操作，充分游离肝十二指肠韧带内的淋巴结、肝固有动脉、胃右动脉、门静脉和肝总管这些解剖结构，在充分游离后再结扎切断相应的结构，不可盲目操作，造成副损伤。

对于接受胃癌根治术的患者，我们会遇到有十二指肠溃疡的患者，这种情况更加需要仔细分离，建议首先游离肝十二指肠韧带充分显露胆总管，然后再进行淋巴结清扫和十二指肠离断。这样可以尽可能地避免胆总管的损伤。

二、胰腺损伤

（一）诊断

胃癌根治手术目前大多数情况已经不需要做联合脏器切除，除非肿瘤存在直接的侵犯。目前标准根治手术不需要预防性脾脏或者胰体尾联合切除，这也大大降低了手术中损伤胰腺的风险。但是，胃癌根治术的过程中，一部分需要清扫的淋巴结和胰腺的关系非常紧密。手术操作的平面过浅，会导致淋巴结清扫不足，残留淋巴和脂肪组织；如果操作平面过深，会进入胰腺实质，造成胰腺损伤。有时我们还需要沿着横结肠系膜前叶继续剥离胰腺背膜，操作不当也会引起胰腺损伤，导致小的胰漏。

胃癌根治术过程中的胰腺损伤，在术后常常表现为胰漏、腹膜炎、腹腔积液、腹腔感染等。腹腔引流液呈灰白色，送检可以发现淀粉酶明显升高，血液学检查也会出现胰淀粉酶和胰脂肪酶升高，这些都有助于诊断胰腺损伤。

（二）治疗

胃癌根治术中胰腺损伤一般不太严重，大多是由于剥离胰腺被膜或者清扫胰腺周围淋巴结时，操作层面过深，进入了胰腺实质或者小的胰管造成的，大部分是微量的胰液渗出至腹腔。多数情况我们可以通过非手术治疗的方式来解决。治疗过程中要注意以下几个方面：

1. 保证充分引流。手术中放置的引流管保持通畅。采用腹部 CT 检查有无腹腔和胰腺周围的包裹性积液，如果存在积液区，可以在 B 超引导下进行穿刺置管引流术。并且可以定期冲洗引流管，更好地实现引流的目的。

2. 使用抗生长激素类药物，例如奥曲肽注射液或生长抑素注射液，减少胰液的分泌，控制病情进展。

如果非手术治疗效果不佳，腹腔积液无法通过穿刺引流引出，则考虑手术治疗。手术治疗的原则是冲洗腹腔，减轻毒素的吸收，然后在积液区和胰腺损伤区域放置双腔可冲洗引流管，进行充分引流。如果在胃癌根治术中不慎损伤了较大的胰管，需要在术中立即进行缝扎，并在周围放置引流管。同样，如果术中因为肿瘤的侵犯需要进行联合脏器切除的情况，切除胰腺时，术中需要仔细操作，完整结扎胰腺实质中的胰管，对胰腺的横断面进行完整闭合。可以使用切割闭合器或手工缝扎，并在胰腺横断面周围放置引流管，术后给予抗生长激素类药物。

（三）预防

胃癌根治术中预防胰腺损伤，需要术者在手术中仔细操作，仔细剥离胰腺被膜，清扫胰腺周围淋巴结时不要操作层面过深进入胰腺实质内。在充分游离后再结扎切断相应的结构，不可盲目操作，造成副损伤。

三、脾脏损伤

（一）诊断

在胃癌根治手术的过程中发生脾脏损伤的原因有以下几个方面：首先，在进行腹腔探查的时候，脾脏有可能与左侧隔顶或侧腹壁存在粘连，在没有进行充分游离的情况下，如果粗暴地进行腹腔探查，会造成脾脏的隔肌侧背膜撕裂出血；其次，在游离左侧横结肠系膜前叶、第 4sb 组淋巴结、第 4sa 组淋巴结时，强力向右牵拉胃壁、横结肠或胃结肠韧带，以及不适当地使用腹腔深部拉钩，都可能造成脾脏被膜的撕裂出血。

脾脏被膜撕裂或脾脏受损伤后，血液不断地由左膈下涌出或脾门处有血块存积，如出血量不多或脾包膜下血肿形成，易被忽略。如果术中发现脾脏出血，要及时做止血处理。如果术中未发现脾脏损伤，术后很快出现腹腔内出血的表现，如失血性休克的表现，患者心跳加快、血压下降、四肢湿冷，行腹部 CT 或者腹部 B 超可以发现左上腹脾窝处有大量腹腔积血，可以诊断脾脏出血。

（二）治疗

脾脏损伤造成的后果为腹腔出血。如果术中及时发现脾脏出血，可以直接进行止血。对于轻度脾挫伤或包膜下血肿，可密切观察，如无活动性出血可不予处理。如果是脾脏被膜小范围的撕裂出血，可以使用能量器械，例如电刀，在喷凝模式下大功率进行烧灼止血，可尝试 2~3 次进行止血。如果止血成功，则局部填塞止血纱布或明胶海绵即可；如果止血不成功，切忌反复进行烧灼，因会加重脾脏撕裂的范围，导致更加严重的出血。此时建议使用血管缝线进行缝合。缝合之前可以先游离脾动脉，将脾动脉使用无损伤血管钳夹闭，降低脾脏被膜张力，然后使用血管缝线进行撕裂处缝合。在缝合过程和打结时不要过紧，以免切割撕裂脾脏。缝合结束后放开脾动脉的止血夹。如果遇到脾脏的膈肌面背膜的撕裂，止血相对困难，可以将脾脏和胰体尾

进行游离，将其翻出至体外，然后进行充分止血。如存在明显而深在的脾裂伤并大量出血，或脾门处较大血管撕裂伤，则果断行脾切除术。

如果发现术后出现脾脏出血，需要根据出血的严重程度不同，采用不同的治疗方式。首先我们可以采取非手术治疗，包括输血、补液等治疗来稳定生命体征，并给予止血药物进行治疗。多数患者需要通过二次手术才能达到止血的目的。手术的具体操作方法与前述内容一致，在此就不做赘述。

（三）预防

胃癌根治术中脾脏损伤，如果术中没有及时发现，会造成术后的腹腔出血，甚至会造成二次手术，后者危及患者生命。预防脾脏损伤的具体方法如下：

1. 术中操作时动作要轻柔，避免粗暴牵拉胃壁，避免脾脏撕裂伤，腹腔大拉钩使用时也要注意避免损伤脾脏。

2. 行胃癌根治手术过程中，对于脾脏周围的粘连带，可以提前进行松解游离，能够有效避免脾脏损伤。

3. 关腹前必须彻底冲洗，并严密观察左膈下、脾窝有无活动性出血，观察脾脏游离缘、膈面及脾门有无损伤，确保没有出血损伤的情况下再结束手术。

第八节 急性胰腺炎

一、诊断

急性胰腺炎是胰腺的急性炎症，由多种病因导致胰酶在胰腺内被激活后引起胰腺组织自身消化、水肿、出血甚至坏死的炎症反应。胃癌根治术后急性胰腺炎也经常发生。目前诱发急性胰腺炎的主要因素包括以下几个方面。首先，术后急性胰腺炎的发生可能和术中胰腺损伤有关。在进行胰腺被膜剥离或者清扫胰腺周围淋巴结和脂肪组织的时候，损伤了胰腺实质，甚至损伤了胰管，引起术后胰腺炎的发生。其次，术后患者由于手术创伤和术后禁食

的影响，导致 Oddi 括约肌痉挛，造成胆汁或者胰液反流诱发急性胰腺炎发作。最后，术后出现炎症性肠梗阻或者输入袢梗阻等，也可能导致十二指肠肠腔内消化液淤积，压力升高，十二指肠液经过 Oddi 括约肌反流至胰管，引起急性胰腺炎。

胃癌根治术后的急性胰腺炎临床表现和诊断与一般的急性胰腺炎相同。急性胰腺炎的诊断一般不困难，根据典型的临床表现和实验室检查，常可做出诊断。轻症胰腺炎的患者有剧烈而持续的上腹部疼痛、恶心、呕吐、轻度发热、上腹部压痛，但无腹肌紧张，同时有血清淀粉酶和（或）尿淀粉酶显著升高，排除其他急腹症者，即可以诊断。但需要注

意的是，在诊断前必须先排除其他疾病，因为不仅仅急性胰腺炎可导致血清淀粉酶的升高，其他急腹症也可以，比如肠穿孔等。

重症胰腺炎除具备轻症急性胰腺炎的诊断标准，且具有局部并发症（胰腺坏死、假性囊肿、脓肿）和（或）器官衰竭。由于重症胰腺炎病程发展凶恶且复杂，国内外提出多种评分系统用于病情严重性及预后的预测，其中关键是在发病48小时或72小时内密切监测病情和实验室检查的变化，综合评判。

区别轻症与重症胰腺炎十分重要，因两者的临床预后截然不同。有以下表现应当按重症胰腺炎处置：①临床症状：烦躁不安、四肢厥冷、皮肤呈斑点状等休克症状；②体征：腹肌强直、腹膜刺激征，Grey-Turner 征或 Cullen 征；③实验室检查：血钙显著下降至 2 mmol/L 以下，血糖 > 11.2 mmol/L（无糖尿病史），血尿淀粉酶突然下降；④腹腔诊断性穿刺有高淀粉酶活性的腹水。⑤通过腹部 CT 检查进行鉴别：轻症胰腺炎 CT 检查可见胰腺非特异性增大增厚，胰周围边缘不规则；而重症胰腺炎可见胰腺周围区域消失，网膜囊和网膜脂肪变性，密度增加，伴腹腔积液。

二、治疗

80%~90% 的急性胰腺炎属于轻症急性胰腺炎，经 3~5 天积极非手术治疗多可治愈。治疗措施包括：①禁食，肠外营养支持。②胃肠减压：必要时置鼻胃管持续吸引胃肠减压，适用于腹痛、腹胀、呕吐严重者。③静脉输液，积极补足血容量，维持水、电解质和酸碱平衡，注意维持热能供应。④止痛：腹痛剧烈者可予哌替啶；吗啡可引起 Oddi 括约肌压力升高，所以不建议使用。⑤抗生素：由于急性胰腺炎是属化学性炎症，抗生素并非必要；然而，胃癌术后的急性胰腺炎发生经常与胰液反流相关，故推荐联合抗生素治疗；如疑似合并感染，则必须使用。⑥抑酸治疗和生长抑素：推荐使用 H_2 受体拮抗剂或质子泵抑制剂静脉给药，可通过抑制胃酸而抑

制胰液分泌，兼有预防应激性溃疡的作用。生长抑素的使用可以抑制胰液的分泌。

而对于重症胰腺炎的治疗，应该采取的非手术治疗包括以下方面：①抗休克，纠正水、电解质失衡。输注全血及血浆，补足血容量，改善微循环，必要时加用正性收缩能药物（多巴胺、多巴酰胺、异丙基肾上腺素）。②禁食，肠外营养支持。非蛋白质热与氮比例约为 (150~200)：1，热量 35~45 kcal/kg，补液量 30~45ml/kg。③抑制胰腺外分泌细胞的酶蛋白合成。④抗感染治疗，感染菌常为需氧与厌氧菌混合感染，选用克林霉素、哌哌西林、甲硝唑。必要时做血培养及药敏试验。⑤穿刺置管腹腔灌洗，24 小时内灌洗平衡盐溶液 12~24 L，以减少中毒症状。

如果经过非手术治疗后，仍有腹痛、腹胀，中毒症状加重，腹腔穿刺出血性渗液，应该考虑手术治疗。手术原则是：病程早期主要为引流和清除坏死组织，后期主要为处理胰腺和胰外感染及并发症。注意事项包括：①病情重，身体情况差，不能耐受较大手术的患者，可行单纯胰周及腹腔引流。②病情和身体情况允许，可行胰腺坏死组织清创引流术。③对胰腺部分或全胰切除术应慎重选择。

三、预防

降低胃癌根治术后急性胰腺炎的发生，需要在手术当中注意以下事项：

1. 术中注意观察肿瘤与十二指肠降部、胰腺的关系，在进行胰腺被膜剥离和淋巴结清扫过程中避免胰腺损伤。

2. 提高手术操作技术，合理设计胃肠吻合方式，避免输入袢梗阻、内疝及炎症性肠梗阻的发生对于减少术后胰腺炎的发生也有关键作用。

3. 在术后恢复期，叮嘱患者早期下地活动，恢复肠道功能，早期开始进食饮水，减轻胆汁、胰液淤积的程度，缩短消化液淤积的时间，可以降低术后急性胰腺炎的发作风险。

第九节　急性胆囊炎

随着胃癌 D2 根治术的广泛普及，患者术后合并急性胆囊炎的发病率显著升高（4%~10%）。D2 根治术作为胃癌治疗的标准术式，需要更大范围的解剖、分离、切除，因此手术引起的副损伤及相关并发症明显增加。急性胆囊炎具有起病严重、进展快、临床表现不典型的特点，所以早期诊断多比较困难，易与十二指肠残端漏、吻合口漏等并发症混淆，从而导致诊断延误。急性胆囊炎预后差，总死亡率约为 15%。因此一经确诊应采取包括手术在内的紧急治疗措施，将其作为术后严重并发症加以处理。

一、病因及相关因素

胃癌根治术后急性胆囊炎的发生机制尚未完全阐明。主要考虑与多种原因引起的胆汁淤滞和血供障碍相关。其发生机制：

1. 胆汁淤滞　胃癌根治术中在清扫第 12a 组淋巴结时致迷走神经肝胆支的损伤可失去对于胆囊的支配，引发胆囊收缩减少；胃肠道重建术后，胃分泌功能的降低，加上长期禁食可使胃肠道葡萄糖浓度降低，使小肠黏膜 I 细胞胆囊收缩素分泌不足，亦可减少胆囊收缩；麻醉、术后发热等因素可使胆囊排空能力减弱。胆囊收缩减少、排空能力减弱皆可引起胆汁淤积，致使胆囊内压力增高，最终因胆囊壁缺血、明显水肿导致胆囊炎症、坏死。

2. 血供障碍　术中在清扫第 12a 组淋巴结时损伤胆囊动脉或其分支，可造成胆囊血运灌流不足，胆汁浓缩、胆盐浓度升高，导致胆囊炎症、坏死；手术创伤的应激反应可引起胆囊壁缺血、缺氧，易受细菌侵袭，术后感染继发麻痹性肠梗阻直接影响胆囊的排空，进一步导致细菌的繁殖且血供减少，最终出现胆囊坏疽、穿孔；另外，术后长期应用奥曲肽、激素替代治疗均可能诱发急性胆囊炎。

二、临床表现

急性胆囊炎多发生于术后 4~10 天，主要表现为右上腹部腹痛或伴肩背部放射痛、右上腹压痛及反跳痛、持续高热（体温可达 39℃以上）伴畏寒，但常常被原发病掩盖，或归因于术后反应被忽视。

体格检查：右上腹胆囊区域有压痛、反跳痛、Murphy 征阳性。胆囊坏疽、穿孔还可出现弥漫性腹膜炎表现。

辅助检查：血液学检查提示白细胞、血清丙氨酸转氨酶、碱性磷酸酶异常升高。血清胆红素、血清淀粉酶也常有升高。腹部 B 超检查可见胆囊增大、胆囊内部回声（结石、胆汁淤滞）、胆囊壁增厚（>4 mm）、胆囊周围出现低回声带。必要时可做 CT、MRI 检查和肝胆系统核素扫描。

三、诊断和鉴别诊断

典型的临床表现结合影像学检查、实验室检查即可考虑诊断（具体诊断标准见表 14-9-1）。其中诊断急性胆囊炎优先的影像学方法是腹部超声和 CT 检

表 14-9-1　急性胆囊炎的诊断标准

诊断依据	诊断标准
症状和体征	右上腹疼痛（可向右肩背部放射），Murphy 征阳性，右上腹包块 / 压痛 / 肌紧张 / 反跳痛
全身反应	发热，C 反应蛋白升高（≥30 mg/L），白细胞升高
影像学检查	超声、CT、MRI 检查发现胆囊增大、胆囊壁增厚、胆囊颈部结石嵌顿、胆囊周围积液等表现

注：确诊急性胆囊炎：症状和体征及全身反应中至少各有 1 项为阳性；疑似急性胆囊炎：仅有影像学证据支持

查。需要作出鉴别的疾病包括一些其他术后可能出现的并发症：消化性溃疡穿孔、腹腔脓肿、胰漏、右侧肺炎等疾病。

急性胆囊炎的严重程度不同，治疗方法以及预后都不尽相同。根据急性胆道系统感染的诊断和治疗指南，可将急性胆囊炎分为轻、中、重度三级（表14-9-2）。此分级可为采取何种治疗方法提供明确标准。

表 14-9-2　急性胆囊炎严重程度

严重程度	评估标准
轻度	胆囊炎症状较轻，未达到中、重度评估标准
中度	白细胞 >18×10^9/L 右上腹可触及包块 发病持续时间 >72 h 局部炎症严重：坏疽性胆囊炎，胆囊周围脓肿，胆源性腹膜炎，肝脓肿
重度	低血压，需要使用多巴胺 >5 μg/(kg·min) 维持，或需要使用多巴酚丁胺 意识障碍 氧合指数 <300 mmHg 凝血酶原时间国际标准化比值 >1.5 少尿（尿量 <17 ml/h），血肌酐 >20 mg/L 血小板 <10×10^9/L

注：中度胆囊炎：符合中度评估标准 1~4 项中任何 1 项；重度胆囊炎：符合重度评估标准 1~6 项中任何 1 项

四、治疗

（一）外科治疗

手术治疗是针对本疾病首选的治疗方法，可有效降低死亡率。因为本病的发病机制为胆汁淤滞、血运障碍导致胆囊壁缺血或局灶性坏死，应用抗生素、利胆治疗只能在一定程度上预防感染和改善血供，对于已坏死的胆囊壁不可逆转。因此如病情允许，应果断行手术治疗以挽救生命。对于未能确诊或病情较轻者，需要根据患者体征、检查结果详细评估病情，在严密监测下行积极的非手术治疗，一旦病情恶化，及时实施手术治疗。

急诊手术适应证：①发病时间不超过72小时；②非手术治疗无效或病情恶化者；③伴有胆囊结石或坏疽性胆囊炎；④有胆囊穿孔、弥漫性腹膜炎、急性坏死性胰腺炎等严重并发症者。

手术方法：①胆囊切除术：首选腹腔镜胆囊切除术（laparoscopic cholecystectomy，LC），较传统开腹手术创伤小；②超声引导下经皮经肝胆囊穿刺引流术（percutaneous transhepatic gallbladder drainage，PTGD）；③胆囊造口术。

若患者一般情况稳定，应及时行胆囊切除术。发病时间不超过72小时推荐行LC。若患者无法立即行胆囊切除术，在抗菌药物、对症支持治疗基础上尽早行胆囊引流治疗。

不同严重程度急性胆囊炎手术治疗方案不同。轻度急性胆囊炎的最佳治疗方法是LC。中度急性胆囊炎常规推荐行LC，如果局部炎症反应重（发病时间超过72小时、胆囊壁厚度 >8 mm、白细胞计数 >18×10^9/L）且对症治疗无效时，应行PTGD或行胆囊造口术，待患者病情好转后行二期手术切除胆囊。重度急性胆囊炎患者需要首先纠正多器官功能障碍（multiple organ dysfunction syndrome，MODS），并尽早行PTGD减轻局部炎症反应，延期行手术切除胆囊。

（二）非手术治疗

方法包括禁食水、静脉营养支持、解痉止痛、纠正水电解质及酸碱代谢失衡、抗菌利胆治疗。

对于所有急性胆囊炎患者都应该进行胆汁和血液培养。我国引起胆道系统感染的致病菌以革兰氏阴性细菌为主，约占到2/3，依次为大肠埃希菌、铜绿假单胞菌、肺炎克雷伯菌。革兰氏阳性细菌依次为粪肠球菌、屎肠球菌、表皮葡萄球菌。患者也会合并厌氧菌感染。

不同严重程度急性胆囊炎抗菌药物治疗方案不同。轻度急性胆囊炎如果腹痛程度轻，实验室和影像学检查提示炎症反应不严重，可使用第一代或第二代头孢菌素（如头孢替安）或氟喹诺酮类药物（如莫西沙星）。中度及重度急性胆囊炎应根据病情严重程度、既往使用抗菌药的情况、是否合并肝肾疾病选择药物。建议根据药敏试验结果进行目标治疗，定期评估，避免不必要长期使用抗菌药物。中度急性胆囊炎经验性用药首选含 β-内酰胺酶抑制剂的复合制剂、第二代头孢菌素或氧头孢烯类药物（表14-9-3）。重度急性胆囊炎首选含 β-内酰胺酶抑制剂的复合制剂、第三代及第四代头孢菌素、单环类药物。如果首选药物无效，可改用碳青霉烯类药物（表 14-9-4）。

表 14-9-3　中度急性胆囊炎首选抗菌药物

抗菌药物种类	抗菌药物名称和用量
含 β- 内酰胺酶抑制剂的复合制剂	头孢哌酮 / 舒巴坦 2.0~8.0 g/d(1:1) 或 3.0~12.0 g/d(2:1) 哌拉西林 / 他唑巴坦 13.5~18.0 g/d 氨苄西林 / 舒巴坦 6.0~12.0 g/d
第二代头孢菌素或氧头孢烯类药物	头孢美唑 2.0~8.0 g/d 头孢替安 4.0~6.0 g/d 拉氧头孢 1.0~4.0 g/d

表 14-9-4　重度急性胆囊炎首选抗菌药物

抗菌药物种类	抗菌药物名称和用量
含 β- 内酰胺酶抑制剂的复合制剂	头孢哌酮 / 舒巴坦 2.0~8.0 g/d(1:1) 或 3.0~12.0 g/d(2:1) 哌拉西林 / 他唑巴坦 13.5~18.0 g/d
第三代及第四代头孢菌素	头孢哌酮 2.0~12.0 g/d 头孢曲松 1.0~4.0 g/d 头孢拉定 4.0~6.0 g/d 头孢吡肟 2.0~6.0 g/d
单环类药物	氨曲南 2.0~8.0 g/d
碳青霉烯类药物[1]	美罗培南 1.0~3.0 g/d 亚胺培南 / 西司他丁 1.5~3.0 g/d 帕尼培南 / 陪他米隆 1.0~2.0 g/d

注：[1] 怀疑厌氧菌感染时需合用甲硝唑 1.0~2.0 g/d

五、预防

预防急性胆囊炎应从以下几方面加以考虑。

（一）手术方式

在保证根治切除的前提下，明确手术切除范围，精细、规范手术操作避免副损伤，尤其是在进行 No. 8a、No. 12a 淋巴结清扫时注意保留迷走神经前干肝胆支及幽门支；其次，行 No. 12a 淋巴结清扫时避免损伤胆囊动脉，因可导致胆囊壁缺血，增加急性胆囊炎发生风险。

对于以下情况可考虑切除胆囊：①术前合并有胆囊炎、结石者；②术中损伤胆囊动脉者；③术中怀疑 No. 12a 淋巴结有癌侵犯者；④年老体弱无法承受二次胆囊切除术者。

（二）一般预防

胃癌根治术后患者在可进食后，应遵循少食多餐原则。注意监测血糖，对有空腹血糖异常患者应积极控制血糖。空腹血糖异常可促使肝合成胆固醇增加，升高胆汁中胆固醇饱和度，导致胆汁浓缩，引起胆汁淤滞。同时还需要对患者进行适当的心理护理及健康教育。与患者充分沟通、交流，使精神状态保持稳定，保证充分休息及良好的睡眠质量。

第十节　残胃动力障碍

一、诊断

胃癌根治术后残胃动力障碍，俗称"胃瘫"，主要是指胃部分切除后，在没有吻合口机械性梗阻的情况下，残胃动力障碍引起的胃蠕动功能减退或者丧失。常见的残胃动力障碍主要发生在远端胃切除术后。

胃癌根治术后残胃动力障碍多见于术后 5~7 天，患者开始出现上腹部饱胀不适，有恶心、呕吐的症状，呕吐物含有胆汁并有酸臭味，呕吐后症状好转。此时如果经鼻置入胃管行胃肠减压，每日可吸引出 500~1500 ml 含有胆汁的消化液。行上消化道造影，可以动态观察到胃蠕动较差，对比剂只能靠重力流入肠管。出现上述表现即可诊断残胃动力障碍。

二、治疗

胃癌根治术后残胃动力障碍通过非手术治疗，

绝大多数患者可以恢复。非手术治疗措施包括：

1. 禁食水，经鼻置入胃管，行胃肠减压。

2. 肠外营养支持，保持水、电解质酸碱平衡，补充蛋白质。

3. 可以使用温盐水洗胃，以减轻胃壁水肿，促进胃张力恢复。

4. 促进胃肠道动力药物。无吻合口或者幽门机械性梗阻时，可使用胃肠道动力药，如莫沙比利、多潘立酮等。

三、预防

术后残胃动力障碍的发生和手术操作密切相关，需要注意术中操作细致。首先，尽量注意保护胃小弯侧及腹腔干周围的迷走神经。其次，在手术过程中尽量避免反复翻动残胃，动作轻柔，减轻术后残胃的水肿和炎症反应。最后，术后要及时补充营养物质及白蛋白，叮嘱患者早期下床活动，尽快恢复消化道蠕动功能。

第十一节 肺部感染

一、诊断

胃癌根治手术后的肺不张和肺部感染多见于老年患者、长期吸烟患者和既往存在呼吸道慢性疾病者。胃癌根治手术耗时较长、手术范围大、手术对于膈肌和肺脏的影响较大。同时，术后患者由于腹部切口疼痛，不能很好地咳嗽、咳痰。另外，上述患者的肺弹性回缩功能差，术后由于呼吸活动受限，肺泡和支气管内易积聚分泌物。因此，术后患者如不能很好地咳出痰液，就会堵塞支气管，造成肺不张，并继发肺部感染。

老年体弱患者，尤其是长期吸烟和存在肺部基础疾病的患者，术后如果咳痰困难，同时出现发热、呼吸和心率增快等症状，在排除外科情况后，应该考虑存在肺不张或者肺部感染。查体叩诊肺底可发现浊音或实音区；听诊可有局限性湿啰音，呼吸音减弱或消失。血液学血气分析可以发现氧分压下降和（或）二氧化碳分压升高。白细胞和中性粒细胞百分比均升高，胸部 X 线平片出现典型的肺不张征象，有时还会出现肺部的斑片影，提示存在肺部感染。

二、治疗

发生肺不张或肺炎，需要采用非手术治疗的方法来治疗，多数患者经过 1 周左右功能锻炼和抗感染治疗后好转。具体治疗方式主要包括：①鼓励患者深呼吸，可考虑使用呼吸功能锻炼器进行深呼吸的练习。②协助患者拍背咳痰，使不张的肺重新膨胀。最简单的方法为双手按住患者季肋部或切口两侧，限制腹部或胸部活动的幅度，在深呼吸后用力排痰，并做间断深呼吸。③应用超声雾化器或化痰药物，可以稀释痰液，易于咳出。如果痰量过多无法排出，可用支气管镜吸痰，必要时可做气管切开，便于吸引痰液。④应用抗生素治疗，肺部感染多数为革兰氏阳性球菌，可以使用抗革兰氏阳性球菌的药物进行治疗。

三、预防

预防胃癌根治术后的肺部感染，要做好术前、术中和术后的相关工作。

1. 患者术前进行呼吸功能锻炼，术前 1 周进行吹气锻炼，每天间歇用一次性肺活量训练仪吹气，对肺功能将有较好的改善。学习正确的咳嗽、咳痰动作，锻炼深呼吸，尤其应该练习胸式深呼吸。

2. 对于吸烟的患者，至少术前 2 周开始戒烟，减少肺泡和支气管内分泌物。

3. 术中手术操作要柔和，全胃切除术对膈肌影响较大，要谨慎操作，避免误伤膈肌。

4. 术后鼓励患者下地活动，鼓励患者深呼吸，使用呼吸功能锻炼器进行深呼吸的练习；同时协助患者拍背咳痰，应用超声雾化器或化痰药物，稀释痰液。

5. 术后如果出现胸腔积液或膈下积液，要及时穿刺引流，避免情况恶化，引起肺部感染。

（季　鑫）

参考文献

[1] Viste A, Haùgstvedt T, Eide GE, Søreide O. Postoperative complications and mortality after surgery for gastric cancer. Ann Surg, 1988;207(1):7-13. doi:10.1097/00000658-198801000-00003.

[2] H. Yamada, T. Shinohara, M. Takeshita, et al. Postoperative complications in the oldest old gastric cancer patients Int J Surg, 11 (2013), 467.

[3] Li Q G, Li P, Tang D, et al. Impact of postoperative complications on long-term survival after radical resection for gastric cancer. World J Gastroenterol, 2013, 19(25):4060-4065. doi:10.3748/wjg.v19.i25.4060

[4] Park J Y, Kim Y W, Eom B W, et al. Unique patterns and proper management of postgastrectomy bleeding in patients with gastric cancer. Surgery, 2014, 155(6): 1023-1029.

[5] Khoursheed M, Al-Bader I, Mouzannar A, et al. Postoperative bleeding and leakage after sleeve gastrectomy: a single-center experience. Obesity Surgery, 2016, 26(12): 2944-2951.

[6] Aurello P, Sirimarco D, Magistri P, et al. Management of duodenal stump fistula after gastrectomy for gastric cancer: systematic review. World Journal of Gastroenterology: WJG, 2015, 21(24): 7571.

[7] Ali B I, Park C H, Song K Y. Outcomes of non-operative treatment for duodenal stump leakage after gastrectomy in patients with gastric cancer. Journal of Gastric Cancer, 2016, 16(1): 28.

[8] Kim K H, Kim M C, Jung G J. Risk factors for duodenal stump leakage after gastrectomy for gastric cancer and management technique of stump leakage. Hepato-gastroenterology, 2014, 61(133): 1446-1453.

[9] Migita K, Takayama T, Matsumoto S, et al. Risk factors for esophagojejunal anastomotic leakage after elective gastrectomy for gastric cancer. Journal of Gastrointestinal Surgery, 2012, 16(9): 1659-1665.

[10] Makuuchi R, Irino T, Tanizawa Y, et al. Esophagojejunal anastomotic leakage following gastrectomy for gastric cancer. Surgery Today, 2019, 49(3): 187-196.

[11] Deguchi Y, Fukagawa T, Morita S, et al. Identification of risk factors for esophagojejunal anastomotic leakage after gastric surgery. World Journal of Surgery, 2012, 36(7): 1617-1622.

[12] Lv S, Wang Q, Zhao W, et al. A review of the postoperative lymphatic leakage. Oncotarget, 2017, 8(40): 69062.

[13] Yol S, Bostanci E B, Ozogul Y, et al. A rare complication of D3 dissection for gastric carcinoma: chyloperitoneum. Gastric Cancer, 2005, 8(1): 35-38.

[14] Xiao H, Xiao Y, Quan H, et al. Intra-abdominal infection after radical gastrectomy for gastric cancer: Incidence, pathogens, risk factors and outcomes. International Journal of Surgery, 2017, 48: 195-200.

[15] Tokunaga M, Tanizawa Y, Bando E, et al. Poor survival rate in patients with postoperative intra-abdominal infectious complications following curative gastrectomy for gastric cancer. Annals of Surgical Oncology, 2013, 20(5): 1575-1583.

[16] Nishikawa M, Honda M, Kimura R, et al. The bacterial association with oral cavity and intra-abdominal abscess after gastrectomy. Plos one, 2020, 15(11): e0242091.

[17] Aoki M, Saka M, Morita S, et al. Afferent loop obstruction after distal gastrectomy with Roux-en-Y reconstruction. World Journal of Surgery, 2010, 34(10): 2389-2392.

[18] Oh S J, Choi W B, Song J, et al. Complications requiring reoperation after gastrectomy for gastric cancer: 17 years experience in a single institute. Journal of Gastrointestinal Surgery, 2009, 13(2): 239-245.

[19] Korenaga D, Yasuda M, Takesue F, et al. Factors influencing the development of small intestinal obstruction following total gastrectomy for gastric cancer: the impact of reconstructive route in the Roux-en-Y procedure. Hepato-gastroenterology, 2001, 48(41): 1389-1392.

[20] Hayashi S, Fujii M, Takayama T. Prevention of postoperative small bowel obstruction in gastric cancer. Surgery today, 2015, 45(11): 1352-1359.

[21] Seo H S, Shim J H, Jeon H M, et al. Postoperative pancreatic fistula after robot distal gastrectomy. Journal of Surgical

Research, 2015, 194(2): 361-366.

[22] Ida S, Hiki N, Ishizawa T, et al. Pancreatic compression during lymph node dissection in laparoscopic gastrectomy: Possible cause of pancreatic leakage. Journal of Gastric Cancer, 2018, 18(2): 134.

[23] Warren K W. Acute pancreatitis and pancreatic injuries following subtotal gastrectomy. Surgery, 1951, 29(5): 643-657.

[24] Oida T, Kano H, Mimatsu K, et al. Cholecystitis or cholestasis after total gastrectomy and esophagectomy. Hepato-gastroenterology, 2012, 59(117): 1455-1457.

[25] Meng H, Zhou D, Jiang X, et al. Incidence and risk factors for postsurgical gastroparesis syndrome after laparoscopic and open radical gastrectomy. World Journal of Surgical oncology, 2013, 11(1): 1-5.

[26] 林林, 任鹏涛, 张占学. 普通外科手术并发症. 北京: 军事医学科学出版社, 2012.

[27] 卫洪波. 胃肠外科手术并发症. 北京: 人民卫生出版社, 2014.

第十五章　加速康复外科在胃癌手术中的应用

第一节　加速康复外科（ERAS）简介

长期以来，手术在外科治疗中处于绝对核心地位，外科医师在手术中不断创新，追求完美，而围手术期的管理则被认为是手术的附带工作，并未受到足够的重视。随着现代外科学的不断发展，外科医师逐渐认识到外科治疗是一个综合过程，手术是其中重要一环，患者在治疗过程中的主观感受和术后恢复情况，不仅仅取决于手术，围手术期管理在这个过程中也发挥着重要作用。传统的围手术期管理方法，如术后卧床、长时间禁食等，可能并不利于患者的快速恢复。"术后卧床"能在一定程度上避免切口的牵拉，减轻疼痛，但却加大了下肢静脉血栓的风险，对于胃肠道手术，也不利于肠道蠕动功能的恢复。"长时间禁食"能避免食物对吻合部位的机械性牵拉，降低吻合口并发症的发生率，但长时间禁食造成的肠道脱水会引起肠道功能紊乱，诱发胃肠道菌群的失调。围手术期管理在这些矛盾中不断探索，近年来，得益于术后加速康复理念的发展，以及麻醉、镇痛技术的不断进步，为术后快速康复和早期功能锻炼带来了可能。

加速康复外科（enhanced recovery after surgery，ERAS）又称为快通道外科（fast-track surgery）。20世纪90年代，加速康复外科理念开始萌芽，欧美的加速外科理念先行者开始探索围手术期治疗方式，以提高治疗效果。1994年Engelman提出在Fast Track理念下进行围手术期治疗，来提高冠状动脉搭桥手术疗效，这项研究使得患者在术后重症监护病房的住院时间缩短了约20%。随后，Bardram等运用围手术期Fast Track理念，使8例乙状结肠切除患者术后2天出院。在Bardram的基础上，丹麦学者Henrik Kehlet于1997年将Fast Track成功运用结直肠切除术的临床试验中，并获得认可。ERAS理念在欧美不断发展，2001年，在伦敦成立首个ERAS

协作组，并根据当时的循证医学证据发布了相关指南。2005年，欧洲临床营养和代谢学会（European Society for Clinical Nutrition and Metabolism，ESPEN）成立，正式提出统一规范的结直肠手术ERAS管理方案。2006年，Wind等提出的加速康复方案成为当今ERAS方案的基础，并逐步拓展至普通外科以外的心胸外科、泌尿外科、妇产科、骨科等专业。2010年欧洲ERAS协会成立。2012年第一届世界ERAS年会召开。经过20多年的探索，加速康复外科在外科、麻醉、护理等领域得到广泛运用，并逐步发展成为一个集多模式、多学科手段，以减轻手术和麻醉过程中的应激、顺利度过围手术期、促进机体的早期功能恢复为目的的综合治疗理念。

我国对ERAS的研究和应用起步较晚。2007年，黎介寿院士首次将加速康复外科理念引入国内，并在胃癌治疗中展开随机对照研究（randomized controlled trials，RCT），证实ERAS理念可使胃切除患者获益。2015年，我国第一部麻醉相关的ERAS专家共识《促进术后康复的麻醉管理共识》以及第一部由外科医师及麻醉医师共同参与的ERAS专家共识《普通外科围手术期疼痛处理专家意见》相继发布。同年，我国第一个ERAS协作组在南京军区总医院成立。十余年间，经过黎介寿院士等老一辈专家的推广，ERAS理念逐步被我国外科医师、麻醉医师和护理人员所接受，各种ERAS学术团体如雨后春笋般成立，各项临床研究及学术活动也如火如荼展开。

ERAS是一个多学科协作的系统工程，良好的组织协调是ERAS成功的重要保障，不仅需要外科医师、麻醉医师、专业护理人员的参与，患者及家属的配合也至关重要。按照手术治疗的不同时期，可分为入院前、术前、术中和术后ERAS措施，其主要内容包括戒烟戒酒、围手术期良好的营养支持、有效的沟通和宣教、术前缩短禁食时间、改进肠道准备方法、术中减少手术创伤、优化术中麻醉、保温和限制补液、减少或避免使用胃肠减压、减少或避免引流管使用、术后有效镇痛、控制血糖、早期进食及早期活动等。详见表 15-1-1。

对于患者而言，有效的 ERAS 措施有助于他们在更短的时间内康复，并尽早回归工作和生活。对于医疗机构而言，ERAS 措施能大幅缩短术后住院时间、降低术后并发症发生率、减少平均住院费用和降低 30 天内再入院率，从而有能力收治更多患者，有效缓解当前医疗资源紧张的局面。

表 15-1-1　ERAS 操作流程及目的

ERAS 流程	作用及目的
入院前	
戒烟、戒酒	减少并发症
术前营养筛查，必要时进行评估和营养支持	减少并发症
慢性疾病的治疗与控制	减少并发症
术前	
患者及其亲属或照顾者参与术前宣教	减少焦虑，让患者参与，提高对治疗方案的依从性
缩短禁食时间，优化碳水化合物摄入	减少胰岛素抵抗，改善健康，可能恢复得更快
预防血栓形成	减少血栓栓塞并发症
术前预防感染	减少感染率
预防恶心和呕吐	减少术后恶心和呕吐
术中	
微创外科技术	减少并发症，快速恢复，减少疼痛
标准化麻醉，避免长效阿片类药物	避免或减少术后肠梗阻
维持体液平衡，避免水分过多或不足，使用血管加压剂来控制血压	减少并发症，减少术后肠梗阻
开放性手术的硬膜外麻醉	减少应激反应和胰岛素抵抗，基本的术后疼痛处理
限制手术部位引流管的使用	减少疼痛和不适，支持早期运动
结束麻醉前取出鼻胃管	减少肺炎的风险，支持口服固体食物
用热风毯和温暖的静脉输液控制体温	减少并发症
术后	
早期动员（手术当天）	支持恢复正常运动
早期恢复经口进食（手术当天）	支持能量和蛋白质供应，减少饥饿引起的胰岛素抵抗
早期拔除导尿管和静脉输液（术后第一天早晨）	支持早期运动
使用口香糖、通便药物和外周阿片阻断剂（使用类阿片药物时）	促进肠功能恢复
摄入蛋白质和富含能量的营养补充品	增加正常食物之外的能量和蛋白质的摄入
多重手段镇痛，减少阿片类药物使用	疼痛控制减少胰岛素抵抗，支持早期运动
多重手段控制恶心和呕吐	减少术后恶心和呕吐，加强能量和蛋白质的摄入
准备提前出院	避免不必要的延迟出院
定期对过程和结果进行评估	对流程进行质控和改进

第二节　ERAS 在入院前的应用

一、戒烟戒酒

研究表明，吸烟的患者围手术期并发症明显增加，戒烟 1 个月可使并发症发生率下降。此外，吸烟也是胃癌致病的重要危险因素。酗酒也会提高手术并发症的发生率，与每日饮酒患者（无酒精中毒）对比，戒酒 1 个月的患者术后恢复明显要优于前者。因此对于手术患者，建议戒烟、戒酒 1 个月，同时辅以呼吸功能锻炼器（或气球）训练呼吸功能，保证术后能有效咳嗽、咳痰。1 个月后进行常规的心肺功能、肝肾功能、肺功能、动脉血气等检查评估。对于检查结果不理想的患者，还需请呼吸及麻醉相关科室会诊。

二、营养支持

部分胃癌患者在术前存在梗阻、出血、胃消化能力下降等问题，营养状况不佳。胃癌手术治疗需要切除部分或全部的胃，加之手术引起的代谢应激反应，会使术后代谢负荷进一步加重。长期能量和蛋白质缺乏对外科手术患者结局的负面效应已经被多次报道，手术治疗是否成功并不只取决于手术技术，术前营养支持治疗能有效降低患者的代谢负荷，因此，对于术前营养风险较大的患者，需在术前进行必要的营养支持。有研究表明，对于明显营养不良的患者，在术前 7~10 天开始进行营养补充（口服和 / 或肠外营养补充）效果最好，并且可以降低术后感染和吻合口漏的发生率。根据 2017 年 ESPEN 外科临床营养指南的推荐，当患者出现下列情形之一时，则被认为具有严重营养风险，推荐 10~14 天的营养支持治疗：①过去 6 个月内体重丢失 10%~15%；②体重指数（BMI）<18.5 kg/m^2；③主观综合评估（subjective global assessment，SGA）等级为 C 级或营养风险筛查（nutritional risk screening，NRS）评分 >5 分；④术前血清白蛋白 <30 g/L（无肝肾功能障碍的情况下）。

营养支持方式鼓励经口进食或给予肠内营养，对于上述方式不能满足或存在消化道完全梗阻的患者，需建立经外周静脉穿刺中心静脉置管（PICC），加用肠外营养支持治疗。热卡总量通常按标准体重 25~30 kcal/kg，其中蛋白质约占 20%，按标准体重 1.5 g/kg 给予。对于老年患者以及可能也存在微量营养素缺乏、维生素和矿物质摄入量低于推荐剂量、伴有慢性疾病或长期饮酒患者，则应考虑特殊的营养因素。

三、慢性疾病的治疗与控制

循环、呼吸系统的慢性疾病是威胁手术安全、阻碍术后快速康复的重要因素。对循环和呼吸系统慢性疾病的管理贯穿整个围手术期，对于高危患者的积极干预有助于提高患者对手术的耐受性，降低术后并发症的发生率，缩短住院时间。

术前应对患者呼吸及循环系统进行全面检查，对于高危患者，特别是慢性病伴有高龄、肥胖、吸烟史的患者，着重评估手术是否会加重慢性疾病，必要时对慢性疾病采取针对性治疗，确保手术安全。术中严密监测，术后再次评估患者循环及呼吸功能，促进康复。

第三节　ERAS 在术前准备中的应用

一、术前宣教

术前宣教能增加患者对手术治疗的理解，缓解手术带来的焦虑和紧张，使患者配合治疗，便于术后早期呼吸功能锻炼、早期进食、疼痛控制以及早期下床活动等。术前宣教需有专业的医师、护士、患者及患者家属共同参与，需告知患者术前准备注意事项、手术目的、手术方式及风险、可能出现的并发症及术后恢复过程等，若患者伴有基础性疾病，还需告知相应的治疗措施。术前宣教的内容需在后续治疗过程中不断重复和强化，并给予患者适当引导，鼓励他们参与到 ERAS 中来。

二、缩短术前禁食时间

（一）概述

为了避免全身麻醉后呕吐、反流引起的误吸，同时便于胃肠道手术的操作，外科医师及麻醉医师往往要求患者在术前进行长时间的禁食，以排空胃肠道内容物。

2003 年，Brandy 等综合多项 RCT 研究的荟萃研究表明，在实施全麻手术患者中，禁食一晚和缩短术前禁食时间相比，胃液量和胃液 pH 值并无明显改变，缩短禁食时间并不增加误吸风险，相关死亡率也没有改变，证实了缩短禁食时间的安全性。同样，手术前 2 小时摄入透明液体并不会增加并发症的发生率。欧洲麻醉协会建议在麻醉诱导前 2 小时饮用清亮液体，固体食物禁食 6 小时。缩短术前禁食时间，有利于减少生理性应激，减轻胃肠道脱水，使围手术期的应激最小化。

肥胖并不影响术前胃排空时间。无并发症的糖尿病患者胃排空时间与正常人无异，降糖药物摄入并不影响胃排空时间，但当糖尿病伴有神经病变时，胃排空会延迟，反流及误吸的风险增加，此类患者应适当延迟禁食时间。

通过在麻醉前 2~3 小时提供含有相对高浓度复杂碳水化合物的透明液体可有效减轻术前的口渴、饥饿、焦虑及胰岛素抵抗。RCT 研究及荟萃分析的结果显示，在腹部大手术前接受碳水化合物治疗的患者住院时间比对照组减少 1 天。严格按照循证建议的禁食方法，能在保证安全的前提下，改善患者的主观感受，并为术后加速康复提供条件。

（二）ASA、JSA、ESPEN的相关推荐

美国麻醉医师协会（American Society of Anesthesiologists，ASA）发布的指南推荐在麻醉前 2~3 小时摄入适量清亮液体（水、碳水化合物饮料、无渣的果汁等），或在麻醉前 6~8 小时摄入适量易于消化的食物（如面包）。欧洲临床营养和代谢学会（European Society for Clinical Nutrition and Metabolism，ESPEN）发布的指南也有类似推荐（推荐等级 A），认为术前长时间禁食在绝大多数情况下是非必要的，麻醉前 2~3 小时饮用适量液体，不仅不会增加误吸的风险，还能缓解患者的口渴感。日本麻醉医师协会（Japanese Society of Anesthesiologists，JSA）发布的指南认为在麻醉前 2 小时可饮用清水、麻醉前 4 小时可饮用纯牛奶，但关于术前固体食物的摄入，没有相关推荐。上述指南推荐并不适用于急症以及有消化道梗阻的病例。

（三）液体饮料的选择

长时间禁食抑制胰岛素对葡萄糖的摄取和利用，机体代偿性地分泌过多胰岛素产生高胰岛素血症，以维持血糖的稳定，从而形成胰岛素抵抗。术前给

予碳水化合物除了可以补充水和电解质，预防低血糖外，也是预防和治疗胰岛素抵抗的重要措施，能有效降低术后并发症的发生率。

美国、欧洲、日本的指南均推荐可在麻醉前2~3 小时摄入适量液体，但并不是所有液体饮料都适合，其中的主要影响因素是液体在消化道的排空时间。有证据表明，含有氨基酸和维生素的口服营养补充剂（oral nutritional supplement，ONS）往往需要 3 小时以上才能排空，因此并不推荐。除清水外，在 ERAS 方案中目前被循证医学证明唯一安全的饮料是浓度为 12.5% 的碳水化合物，它的排空时间与清水一致。在术前一晚饮用 800 ml 或在术前 2 小时饮用 400 ml 12.5% 的碳水化合物，有助于减少术后的胰岛素抵抗。

（四）术前固体食物的摄入

与液体饮料相比，关于术前固体食物摄入的大规模研究较少，缺乏安全性证据。参考不同固体食物的胃排空时间，ASA 指南中规定对面包等轻质固体食物的禁食时间至少为 6 小时，而富含脂肪或油炸类食物则需 8 小时甚至更长时间，考虑到胃癌患者存在梗阻或消化能力下降，所需的时间可能更长。因此在 ERAS 理念中，术前固体食物摄入不被推荐。

三、改进术前肠道准备

在过去的一个多世纪中，机械性肠道准备（mechanical bowel preparation，MBP）一直被外科医师用来减少大肠内的排泄物，减少吻合口漏和切口感染发生率。然而由于 MBP 过程中会造成肠道脱水，给患者带来痛苦，延长术后肠道恢复时间，并增加

肠梗阻风险。在过去的 20 多年中，多项关于结直肠癌术前 MBP 的 RCT 研究均不能证明 MBP 的益处。一项 Cochrane 荟萃分析（纳入 18 篇 RCT 研究，共5805 例择期结直肠手术患者）表明在吻合口漏、死亡率、再次手术需要和伤口感染方面，未发现 MBP存在获益。相反，有研究表明，接受 MBP 的患者肠道内容物溢出的发生率有增加的趋势，可能增加术后并发症的发生率。在胃癌手术中，由于缺乏对 MBP的研究，指南仅将结直肠癌的结果外推到胃手术，即不推荐术前常规行 MBP。对于术前计划行腹主动脉旁淋巴结清扫或结肠联合切除的病例，则视情况给予口服泻药或灌肠（梗阻患者除外）。

四、术前感染及血栓的预防

胃癌根治手术涉及恶性肿瘤，手术范围大，手术时间长，术中切开胃、肠等空腔脏器时存在消化液外溢风险。因此，胃癌手术中感染风险较高，可预防性使用抗生素减少术后感染的发生。抗菌药物选择应采用广谱抗生素，同时兼顾厌氧菌和需氧菌，根据药物半衰期及手术时间计算药物用量，若手术时间超过 3 小时或手术时间超过药物半衰期 2 倍以上或术中出血量大于 1500 ml（成人），应及时追加抗菌药物的使用。

恶性肿瘤、长时间手术、术后卧床是深静脉血栓发生的高危因素。有研究报道，对于无血栓预防措施的患者，术后深静脉血栓发生率高达 30%，致死率可达 1%。因此对于 Caprini 评分界定为中、高危患者，应在术后 2~12 小时开始预防性抗血栓治疗，并持续到出院或术后 14 天。

第四节　ERAS 在手术中的应用

一、手术方式的选择

手术与机体的承受能力之间的平衡一直是外科医师所要思考的重要问题。对于腹部手术患者，术后肠道功能抑制和肠梗阻是妨碍早期经口进食的重要因素。研究表明，术中的操作所引起的全肠道炎症反应，是肠道动力障碍的重要原因。因此为了减少创伤，降低对胃肠道的扰动，在循证医学证据指导下行微创手术及温和操作是十分有必要的。由我国外科医师主导的关于局部进展期胃癌腹腔镜和传统开腹手术对比的 RCT 研究，证实了腹腔镜手术的远期效果不劣于传统开腹手术，而在围手术期并发症及术后康复时间方面，有明显的优势。微创手术已成为 ERAS 理念中一个重要的部分。

二、术中麻醉管理

目前的研究并不能确定胃部手术最合适的麻醉方案，全身麻醉、区域阻滞麻醉以及两者的联合均适用，麻醉方案的选择需考虑满足手术实施和降低对患者的影响两方面。对于传统的开腹胃切除手术，全身麻醉联合胸段硬膜外阻滞能有效降低手术相关应激反应，并减少阿片类药物的使用。降低阿片类药物的比例是 ERAS 理念中一个重要的概念，能有效促进术后肠蠕动功能的恢复和减轻胰岛素抵抗。对于腹腔镜手术，硬膜外麻醉的作用有待进一步证实。为了保证手术视野和操作空间，腹腔镜手术需要制造人工气腹。高腹压状态下会加速 CO_2 气体的吸收，造成呼吸、循环、神经系统的功能异常。有研究表明，低气腹压力能减少 CO_2 吸收带来的不良影响，并降低术后疼痛，促进肠道功能恢复。因此腹腔镜手术需要深度肌肉松弛来维持低气腹压（<12 mmHg）。

适宜的麻醉深度能有效降低手术造成的应激反应，维持各组织器官的良好灌注，有效降低术后并发症的发生率。因此，建议对患者进行术中脑电双频指数（bispectra index，BIS）监测，避免过度镇静，特别是对老年和虚弱患者，同时也能降低术中知晓的发生率。

患者在麻醉状态下容量血管扩张导致血容量相对不足，进而引起血压下降，传统开放性的液体治疗很容易认为液体不足而进行补液扩容，加剧容量负荷的压力，使毛细血管通透性和液体静水压增加，造成肠道的水肿、蠕动能力下降，影响吻合口愈合，并延长了术后胃肠功能恢复时间。术中补液应以生理需要量为目标，因此为了避免过度补液，建议在麻醉中适度使用血管活性药物，抵消麻醉药物的扩血管作用，预防低血压，维持动脉血压波动不超过基础值的 20%。对于老年人或伴有心脑血管疾患的人群，为保证组织灌注，可将动脉血压维持在接近或稍高于正常值。ERAS 的理想状态为液体零平衡，避免因过负荷或器官灌注不足导致的并发症及术后胃肠功能障碍。即时监测液体负荷显得尤为重要。目前有多重手段来监测机体液体容量，经食管多普勒超声、流体动力学监测中的每搏量变异度（stroke volume variation，SVV）、脉搏波形变异度（pulse wave velocity，PWV）以及动脉脉压变异度（pulse pressure variation，PPV）等指标均可即时连续监测液体负荷情况。液体的选择应遵循晶体液与胶体液适度结合的原则，过度使用普通生理盐水有可能会增加术后的并发症。胶体液相比于晶体液理论上有更好的扩容能力，并能减低组织水肿，但目前尚无循证医学依据支持胶体液相比于晶体液能给患者带来更好的临床结局。

术中血糖监测很重要，高血糖会增加术后并发症的发生率，但使用胰岛素治疗必须与低血糖的风险相平衡。

由于麻醉药物引起的体温调节功能的抑制以及

手术中热量的丢失，患者容易发生术中体温下降，当机体中心温度＜36℃时，则被定义为术中低温，发生率高达50%~90%。术中低温会造成术后感染风险增加。术中保持患者体温在适当范围，避免术中低温能有效减少术中出血，降低术后后切口感染率和心血管事件的发生率和死亡率，还能加速患者的麻醉复苏。在麻醉复苏过程中，体温过低的患者出现颤抖的概率更高，这在关键时刻增加了耗氧量。因此在ERAS的手术及麻醉管理中，体温保护显得尤为重要。在进入手术室前给患者铺上热风毯，可以在手术前提高患者的核心温度，对于那些在麻醉及手术过程中大面积暴露的患者来说可能更重要。术中保护体温的手段有多种，保持环境温度、对输注液体加热以及避免使用低温液体冲洗等方式均能减少热量丢失。

此外，在麻醉结束前取出鼻胃管，也能降低患者发生肺炎的风险，并加快经口进食的恢复。

三、腹腔引流管放置

外科引流是为了将手术产生的聚集于腹腔的非生理性液体（血液、淋巴液、冲洗液、消化液、脓液等）通过物理方式排出体外，避免这些液体对机体造成损害，促进伤口愈合，同时通过监测引流液性状了解术后恢复情况。按照目的，可将引流分为三类：①预防性引流：在手术高危区域放置引流管（吻合口、大范围淋巴结清扫区域、液体聚集区等），预防非生理性液体在此处聚集引起的并发症；②观察性引流：监测有无活动性出血或消化液漏出，以便及时发现并处理并发症；③治疗性引流：当腹腔发生感染、消化道穿孔或吻合口漏时，及时将脓液或消化液排出，避免进一步有害反应的发展，治疗并发症。

对于胃部手术，目前研究并不能证明使用引流管能降低术后并发症，相反可能推迟经口进食时间，增加住院时间，增加再手术概率。ERAS研究小组所发布的共识和指南也并不推荐常规放置腹腔引流管。但目前的研究涉及全胃切除、广泛淋巴结清扫、胰腺部分切除的病例较少，无法对这类高危手术是否需要放置引流管得出明确结论。因此笔者认为：术中精细解剖、确切结扎及止血、安全吻合是操作的关键，对于风险较低、清扫范围较小的手术，可考虑不放置引流管，但对于风险较高、清扫范围较大的手术，引流仍有不可取代的作用。对于早期胃癌行D1或D1+手术，可视情况不常规放置腹腔引流管；对于进展期胃癌行D2或D2+手术，可在肝门周围、脾窝、腹主动脉旁等淋巴结大范围清扫区域及吻合口周围适当放置引流管。达到观察、预防或治疗目的后，应尽早拔除引流管。

第五节　ERAS 在术后管理中的应用

一、术后胃肠减压管放置

传统观点认为，术后放置胃肠减压管可以减少消化液的反流，降低误吸及肺部感染的风险，还可减少消化液对吻合口的刺激，降低吻合口漏发生的风险。但多项RCT研究及荟萃分析结果表明，术后留置胃肠减压管并不能降低术后并发症发生率和相关死亡率，反而会推迟经口进食及排气时间，延长住院天数。因此，ERAS理念中并不推荐在术后常规使用胃肠减压管。但对于某些特殊情况，如对吻合口效果不确切，担心吻合口出血，可放置12小时后拔除；对十二指肠残端血供或闭合不理想时，可将鼻肠管放置于十二指肠降部，确保没有十二指肠残端漏后拔除。

二、术后镇痛

胃部手术入路及手术范围主要在腹上区，术后呼吸牵拉以及手术区域产生的疼痛，对患者呼吸排痰、早期进食、早期活动等均产生较大的影响。因此作为 ERAS 理念中重要的部分，术后有效镇痛能缓解患者生理和心理的压力，对提高患者术后的感受，促进加速康复有着重要意义。

在对镇痛药物的选择上，欧美多个国家指南推荐非甾体抗炎药物（NSAIDs）作为术后镇痛的基础药物，局麻药物伤口置管、腹横肌平面阻滞（transversus abdominis plane，TAP）及硬膜外镇痛，均能取得理想的效果。当口服 NSAIDs 或使用局麻药物无法有效控制疼痛时，含有阿片类药物的静脉持续镇痛方案是最常用的替代方案。但须考虑阿片类药物在使用中可能产生的不良反应，包括胃肠蠕动功能抑制、呼吸抑制以及恶心、呕吐、头晕等反应，在 ERAS 理念中应尽量减少或避免使用阿片类药物。

在镇痛方式的选择上，系统回顾分析显示，持续硬膜外镇痛效果要优于持续静脉镇痛。持续硬膜外镇痛有着更低的术后并发症发生率、更低的肺部感染率和更轻的胰岛素抵抗，但也存在操作技术门槛以及低血压风险。总体上来说，推荐采用多模式的镇痛方案，比如口服 NSAIDs，切口局部应用局麻药物或联合硬膜外镇痛。

不同类型的镇痛方案根据特定类型的手术和切口选择，其核心思想是联合区域镇痛或局部麻醉技术的多模式镇痛，并减少阿片类药物的使用。在开腹手术的术后镇痛中，硬膜外镇痛被认为是最佳选择。它在术后 72 小时内提供良好的镇痛效果，并且不影响肠道功能的恢复，使用低剂量浓度的局部麻醉剂和短效阿片类药物可降低由于交感神经阻滞引起的低血压风险。与单纯使用阿片类药物镇痛相比，开腹手术术后使用硬膜外镇痛有更好的效果，包括疼痛控制、更低的并发症、恶心、呕吐和胰岛素抵抗的发生率。相比于传统开腹手术，腹腔镜手术的创伤明显下降，对术后镇痛的需求也明显下降。对于术后可耐受早期进食的患者，口服镇痛药物即可满足对疼痛的控制，而不需要局部阻滞或强阿片类药物。

三、术后恶心、呕吐的预防和治疗

术后恶心、呕吐（postoperative nausea and vomiting，PONV）是患者术后主观感受不满意和住院时间延长的主要原因之一。普通患者 PONV 的发生率为 25%~35%，在高危患者中发生率可达 70%。PONV 的高危因素有：①吸烟；②女性；③患有晕动症或有术后恶心呕吐史；④使用过阿片类药物。有 1~2 个危险因素的患者，可考虑给药物预防，如在麻醉诱导时给予地塞米松或麻醉结束前给予 5- 羟色胺受体拮抗剂；当存在 3 个以上高危因素时，除上述措施以外，应采取更积极的预防和治疗措施，如术中使用丙泊酚、瑞芬太尼及其他非挥发性麻醉药物而非吸入性麻醉药物，减少阿片类药物使用等。一些区域麻醉技术，如硬膜外麻醉和经腹平面阻滞，已被证明可以减少术后阿片类药物的使用，这反过来可能减少 PONV 的发生。当术后发生 PONV 时，还应考虑是否为术后镇痛药物引起。部分静脉镇痛泵中含有阿片类药物，对此类药物敏感的患者，可引起严重的恶心呕吐及眩晕症状，此时停用镇痛泵，改用 5- 羟色胺受体拮抗剂（昂丹司琼、托烷司琼等）或甲氧氯普胺（胃复安），均能取得不错的对症效果。除药物治疗外，术后不常规放置鼻胃管、鼻肠管，也有助于降低 PONV 的发生率。

四、术后导尿管管理

膀胱引流用于大手术期间和术后监测排尿量和防止尿潴留。关于围手术期监测排尿量的临床价值，只有低等级的证据依据。在非心脏手术的观察性研究中，术中排尿量不是后续肾功能不全或急性肾损伤的预测因子。一项纳入 215 例接受胸段硬膜外麻醉的大手术患者的研究结果显示，术后第一天拔除导尿管可显著减低泌尿系统的感染率，且不增加再次放置导尿管的风险。因此对于无特殊情况的患者，

ERAS 理念建议尽早拔除导尿管，鼓励早期下床活动。绝大部分手术可当天拔除，对于部分因麻醉而排尿困难的患者，可适当延长导尿管放置时间。

五、术后早期进食

传统观点认为，胃癌术后的患者，须禁食数日，以减少吻合口并发症的发生率，此时以全肠外营养（total parenteral nutrition, TPN）维持营养状况。随着外科理念的不断进步，Lewis 等证明术后早期进食是安全的，并不增加相关的并发症发生率和死亡率，反而能促进肠道功能的恢复。随着研究的深入，科学家发现肠道菌群平衡在术后早期进食中发挥重要的作用。在健康状态下，肠道屏障可以有效抵御微生物的入侵和损害，如消化液、黏膜屏障、免疫成分等。然而在某些情况下，肠道屏障功能受损，就会导致肠道菌群移位，这也就能解释为什么部分危重患者即使没有肠外感染源也会发生败血症。肠道在饥饿状态下，肠道屏障功能也会受损，导致肠道防御能力下降，术后长期禁食会导致肠功能恢复减慢，并发症发生率上升。因此在 ERAS 理念中，术后早期进食，避免肠道饥饿是术后早期康复的关键。当没有并发症时，可在术后第 1 天进流质，第 2 天改为半流质，然后逐步恢复至正常饮食。当患者存在发热、吻合口漏、吻合口出血、肠梗阻或胃瘫时，则不主张早期进食，应及时处理并发症。

六、术后血糖控制

胰岛素抵抗是术后高血糖的主要原因，有研究表明，胰岛素抵抗增加和血糖升高与腹部大手术后的并发症发生率和死亡率呈正相关。在重症监护病房对术后高血糖患者应用胰岛素控制血糖后，临床表现持续改善，降低了并发症发生率。对高血糖进行处理，无论血糖下降程度或水平如何，都能改善预后。在血糖水平 $>10 \sim 12$ mmol/L 时，渗透性利尿的风险增加，可引起液体平衡紊乱。目前对术后胰岛素控制的目标水平仍存在争议，但通常认为应该将患者血糖控制在 $10 \sim 12$ mmol/L 以下。不过要提出的是，静脉使用胰岛素有发生低血糖的风险，需额外关注。

七、术后早期活动

术后长期卧床会增加肺部感染、深静脉血栓及胰岛素抵抗的发生率，肌肉长时间失用，也会快速萎缩。虽然有部分在结肠癌的研究表明，术后早期肌肉锻炼对远期预后影响不大，但术后早期活动，能很程度上改善短期并发症的发生率。导致术后不能早期活动的因素有很多，如术后疼痛、各种管道负荷过大、患者自身基础疾病及患者的行动意愿差等。因此在 ERAS 路径中，术后早期活动是建立在其他 ERAS 手段上的，如有效的术后镇痛、尽量减少或避免使用引流管、PONV 的预防与治疗以及围手术期宣教等。早期活动以床上的四肢运动为主，麻醉清醒后无须去枕平卧 6 小时，恢复下床活动要注意循序渐进，制订合理的活动计划，以安全第一的原则，第 1 天可在搀扶下床旁活动，逐步延长活动时间，由室内可逐步过渡到室外。

ERAS 的实施是一项系统性工作，不仅需要外科医师、麻醉医师、护士、康复医师及心理咨询医师共同协作，还需要患者及家属的通力配合。ERAS 理念是在循证医学证据下的规范化程序，相信随着越来越多研究的不断深入，ERAS 会越来越完善，在促进患者更快、更好康复的同时，能有效减少医疗资源的占用和浪费，成为缓解我们国家医疗资源紧张的重要手段。

（陈佳辉　李嘉临）

参考文献

[1] Birkmeyer J D, Dimick J B, Staiger D O. Operative mortality and procedure volume as predictors of subsequent hospital performance. Ann Surg, 2006, 243(3):411-417.

[2] Polk HC Jr, Birkmeyer J, Hunt DR, et al. Quality and safety in surgical care. Ann Surg, 2006, 243(4):439-448.

[3] Khuri S F, Henderson W G, Daley J, et al. The patient safety

in surgery study: background, study design, and patient populations. J Am Coll Surg, 2007, 204(6):1089-1102.

[4] Schifftner T L, Grunwald G K, Henderson W G, et al. Relationship of processes and structures of care in general surgery to postoperative outcomes: a hierarchical analysis. J Am Coll Surg, 2007, 204(6):1166-1177.

[5] Kehlet H, Dahl J B. Anaesthesia, surgery, and challenges in postoperative recovery. Lancet, 2003, 362(9399):1921-1928.

[6] Bardram L, Funch-Jensen P, Jensen P, et al. Recovery after laparoscopic colonic surgery with epidural analgesia, and early oral nutrition and mobilisation. Lancet, 1995, 345(8952):763-764.

[7] Fearon K C, Ljungqvist O, Von Meyenfeldt M, et al. Enhanced recovery after surgery: a consensus review of clinical care for patients undergoing colonic resection. Clin Nutr, 2005, 24(3):466-477.

[8] Sorensen L T, Karlsmark T, Gottrup F. Abstinence from smoking reduces incisional wound infection: a randomized controlled trial. Ann Surg, 2003, 238(1):1-5.

[9] Tonnesen H, Rosenberg J, Nielsen H J, et al. Effect of preoperative abstinence on poor postoperative outcome in alcohol misusers: randomised controlled trial. BMJ, 1999, 318(7194):1311-1316.

[10] Thomsen T, Villebro N, Møller A M. Interventions for preoperative smoking cessation. Cochrane Database Syst Rev, 2014, 2014(3):CD002294.

[11] Weimann A, Braga M, Carli F, et al. ESPEN guideline: Clinical nutrition in surgery. Clin Nutr, 2017, 36(3):623-650.

[12] Gianotti L, Braga M, Nespoli L, et al. A randomized controlled trial of preoperative oral supplementation with a specialized diet in patients with gastrointestinal cancer. Gastroenterology, 2002, 122(7):1763-1770.

[13] Kahokehr A, Broadbent E, Wheeler B R, et al. The effect of perioperative psychological intervention on fatigue after laparoscopic cholecystectomy: a randomized controlled trial. Surg Endosc, 2012, 26(6):1730-1736.

[14] Nygren J, Thorell A, Jacobsson H, et al. Preoperative gastric emptying. Effects of anxiety and oral carbohydrate administration. Ann Surg, 1995, 222(6):728-734.

[15] Practice guidelines for preoperative fasting and the use of pharmacologic agents to reduce the risk of pulmonary aspiration: application to healthy patients undergoing elective procedures: a report by the American Society of Anesthesiologist Task Force on Preoperative Fasting. Anesthesiology, 1999, 90(3):896-905.

[16] Maltby J R, Pytka S, Watson N C, et al. Drinking 300 ml of clear fluid two hours before surgery has no effect on gastric fluid volume and pH in fasting and non-fasting obese patients. Can J Anaesth, 2004, 51(2):111-115.

[17] Sanders G M. Randomized clinical trial assessing the effect of Doppler-optimized fluid management on outcome after elective colorectal resection. Br J Surg, 2006, 93(12):1563.

[18] American Society of Anesthesiologists Task Force on Obstetric Anesthesia. Practice guidelines for obstetric anesthesia: an updated report by the American Society of Anesthesiologists Task Force on Obstetric Anesthesia. Anesthesiology, 2007, 106(4):843-863.

[19] Kehlet H, Wilmore DW. Evidence-based surgical care and the evolution of fast-track surgery. Ann Surg, 2008, 248(2):189-198.

[20] Yu J, Huang C, Sun Y, et al. Effect of laparoscopic vs open distal gastrectomy on 3-year disease-free survival in patients with locally advanced gastric cancer: The CLASS-01 Randomized Clinical Trial. JAMA, 2019, 321(20):1983-1992.

[21] Block B M, Liu S S, Rowlingson A J, et al. Efficacy of postoperative epidural analgesia: a meta-analysis. JAMA, 2003, 290(18):2455-2463.

[22] Abbas S M, Hill A G. Systematic review of the literature for the use of oesophageal Doppler monitor for fluid replacement in major abdominal surgery. Anaesthesia, 2008, 63(1):44-51.

[23] Kurz A, Sessler D I, Lenhardt R. Perioperative normothermia to reduce the incidence of surgical-wound infection and shorten hospitalization. Study of Wound Infection and Temperature Group. N Engl J Med, 1996, 334(19):1209-1215.

[24] Frank S M, Fleisher L A, Breslow M J, et al. Perioperative maintenance of normothermia reduces the incidence of morbid cardiac events. A randomized clinical trial. JAMA, 1997, 277(14):1127-1134.

[25] Schmied H, Kurz A, Sessler D I, et al. Mild hypothermia increases blood loss and transfusion requirements during total hip arthroplasty. Lancet, 1996, 347(8997):289-292.

[26] Petrowsky H, Demartines N, Rousson V, et al. Evidence-based value of prophylactic drainage in gastrointestinal surgery: a systematic review and meta-analyses. Ann Surg, 2004, 240(6):1074-1085.

[27] Veenhof A A, Vlug M S, van der Pas M H, et al. Surgical stress response and postoperative immune function after laparoscopy or open surgery with fast track or standard perioperative care: a randomized trial. Ann Surg, 2012, 255(2):216-221.

[28] Van den Berghe G, Wouters P, Weekers F, et al. Intensive insulin therapy in critically ill patients. N Engl J Med, 2001, 345(19):1359-1367.

[29] NICE-SUGAR Study Investigators, Finfer S, Chittock DR, et al. Intensive versus conventional glucose control in critically ill patients. N Engl J Med, 2009, 360(13):1283-1297.

[30] Lassen K, Soop M, Nygren J, et al. Consensus review of optimal perioperative care in colorectal surgery: Enhanced Recovery After Surgery (ERAS) Group recommendations. Arch Surg, 2009, 144(10):961-969.

第十六章　胃癌特殊问题

第一节　胃食管结合部腺癌

一、定义

食管胃结合部腺癌（adenocarcinoma of the eso-phagogastric junction, AEG）泛指横跨食管远端以及胃近端贲门交界处区域的腺癌性病变。《食管胃结合部腺癌外科治疗中国专家共识（2018 年版）》将 AEG 定义为肿瘤中心处于食管胃解剖交界上下 5 cm 区间以内的腺癌，并跨越或接触食管胃结合部（esophagogastric junction，EGJ）。WHO 出版的《消化系统肿瘤病理学和遗传学》的定义为：横跨食管胃结合部的腺癌称为 AEG。此定义包括了许多曾被称为胃贲门癌的肿瘤，发生在食管胃结合部的鳞状细胞癌，即便它们横跨食管胃结合部，仍被看作远端食管癌（其 ICD-0 编码为 8140/3）。

要明确 AEG 的具体概念，首先要理解何为食管和胃的结合部。食管胃结合部（EGJ）又称胃食管结合部（gastroesophageal junction, GEJ），也有叫法为食管-胃交界（oesophagogastric junction, OGJ），也被一些学者认为是传统意义上的"胃贲门"（gastric cardia）。近年来，国内外学者也越来越多地引用 EGJ 来精确地描述上述部位。但目前 EGJ 的概念仍存争议。

（一）不同学科的定义

1. 解剖学定义　EGJ 是管状食管与囊状胃的结合部的较短区域，位于 His 角的水平。

2. 生理学定义　EGJ 是通过食管压力测定后下端食管括约肌最远端的边界。

3. 病理学定义　EGJ 是组织学检查确认的食管鳞状上皮和柱状上皮的交界处。

（二）东西方的不同定义

西方国家多采用 2004 年欧洲联合胃肠病周上报道的"布拉格标准"。该标准认为 EGJ 是内镜下位于纵向胃皱襞的最近端。

大多数亚洲国家采用《日本胃癌处理规约》第 15 版标准。此标准包括内镜、造影检查以及病理学三个方面：①内镜下将 EGJ 定义为食管下栅栏状血管的远端范围（而不是胃纵行皱襞的近端）。内镜检查将栅栏状血管识别为食管远端的纵向细小血管。若血管难以判断，则以胃纵行皱襞近端为标志。②造影检查则将食管下段最狭窄的部位作为标志。若存在食管裂孔疝等情况，则同样改用胃纵行皱襞近端为标志。③病理学则以手术切除的标本的周径变化处为标志。这三个标准中以内镜标准为最优。

（三）比较贴近临床的定义

世界卫生组织（WHO）出版的肿瘤分类及诊断标准《消化系统肿瘤病理学与遗传学》中，将 AEG 单独列为一个章节，并从分子病理学、诊断学以及遗传学等方面做出了详细描述。其定义包括：①不管肿瘤主体位于何处，穿过 EGJ 的腺癌即称为 AEG；②完全位于 EGJ 上方的腺癌被看作食管腺癌；③肿瘤完全位于 EGJ 下方应被视为来源于胃，不主张使用模棱两可、且经常引起歧义的"胃贲门腺癌"，而更倾向于使用"近端胃腺癌"。该定义仍存在几点问题：首先，EGJ 的定义仍未"盖棺定论"。中西方以及各学科定义仍存在争议，因此会导致 AEG 定义存在分歧。其次，只以解剖学作为基准进行定义，而忽略肿瘤本身的生物学特性。最后，未对 AEG 的病理分型和分期进行阐述，因此对手术等各方面的治疗指导作用有限。

结合 WHO 以及 2018 年《食管胃结合部腺癌外科治疗中国专家共识》，笔者更倾向于 EGJ 是管状食管与囊状胃之间结合处所在的虚拟解剖交界线。

（四）EGJ与鳞-柱交界处的异同

如图 16-1-1 所示，组织学上的鳞柱交界处与实际的 EGJ 并不一定完全吻合。正常食管黏膜为粉白色，胃黏膜为橘红色，两者交界处不规则的波浪线即为齿状线（称作"Z"线），或者鳞-柱交界处（squamocolumnar junction，SCJ），即是由鳞状上皮和柱状上皮并行排列所形成的可肉眼观察到的一条线。生理情况下，SCJ 与 EGJ 在同一部位，但有 20% 的正常人二者并不一致。另外，在发生病变时也会出现异常，这就包括 Barrett 食管和食管裂孔疝。正常人的解剖结构中，胃皱襞的近端一般对应于下端食管括约肌的最远端，此处即是食管展开成为袋状胃的位置（"Z"线或者 SCJ）。食管裂孔疝的患者此处没有这样清晰的线，究其原因，是因为过度充气使得此线变得模糊不清。因此，胃皱襞的近端是由食管的最远端被气体最低限度地扩张时的状态所决定的。SCJ 或"Z"线位于 EGJ 以上时，会存在一段食管被覆柱状上皮。当两者重合时，食管就完全由鳞状上皮被覆。

我们认为，两者会出现不重合的原因是 EGJ 作为虚拟解剖交界线，相对位置固定，而鳞-柱交界处则因病变等各种原因会出现变化，也由此造成了对于 EGJ 定义的争议。

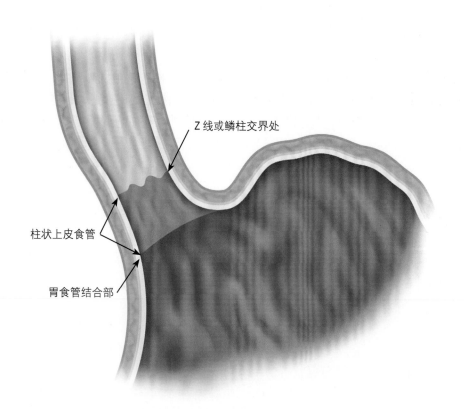

Z 线或鳞柱交界处

柱状上皮食管

胃食管结合部

图 16-1-1　鳞-柱交界处及胃食管连接处

二、分型

AEG 主要有两种分型方法：Nishi 分型和 Siewert 分型。

（一）Nishi 分型

该分型由日本学者 Mitsumasa Nishi 在 1973 年提出，也称为日本分型（图 16-1-2）。它是根据肿瘤中心与 EGJ 的关系来进行分型。EGJ 设定为 EGJ 上下 2 cm 区域，并根据肿瘤中心与 EGJ 的关系分成 5 型：E 型（主要位于食管侧）、EG 型（偏食管侧）、E=G 型（横跨食管和胃）、GE 型（偏胃侧）以及 G 型（主要位于胃侧）。此分型的优点是解剖位置较准确。但也存在一定的缺点：整体分型略显复杂，并且笼统地将此区域内所有病理类型的恶性肿瘤进行统一分型，而并未区分腺癌和鳞癌。此范围仅限于 EGJ 上下 2 cm 以内，且要求 AEG 的肿瘤长径≤4 cm。因此，此分型不仅在国际上的影响力受限，而且对于我国来说，AEG 较多偏晚分期，肿瘤直径偏大者较多，不太适用于国内具体情况。而各版《日本胃癌处理规约》仍据此制订外科手术的策略却未进行修改。

（二）Siewert 分型

由 Siewert 和 Holsher 于 1987 年发表的 EGJ 腺癌的局部解剖亚分类方案首次提出。其总共分为 3 型（图 16-1-3）。

Ⅰ型：肿瘤中心位于 EGJ 以上 1~5 cm。远端食管腺癌通常发生在食管特殊肠上皮化生区域（即

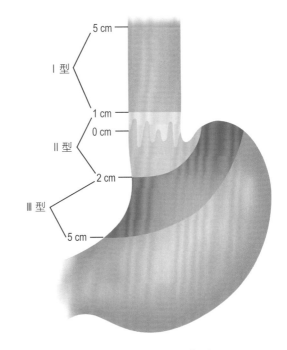

图 16-1-3　Siewert 分型

Barrett 食管），并可能从上面浸润 EGJ。

Ⅱ型：肿瘤中心位于 EGJ 以上 1 cm 到其以下 2 cm 内。真正的贲门癌起源于贲门上皮细胞或 EGJ 短节段肠上皮化生；这种癌也常称为"交界性癌"。

Ⅲ型：肿瘤中心位于 EGJ 以下 2~5 cm。贲门下胃癌，从下方浸润 EGJ 和远端食管。

与 Nishi 分型相比，Siewert 分型在国际上的影响力更高（特别是欧美以及中国）。而且，大多数情况下 Siewert 分型相对简单明确，可以根据对比增强影像学检查、内镜、CT 甚至术中所见来判定。但对于 EGJ 相对模糊不清和分期极晚的跨区肿瘤，有时很难判断其类型。

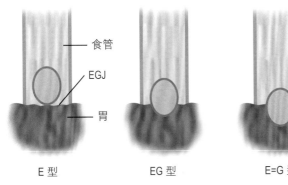
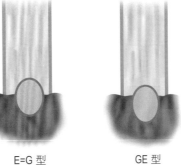
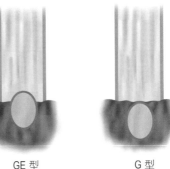

食管
EGJ
胃

E 型　　　EG 型　　　E=G 型　　　GE 型　　　G 型

图 16-1-2　Nishi 分型

三、分期

关于 AEG 的分型方面，尚未完全统一。目前较为广泛采用的是国际抗癌联盟 / 美国癌症联合会（UICC/AJCC）的 TNM（tumor node metastasis）分期系统。2010 年第 7 版分期中规定：病灶的中心在 EGJ 下方 5 cm 以内且侵犯食管的肿瘤应使用食管癌分期，而肿瘤的中心超过 ECJ 下方 5 cm，或肿瘤中心虽在 5 cm 以内但未侵犯食管的则使用胃癌分期。

由于胃癌和食管癌在分期系统上存在明显差异，直接导致部分曾使用胃癌分期转而后使用食管癌分期的肿瘤出现分期偏移的现象。对于此，各国学者有多项回顾性研究比较了使用不同分期体系对治疗效果的影响以及各自的优劣，但没有任何一项研究结果证明在这些系统中，到底何种体系更为优越。Sano 教授等对于病灶中心以 EGJ 下 5 cm 作为标准提出质疑，并从 2009 年开始，主持了新的胃癌分期项目，从 15 个国家中的 59 个医疗中心收集了 25 000 例病例中获得生存曲线。这也因此导致 2016 年 UICC/AJCC 第 8 版分期进行调整：对于 AEG，如果肿瘤侵及 EGJ，并且肿瘤中心位于 EGJ 下方 2 cm 以内，则遵循食管癌分期标准；如果肿瘤中心位于 EGJ 下方 2 cm 以内但未侵及 EGJ，或者肿瘤中心位于 EGJ 下方 2 cm 以外，则需遵循胃癌分期标准（图 16-1-4）。

不管是哪种版本分期，不难看出 EGJ 仍然是界定肿瘤分期的重要标准。AEG 的肿瘤中心若位于 EGJ 以上者应用食管癌分期标准基本已无争论，但其下缘究竟是放宽到 5 cm 还是 2 cm，国际上仍存在争议。还有学者提出，AEG 应该用专门的分期系统单独来分期。而这又需要大样本的病理数据去进一步分析。

四、哪些分期或分型需按照胃癌治疗

因不同分期，治疗方法及所属的科室则不同，而且 NCCN 指南建议常规进行术前 Siewert 分型，所以明确术前分型是至关重要的。

从 Siewert 分型来看，Ⅱ/Ⅲ型按照胃癌分期。而且也有一些数据报道称，Siewert Ⅱ/Ⅲ型肿瘤更宜按胃癌分期和治疗。

从 UICC/AJCC 最新第 8 版 TNM 分期来看，如果肿瘤中心位于 EGJ 下方 2 cm 以内但未侵及 EGJ，或者肿瘤中心位于 EGJ 下方 2 cm 以外，则需遵循胃癌分期标准并治疗。

五、淋巴结清扫范围

淋巴结转移是 AEG 转移的重要途径之一，其上可转移至纵隔淋巴结，下可转移至腹腔及胃周淋巴结。目前，对于 Siewert Ⅰ/Ⅲ型 AEG 的诊断与治疗原则学术界基本达成共识建议，即分别按照食管腺癌

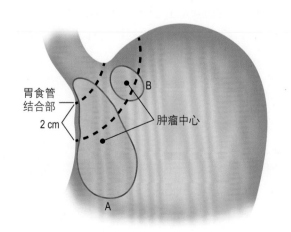
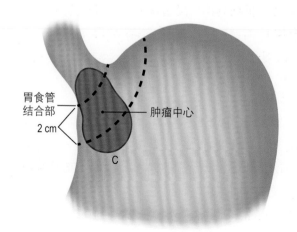

图 16-1-4　胃食管结合部癌分期系统。A、B 应按照胃癌进行分期；C 应按照食管癌进行分期

和胃腺癌的诊断与治疗原则处理。然而对于 Siewert Ⅱ 型的分期和治疗却仍然存在较大争议。

（一）胸部清扫

有研究报道称，纵隔淋巴结转移率 Siewert Ⅰ ＞ Siewert Ⅱ ＞ Siewert Ⅲ，分别为：6.2%~65.0%、12.0%~29.5% 和 6.0%~9.3%。肿瘤累及食管的高度和纵隔淋巴结转移的概率呈正相关。另一项多中心研究提示，肿瘤侵犯食管长度（肿瘤上缘距 EGJ 的距离）是纵隔淋巴结转移的唯一影响因素。肿瘤上缘距 EGJ＞3 cm 时，上中纵隔淋巴结转移率明显升高。

因此，结合《食管胃结合部腺癌外科治疗中国专家共识（2018 年版）》，Siewert Ⅰ 型的胸部淋巴结清扫应参照中下段食管癌，应进行彻底的纵隔淋巴结清扫（包括上纵隔左、右喉返神经旁淋巴结：2R、2L）；Siewert Ⅱ 型应清扫下纵隔淋巴结；Siewert Ⅲ 型因累及食管，应行下段食管旁和膈上淋巴结（No. 110 和 No. 111）清扫。

（二）腹部淋巴结清扫

《中国腹腔镜胃癌根治手术质量控制专家共识（2017 版）》建议：对于 Siewert Ⅱ / Ⅲ 型 AEG 应行经腹膈肌食管裂孔径路根治性全胃切除加 D2 淋巴结清扫；但对于其中早期病例（cT1N0）且肿瘤长径≤4 cm 者，行外科治疗时可考虑选择性行改良手术，即全胃切除加 D1/D1+ 淋巴结清扫，或近端胃大部切除加 D1/D1+ 淋巴结清扫。有研究表明，肿瘤下缘距 EGJ 的距离和淋巴结转移有关，因此建议 Siewert Ⅱ 型根据具体情况选择个体化清扫范围。

根据日本胃癌治疗规约，D2 淋巴结清扫范围应包括：No. 1、No. 2、No. 3a、No. 3b、No. 4sa、No. 4sb、No. 4d、No. 5、No. 6、No. 7、No. 8a、No. 9、No. 11p、No. 11d 以及 No. 12a；对于 AEG 来说，肿瘤侵犯食管时清扫范围应包括 No. 19、No. 20，No. 110、No. 111。肿瘤长径≤4 cm 行近端胃大部切除时，AEG 的淋巴结清扫范围依据 Nishi 分型和临床 T 分期决定。E、EG 以及 E=G 中 cT1 患者淋巴结清扫范围包括：No. 1、No. 2、No. 3a、No. 4sa、No. 4sb、No. 7、No. 9、No. 19、No. 20、No. 110 和 No. 111；临床分期≥T2 的患者淋巴结清扫范围包括：No. 1、No. 2、No. 3a、No. 4sa、No. 4sb、No. 7、No. 8a、No. 9、No. 11p、No. 11d、No. 19、No. 20、No. 110 和 No. 111。GE 和 G 中 cT1 的患者，淋巴结清扫范围包括：No. 1、No. 2、No. 3a、No. 4sa、No. 4sb 和 No. 7 组；临床分期≥T2 的患者淋巴结清扫范围包括：No. 1、No. 2、No. 3a、No. 4sa、No. 4sb、No. 7、No. 8a、No. 9、No. 11p、No. 11d、No. 19 和 No. 20。

综上所述，结合《食管胃结合部腺癌外科治疗中国专家共识（2018 年版）》建议：Siewert Ⅰ 型胸部淋巴结清扫参照下段食管癌，并应进行彻底的腹区淋巴结清扫（No. 16~No. 20）；Siewert Ⅱ 型行近端胃大部切除需行 D1/D1+ 淋巴结清扫；Siewert Ⅱ / Ⅲ 型行全胃切除需行 D2 淋巴结清扫，若 cT1N0 且肿瘤长径＜4 cm，可考虑选择行 D1/D1+ 淋巴结清扫。

（三）其他淋巴结清扫建议

No. 10 不再作为常规推荐；经胸或经胸腹联合行全胃或近端胃切除的 AEG 患者，当临床分期不小于 T2 时常规清扫 No. 11d；No. 12a 只有在做全胃 D2 切除时才常规清扫。

六、手术入路及吻合方式选择

（一）手术入路

1. Siewert Ⅰ 型适合经胸切口，Siewert Ⅲ 型适合经腹膈肌食管裂孔切口。一项随机对照研究报道称，Siewert Ⅰ 型患者经胸入路手术组的 5 年存活率高于经腹膈肌食管裂孔入路手术组：51% vs. 36%（P=0.71），虽然统计学差异不明显，但是结合前文已述，报道称纵隔淋巴结转移率 Siewert Ⅰ ＞ Siewert Ⅱ ＞ Siewert Ⅲ，分别为：6.2%~65.0%、12.0%~29.5% 和 6.0%~9.3%。因此，考虑纵隔淋巴结转移率较高，建议 Siewert Ⅰ / Ⅱ 型患者使用经胸切口。而对于是左侧还是右侧入路，部分国内学者认为，考虑上纵隔淋巴结清扫问题，不推常规推荐左胸入路。对于 3 年无病生存率（disease-free survival rate，DFS）及总体生存率（overall survival rate，OS），有一项随机对照研究提示，右胸入路患者在上述生存方面表现更佳，特别是伴有淋巴结转移的患者。因此推荐 Siewert Ⅰ 型患者优先选择右胸入路手术，比如：右胸 - 腹正中 - 颈部三切口术（McKeown）或经右胸 - 上腹正中切口术（Ivor-Lewis）。

Siewert Ⅲ 型的患者更接近于胃癌。因此常规有经右胸腹联合切口和经腹膈肌食管裂孔切口（abdominal transhiatal，TH）。一项纳入 1155 例病例的 meta 分析建议对 Siewert Ⅲ 患者行经腹膈肌食管裂孔径路切除。还有研究报道称，经腹膈肌裂孔比经胸腹联合切口术后并发症风险低。因此，经腹胸联合切口是扩大手术，应该谨慎选择。常规推荐 Siewert Ⅲ 型患者行 TH 术。

2. Siewert Ⅱ 型患者手术入路存在争议。目前关于 Siewert Ⅱ 型手术入路的研究相对质量都不高。《日本胃癌指南》第 5 版建议：食管浸润 < 3 cm 的胃食管结合部腺癌患者行 TH 术，食管浸润 > 3 cm 的患者根据评估是否可以治愈的前提下，可以选择胸腹联合入路手术。《食管胃结合部腺癌外科治疗中国专家共识（2018 年版）》建议 Siewert Ⅱ 型患者：食管受累距离 < 3 cm 患者首选 TH 术，≥ 3 cm 患者选择经上腹右胸入路。两者的观点基本相同。

（二）吻合方式选择

根据《日本胃癌治疗指南》第 5 版关于食管胃结合部癌的重建方式推荐如下。① 全胃切除术后重建：Roux-en-Y、空肠间置和双通道法。有一项纳入日本 145 所医院的研究通过调查问卷的形式提示，95% 的医师习惯于采用 Roux-en-Y 吻合；② 近端胃切除术后重建：食管残胃吻合、空肠间置和双通道法。这里需要注意的是，近端胃切除适用于 T1N0M0 的 AEG。最近几年，随着诊断技术的提高，更多的早期近端胃癌被发现，同时患者更加关注术后的生活质量，对于保留功能的近端胃手术也更加青睐。食管残胃吻合是临床上使用最广泛的近端胃切除术后的吻合，但有研究表明，其反流症状比较常见，因此一些改良式如胃底折叠术应运而生。有研究证明，如果胃底折叠术进行得充分（包裹角度 > 180°），反流性食管炎的发生率可以降低至 4%。然而，只有患者的胃留有足够的空间才能施展这样的操作。因此，食管残胃吻合的优势还有待商榷。有研究表明，空肠间置吻合可以起到一定的抗反流作用。双通道法被报道是一种抗反流机制较好的吻合，但是也有研究表明食管残胃吻合与双通道吻合的术后反流症状没有区别。目前关于近端胃吻合的研究都没有足够的证据证明哪一种吻合是最佳的，期待更高质量的研究去进一步证实三者的优劣。

第二节　早期胃癌

一、定义

胃癌的预后与分期直接相关，早期胃癌 5 年生存率在欧美国家可达 70% 以上，在日韩等国更是高达 90%，而晚期胃癌 5 年生存率则不足 10%，这充分说明了胃癌早期诊断的重要意义。由于日本和韩国在全国范围内开展胃癌普查工作，早期胃癌比例高，在日本早期胃癌比例在 50% 左右。而在中国胃癌早期诊断率比较低，根据中国胃肠肿瘤外科联盟的数据报告，在全国 85 家中心 2014—2016 年的胃癌手术病例共 88 340 例，其中早期胃癌 17 187 例，约占 19.46%。目前在中国，早期胃癌所占的比例也日益增加，过去几十年，早期胃癌的诊断和治疗已经有了快速进展。

早期胃癌在诊断过程中仍存在定义模糊的问题。根据日本胃癌联合协会的定义，早期胃癌是指胃黏膜浸润程度局限于黏膜层和 / 或黏膜下层，不论是否存在淋巴结转移。根据胃镜下的形态学表现，早期胃癌可以分为 Ⅰ 型（隆起型）、Ⅱ 型（表浅型）、Ⅲ 型（凹陷型），其中 Ⅱ 型又被进一步分为 Ⅱa（表浅隆起型）、Ⅱb（表浅平坦型）、Ⅱc（表浅凹陷型）（图 16-2-1）。

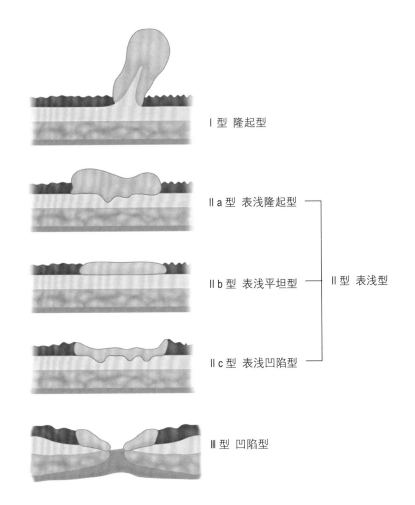

图 16-2-1 日本早期胃癌形态学分型

因此，日本早期胃癌的定义是基于内镜下的临床诊断。而目前应用最广泛的胃癌分期系统是 TNM 系统。这一系统并未明确地定义早期胃癌。从定义上看，日本胃癌分类中的早期胃癌相当于 T1 期的胃癌。早期胃癌的预后和治疗原则必须以术后病理为金标准。也就是说，早期胃癌的定义必须同时基于临床诊断和病理分期。

中国和日本关于早期胃癌的病理诊断标准也存在一定不同。在中国，胃肠上皮肿瘤采用维也纳分型标准，只有当肿瘤至少侵犯到深于固有黏膜层时才被定义为癌。而在日本，胃癌定义并非基于浸润深度，而是通过细胞异型性或者结构异型性判断。因此，按日本标准诊断的一些早期胃癌病例也许是不典型异型增生或者是高级别上皮内瘤变 / 重度异型增生。

二、分期的准确性

首先，治疗方法的决策依赖于准确的分期，然而目前我们尚无法精确地判定早期胃癌。针对早期胃癌而言，肿瘤浸润深度（T 分期）的评估重点是对黏膜下层是否受侵的判断。CT 对进展期胃癌分期的敏感度为 65%~90%，早期胃癌约为 50%，总体 T 分期准确率为 70%~90%，N 分期为 40%~70%。CT 及 MRI 受分辨率及胃壁结构的局限难以准确判断肿瘤局部是否侵犯黏膜下层。而超声内镜判断分期的准确性为 80% 左右，是目前判断 T 分期的最可靠技术。随着内镜治疗技术的快速进展，尤其是内镜黏膜下剥离术（endoscopic submucosal dissection，ESD）的优化，ESD 治疗早期胃癌的适应证已经逐渐扩大。

另外，淋巴结转移状态对于治疗方式的选择也尤为重要。早期胃癌患者的肿瘤浸润深度不同，淋巴结转移状态也会存在差异。如果肿瘤仅限于黏膜层，其淋巴结转移的概率为 3%，但如果肿瘤侵入黏膜下层，其淋巴结转移的概率可达 20%。目前尚无任何好的技术能够在术前准确地判定淋巴结是否存在转移。常规评估主要是通过影像学手段进行评估，而主要参数则是淋巴结的大小。多平面重建对胃癌患者淋巴结分期的准确率约为 78%，而其判定早期胃癌淋巴结是否转移的准确性可能更低。早期胃癌淋巴结转移率较低，体积较小，因此常规影像学检查手段难以评估早期胃癌的淋巴结情况。

目前对淋巴结转移的评估主要是通过对相关临床病理因素的分析进而预测淋巴结转移的风险，建立预测模型。早期胃癌淋巴结转移的主要危险因素包括肿瘤大小、浸润深度、淋巴管侵犯、神经浸润、分化程度及溃疡形成等。

近些年也有研究者希望通过前哨淋巴结来判断胃周的转移状态，前哨淋巴结无肿瘤细胞转移，则表明其他区域淋巴结无肿瘤转移。从第 6 版《AJCC 胃癌 TNM 分期》及第 14 版《日本胃癌处理规约》开始提出前哨淋巴结的概念。许多单中心的研究显示，在早期胃癌患者中前哨淋巴结示踪技术的检出率在 90%~100%，准确度在 85%~100%，与黑色素瘤和乳腺癌的结果相当。但是胃周的淋巴引流非常复杂，通过检测前哨淋巴结来判断早期胃癌的精确性存在很大差异，因此对前哨淋巴结检测的应用还有很大争议。相关文献报道其假阴性率可达 15%~20%。2004 年日本临床肿瘤组（Japan Clinical Oncology Group，JCOG）进行了一项多中心前瞻性研究 JCOG0302 检验胃癌前哨淋巴结检测的可行性及准确性，研究中纳入内镜切除适应证外的早期胃癌患者，利用术中浆膜下注射吲哚菁绿（ICG），并肉眼观察进行前哨淋巴结活检，之后通过术中冰冻切片及 HE 染色来确定前哨淋巴结状态。但是此研究因假阴性率过高（46.4%）而终止，相关的研究认为，其假阴性率过高的主要原因是单水平冰冻切片的不可靠性以及学习曲线的问题。而 Kitagawa 等人开展的另一项前瞻性多中心研究表明双示踪剂法

（染料＋同位素）是胃癌前哨淋巴结活检的安全有效的方法，其前哨淋巴结检出率为 97.5%（387/397），敏感度为 93%（53/57），准确度为 99%(383/387)，假阴性率为 1%(4/387)。另外，韩国近期开展了一项对比前哨淋巴结导航手术与标准手术的肿瘤学安全性的多中心 RCT 研究（SENORITA 研究），也是第一个关于早期胃癌前哨淋巴结导航手术的多中心 RCT 研究，其研究结果尚待发表。这种高级别的循证医学证据将会有力促进前哨淋巴结概念在胃癌治疗领域中的发展。

三、治疗的选择

根治性切除（R0）目前是治愈早期胃癌的唯一手段，切除策略的选择主要根据早期胃癌的分期、病理分型、大小等特点，进行内镜手术、腹腔镜手术或是开放手术切除。对于存在淋巴结转移的早期胃癌患者，还需考虑围手术期综合治疗。

（一）内镜手术

与传统外科手术相比，内镜下切除具有创伤小、并发症少、恢复快、费用低等优点，且疗效相当，5 年生存率均可超过 90%。因此，国际多项指南均推荐内镜下切除为早期胃癌的首选治疗方式。目前，早期胃癌内镜手术主要包括内镜黏膜切除术（EMR）及内镜黏膜下剥离术（ESD）两类，主要适用于肿瘤局限于黏膜内（T1a）的患者，其他相关因素还包括肿瘤大小、分化程度、脉管侵犯等。内镜手术的适应证选择在不同指南推荐中仍有差异。

2020 年版 NCCN 指南中提出，内镜切除适应证包括肿瘤组织学分级为高分化或中分化型、肿瘤直径 <2 cm、未侵及黏膜下层以及无脉管侵犯。该适应证与日本 JGCA 指南适应证相比对肿瘤大小要求更严格。NCCN 指南中认为 ESD 较 EMR 更可靠，但是对技术及设备要求更高，术中胃壁穿孔等并发症发生率更高。

2016 年欧洲癌症大会胃癌诊疗指南中提出的内镜手术适应证为高分化型、肿瘤直径 ≤2 cm、局限于黏膜层、无溃疡形成。其与日本 JGCA 指南的主

要区别是肿瘤的分化程度中不包括中分化型胃癌。

2018 年《日本胃癌治疗指南》第 5 版中对内镜手术的评估是目前各类指南中最详尽的。该指南将内镜手术适应证分为了绝对适应证及扩大适应证两类（图 16-2-2）。EMR/ESD 绝对适应证包括肿瘤为分化型、无溃疡、局限于黏膜内、肿瘤直径 ≤ 2 cm。ESD 绝对适应证包括：①限于黏膜内、分化型、无溃疡、肿瘤直径 > 2 cm；②限于黏膜内、分化型、有溃疡、肿瘤直径 ≤ 3 cm，该部分患者可行 ESD 手术达到根治目的。扩大适应证包括肿瘤局限于黏膜内，且未分化型、无溃疡、肿瘤直径 ≤ 2 cm。该部分患者淋巴结转移率较绝对适应证患者更高，但仍处于较低水平，行 ESD 可达到根治目的，但是目前

长期随访及生存结果仍在评估中。另外，对于绝对适应证患者出现内镜术后局部黏膜复发，可再次行 ESD，但是目前仍缺乏有效证据的支持，仅作为试验性治疗进行介绍。

内镜手术后，需根据标本病理情况来判断肿瘤是否被根治，相关因素包括两个方面：原发肿瘤的完整切除以及完全除外淋巴结转移的可能性。因此指南建立了 eCura 评分系统对内镜治疗根治性进行评价（图 16-2-3）。不同根治度患者采取不同随访方法（图 16-2-4）。对于 eCura A 或 eCura B 的患者可仅进行随访。而在分化型癌中，满足 eCura A 或 B 的其他条件，但未实现 en bloc 切除或垂直切缘阴性的病例，即 eCura C-1，可以采用局部治疗，如再次

浸润深度		分化		未分化	
		≤ 2 cm	> 2 cm	≤ 2 cm	> 2 cm
cT1a (M)	UL(-)		*		
	UL(+)	≤ 3 cm	> 3 cm		
		*			
cT1a (SM)					

▨ 绝对适应证　　▨ 相对适应证

* 仅适用于 ESD

图 16-2-2　早期胃癌内镜治疗绝对和相对适应证

分期	溃疡/深度	分化型		未分化型	
		≤ 2 cm	> 2 cm	≤ 2 cm	> 2 cm
pT1a (M)	UL(-)	≤ 2 cm	> 2 cm	≤ 2 cm	> 2 cm
	UL(+)	≤ 3 cm	> 3 cm		
pT1b (SM)	SM1	≤ 3 cm	> 3 cm		
	SM2				

▨ eCura A*　　▨ eCura B*　　　eCura C-2

* 需满足 en bloc 整块切除，垂直切缘阴性、水平切缘阴性、无脉管癌栓

图 16-2-3　eCura 评价系统

eCura A	每 6~12 个月进行内镜随访
eCura B	每 6~12 个月进行内镜随访 - 腹部超声或 CT 随访
eCura C-1	建议行补充治疗（手术或非手术）或密切随访
eCura C-2	建议手术治疗或充分知情后随访

图 16-2-4　不同 eCura 评价结果的随访方法

行 ESD、内镜下消融等，同样也可以考虑到 ESD 的热效应，采取积极随访的办法。对于 eCura C-2 患者，病理提示淋巴结转移风险高。虽然存在较高的淋巴结转移风险，但是根据病例具体情况，在充分告知淋巴结转移风险后，可以选择 ESD 的方式给予治疗。值得关注的是 eCura C 患者在选择是否追加手术及手术时机的掌控方面尚存在争论，主要集中在以下 3 个方面：① 80% 以上的 eCura C 患者并未出现局部复发或淋巴结转移。②对于脉管浸润、神经侵犯、淋巴结侵犯及水平 / 垂直切缘等用于评价的危险因素在病变复发中起到的作用及影响尚需进一步细化。③ ESD 术后立即追加手术的 eCura C 患者与 ESD 术后发生局部复发再行手术的患者，在预后方面并无显著差异。综上所述，eCura C 患者是否需要立即追加手术尚需更详细的临床研究数据支持。

国内目前较为公认的内镜切除禁忌证为：①明确淋巴结转移的早期胃癌；②癌症侵犯固有肌层；③患者存在凝血功能障碍。另外，ESD 的相对手术禁忌证还包括抬举征阴性，即指在病灶基底部的黏膜下层注射盐水后局部不能形成隆起，提示病灶基底部的黏膜下层与肌层之间已有粘连，此时行 ESD 治疗，发生穿孔的危险性较高。但是随着 ESD 操作技术的熟练，即使抬举征阴性有时也可以安全地进行 ESD。

（二）外科手术

对于非内镜治疗适应证或内镜治疗禁忌证的患者，外科手术仍是标准的治疗方式。早期胃癌可以通过标准的外科根治性手术完全治愈。其 5 年生存率在 90% 以上。然而，根治性手术无疑会影响患者的生活质量。如何最大限度缩小外科手术范围，提高癌症患者的生存质量是目前的研究热点。

中、日、韩等国目前均有相关临床研究评估胃癌腹腔镜手术的应用。日本 JCOG 0703 研究已经证实腹腔镜辅助远端胃癌根治术在早期胃癌治疗中的安全性。韩国的 KLASS 01 研究、日本的 JCOG 0912 等Ⅲ期研究结果也提示，腹腔镜辅助胃癌手术能够在保证安全的前提下达到与开放手术相同的肿瘤学结果。而我国胃癌诊疗规范中提出对于临床Ⅰ期胃癌，行根治性远端胃癌根治术，腹腔镜可以作

为常规治疗方式，腹腔镜下全胃切除术的效果目前正在研究中，仅推荐在临床研究中开展。

开放手术是内镜手术适应证之外的早期胃癌患者的标准治疗方式。目前在不同指南中均将其作为标准治疗方式推荐，但是手术的具体原则却略有不同。

NCCN 指南中并没有单独指出早期胃癌手术与进展期胃癌手术的区别。欧洲胃癌诊疗指南中则对早期胃癌的手术范围有单独要求。对于淋巴结阴性的患者，淋巴结清扫范围根据原发肿瘤位置行 D1+α（D1+ 第 7 组淋巴结）或 D1+β（D1+ 第 7、8a 及 9 组淋巴结）清扫。对于淋巴结阳性的早期胃癌患者，该指南建议行标准胃癌 D2 根治术。而日本 JGCA 胃癌治疗指南对早期胃癌的手术范围界定更加具体：对于 cT1 期的肿瘤，大体切缘距离指南推荐为至少 2 cm，对于淋巴结阴性者，可根据肿瘤位置行改良胃切除术，包括保留幽门胃切除术及近端胃切除术；对于淋巴结阳性患者，则行标准手术，包括全胃切除术及远端胃切除术。在该指南中，淋巴结阴性的 T1a 及部分 T1b（分化型，肿瘤直径 ≤ 1.5 cm）患者可行 D1 淋巴结清扫术，其他 T1bN0 患者则行 D1+ 淋巴结清扫术；淋巴结阳性患者则推荐行标准 D2 淋巴结清扫术。

（三）综合治疗

对于淋巴结存在转移的早期胃癌患者，NCCN 胃癌诊疗指南推荐术后行辅助放化疗或辅助化疗，欧洲指南推荐行围手术期化疗或术后辅助化疗，我国胃癌诊疗规范则推荐行术后辅助化疗，但是日本 JGCA 胃癌治疗指南则暂不推荐术后辅助治疗。目前，早期胃癌的淋巴结转移患者在综合治疗中的获益仍然缺乏循证医学证据，有待进一步评估。

四、早期胃癌功能保留相关手术

通过不断获得的循证医学证据，早期胃癌的治疗模式在逐步由标准化向缩小化、微创化、个体化和精准化，或四者相结合的方向发展。早期胃癌治疗逐渐摒弃了传统的开腹手术方式，转而向内镜治

疗、多孔腹腔镜、单孔腹腔镜乃至机器人手术的微创方式发展，手术切除范围也从 2/3 以上的远端胃切除、全胃切除缩小为近端胃切除、保留幽门的胃切除、节段胃切除、局部胃切除等，而淋巴结清扫范围也从标准的 D2 清扫改变为 D1 或 D1+，甚至原先需要外科手术干预的部分符合适应证的早期胃癌已将内镜治疗作为可选治疗方式，予以推广和应用。这种在确保手术根治和系统淋巴结清扫的前提下，较标准手术减少胃的切除范围以维持一定残胃功能容量，保留幽门和（或）贲门的手术方式被认为是功能保留性胃切除术（function-preserving gastrectomy，FPG）。

（一）近端胃切除术

对胃上部癌和部分食管胃结合部癌，全胃切除术是临床上常用的手术方式，其主要原因有二：一是为切除远端胃周围可能存在的转移淋巴结；二是为避免出现近端胃切除术后严重的反流性食管炎。但是，全胃切除术后引起的一系列营养代谢障碍却往往不可避免，这一点在早期胃癌和早期食管胃结合部癌等预后较好的、能够获得长期生存的病例上，显得更为明显。近端胃切除术虽然保留了胃的部分功能，但是破坏了食管胃结合部的解剖结构，丧失了贲门抗反流的功能；同时，保留的幽门一定程度上延缓了胃排空。所以，近端胃切除术后易出现严重的反流性食管炎和吻合口狭窄等并发症。近年来，各种具有抗反流功能的近端胃切除后消化道重建方式相继问世，既可以部分保留胃的功能，又能避免术后出现严重的反流性食管炎。随着早期胃癌及食管胃结合部癌发病比例的升高、对淋巴结转移规律的认识以及抗反流术式的出现，近端胃切除术逐渐受到临床重视。针对预计有良好预后的胃上部癌和食管胃结合部癌病例，理想的术式应该是保留远端胃以提高生活质量，选择合理的消化道重建方式以及控制反流症状。关于各种近端胃切除消化道重建方式的抗反流效果及各种术式的优缺点争议较大，且相关的高级别研究证据和高影响力的文献较少，公认的理想重建方式尚未确立。

近端胃切除术的定义为在满足肿瘤根治的前提下，切除包括贲门在内的部分胃，必须保留幽门。

而近端胃切除的标准适应证为：早期胃上部癌，切除后保留远端 1/2 以上的残胃。根据 2018 年第 5 版《日本胃癌治疗指南》，早期胃上部癌，若行 R0 切除后，能保留远端 1/2 以上残胃者，推荐行近端胃切除术。日本一项多中心回顾性研究结果显示，对于长径≤4 cm 的食管胃结合部癌，远端胃周淋巴结转移率极低，可行经腹近端胃切除术。Yura 等报道，T2~3 期胃上部癌患者的远端胃周淋巴结转移率极低，第 4d、12a、5 和 6 组淋巴结转移率分别为 0.99%、0.006%、0 和 0，提示 T2~3 期胃上部癌患者可不清扫第 4d、12a、5 和 6 组淋巴结。但是，目前尚无长径≤4 cm 食管胃结合部癌和 T2~3 期胃上部癌患者行近端胃切除术的大规模生存数据，故不作常规推荐，可作为研究性手术开展。选择近端胃切除术不仅要考虑肿瘤的安全性，还要考虑残胃的功能。胃需具有消化、蠕动、储存等功能，若残胃太小，残胃在食物消化过程中仅能起到通道作用，而不能发挥其功能，而且残胃太小会增加反流性食管炎等并发症的发生率。因此经典的观念认为，近端胃切除术需保留远端 1/2 以上的残胃。近年来，双通道吻合、间置空肠等抗反流术式的应用，使切除超过 1/2 胃的近端胃切除术成为可能。

（二）保留幽门胃切除手术

保留幽门胃切除术（pylorus preserving gastrectomy，PPG）是胃癌外科界较为公认的功能保留性胃切除术，其源于 20 世纪 60 年代日本 Maki 应用 PPG 治疗良性胃溃疡的报道。Maki 在行胃切除手术时保留幽门管近端 1.5 cm 的胃窦，以期保留幽门的正常生理功能，而术后的短期随访也显示无明显的胃延迟排空和倾倒综合征，长期随访也无溃疡复发，体现出该手术对于改善远期并发症和生活质量的优势。PPG 是一种应用在早期胃癌（或胃良性疾病），保留胃贲门和幽门，切除中段胃的手术方式，以保留胃的解剖和生理功能，降低术后并发症发生率，并改善患者的术后生活质量（图 16-2-5）。2018 年，第 5 版《日本胃癌治疗指南》中 PPG 的适应证为胃中部 1/3、病灶远端距离幽门 4 cm 以上（肿瘤下缘距离下切缘 2 cm，下切缘距离幽门管至少 2 cm）、临床分期为 cT1N0M0 的早期胃癌。其手术要点包括，

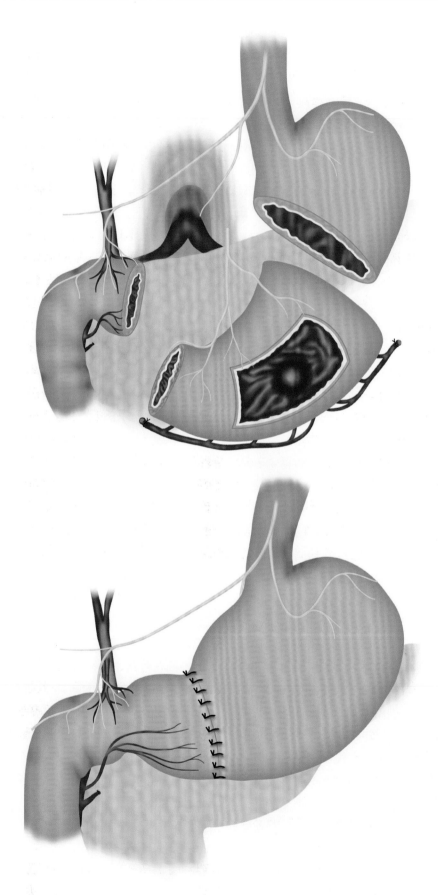

图 16-2-5　保留幽门胃切除术

保留幽门及近端至少 2 cm 的胃窦，并保留相应的胃窦及幽门部血供（胃右血管及幽门下动静脉），保留迷走神经肝支、幽门支，并选择性保留迷走神经腹腔支以保证幽门部正常的神经支配。D1 淋巴结清扫的范围包括 No.1、No.3、No.4sb、No.4d、No.6 和 No.7 淋巴结，D1+ 淋巴结清扫则增加了 No.8a 和 No.9 淋巴结。PPG 的手术方式包括开腹 PPG、腹腔镜辅助 PPG（laparoscopy assisted pylorus preserving gastrectomy，LAPPG）、全腹腔镜 PPG（total laparoscopic pylorus preserving gastrectomy，TLPPG）和机器人辅助的 PPG（robot assisted pylorus preserving gastrectomy，RAPPG）等。早期胃癌行腹腔镜手术切除已获指南推荐，在遵循胃癌根治手术的基本原则以及微创和功能保留的理念下，应根据中心所具备的腹腔镜设备、器械及手术经验合理选择手术方式。腹腔镜的放大效应有助于保留幽门部血供及迷走神经肝支，同时辅助切口能兼顾保障肿瘤切缘的安全性，因此目前 LAPPG 为主流方式。

根治性远端胃切除是传统胃中部早期胃癌的手术治疗方式，术后可能会面临倾倒综合征、胆汁反流性胃炎、胆囊结石、营养不良等远期并发症风险，影响患者的生活质量。LAPPG 可在腹腔镜下，尤其是其放大效应的帮助下，保留胃幽门部血供和相应神经支配，从而保留幽门的重要生理功能。相较传统的手术，它显著减少了术后倾倒综合征和胆汁反流性疾病的发生。据文献报道，传统远端胃切除术后倾倒综合征的发生率为 4%~46%，而 PPG 术后的发生率仅为 0~13%，同时腹泻、胆汁反流性胃炎的发生率也显著降低。随着随访时间的延长，PPG 患者在营养状况改善、术后胆囊结石发生率等发面的优势也逐渐凸显。

目前 PPG 最大争议点在于肿瘤根治与功能保留之间的矛盾，即对于 PPG 中淋巴结清扫彻底性的担忧。由于功能保留需要建立在幽门管区血供及神经保留的基础之上，所以 PPG 势必会对所涉及区域淋巴结（No.1、5、6、12 淋巴结）清扫产生不同程度影响。尤其是保留与肝固有动脉及胃右血管伴行的迷走神经肝支及幽门支时，将导致无法对 No.5、12 淋巴结进行彻底清扫，而通常认为对于胃中部的早

期胃癌，No.5、6 淋巴结均在第 1 站淋巴结清扫范围内，这也是造成术者对 PPG 担忧的最重要原因。而通过既往回顾性研究可以发现，胃体中部 1/3 肿瘤的 No.5、6 淋巴结转移率与肿瘤侵犯深度有明显相关性，而对于局限于黏膜层及黏膜下层的早期胃癌而言，其 No.5 淋巴结的转移率仅为 0~0.5%，作为第 2 站淋巴结的 No.12 淋巴结发生转移的概率更近乎于 0。因此，就淋巴结转移风险而言，胃中段的早期胃癌的淋巴结转移组别能很好地被 PPG 淋巴结清扫的范围所覆盖，只要予以完善的术前诊断，严格把控 PPG 适应证，早期胃体癌实行 PPG 的肿瘤安全性可以保障。从远期预后来看，PPG 术后 5 年存活率在 93%~98%。许多回顾性分析表明，LAPPG 在总存活率、无复发存活率方面与传统的 LADG 无差异。

另外，术后胃排空障碍是 PPG 最常见的术后并发症，其主要原因是手术后的幽门功能失调导致的幽门狭窄。在早期文献中，Kodama 等报道中至重度胃潴留的发生率高达 23%。而近期文献显示，PPG 术后胃潴留发生的概率在 6.2%~10.3%。通常认为，PPG 术后的幽门功能失调是由于手术中对幽门部血供和神经支配的损伤所导致，而完整保留幽门下动静脉，可使术后胃排空障碍发生率显著下降。另外，研究表明，术中延长保留幽门袖的长度可防止胃排空障碍的发生。基于以上的研究，为了预防 PPG 术后胃排空障碍，应确切保留幽门下动静脉，特别是幽门下静脉的保留十分关键；同时幽门袖的保留应尽量 >3 cm。

概括来说，PPG 的意义是能够在保证手术对肿瘤彻底切除和淋巴结清扫、保障肿瘤安全性的同时，保留胃幽门的正常解剖和生理功能，从而在不影响患者生存预后的前提下，改善患者术后的营养状况和降低胃切除相关远期并发症的发生率。

（三）保留迷走神经手术

对胃癌术后生活质量的重视，使对胃癌根治术后并发症的机制研究不断深入。有研究结果认为，切断迷走神经后，腹腔内脏器功能及消化道激素分泌异常、胃肠道功能障碍、腹泻、胆囊病变、胆石

症及腹泻的发生率均增加。研究结果表明，迷走神经肝支右行后参与形成肝丛，向胆囊、肝脏发出分支后沿十二指肠韧带下降，其幽门支分布于幽门窦，发向十二指肠的分支则在肝固有动脉与胆总管之间、肝十二指肠韧带腹膜下形成神经束，终支分布于十二指肠上部。腹腔支进入腹腔神经节后，再由腹腔神经节向肝脏、胆囊、胰腺、肠等器官发出分支。因此，肝丛和腹腔神经节是肝支、腹腔支的中继站，只有保持二者完整，才能有效地保留肝支和腹腔支的功能。从位置来看，清除 No. 1、No. 2、No. 5、No. 12 淋巴结可能损伤肝丛，清除 No. 9 淋巴结可能损伤肝丛发向十二指肠的分支，而切断胃右动脉则可能同时切断与其根部交叉的幽门支。肝总动脉、胃左动脉、腹腔动脉等均被厚的内脏神经组织包被，其周围的淋巴结（第 2 站淋巴结）位于血管神经被膜的外侧，呈层状排列，因此保留神经的淋巴结廓清是可行的，不会影响根治效果。保留迷走神经术后患者胆囊病变、胆石症发病率明显减少，术后其他并发症如腹泻、营养障碍、胃黏膜萎缩、胃肠道动力降低等发生率明显下降。日本 Miwa 等 1991 年提倡保留迷走神经胃癌根治术，此手术除 D2 淋巴结清扫外，保留迷走神经的肝支和腹腔支。

日本经典的 PPG 要求保留迷走神经的肝支及腹腔支。迷走神经肝支走行于小网膜近肝脏的附着部位，常在网膜表面呈白色，腹腔镜下相较于开腹手术更易于辨认和保留，因此对于保留迷走神经肝支争议较小。但迷走神经腹腔支解剖部位与胃左动脉关系密切，即使在腹腔镜下，有时也很难与血管周围淋巴结和结缔组织区分，因此术中往往很难同时兼顾 No. 7 淋巴结清扫和腹腔支保留。而在胃中部 1/3 的早期胃癌中，No. 7 淋巴结作为前哨淋巴结的显影率高达 5.2%，第 14 版日本《胃癌处理规约》也已将 No. 7 淋巴结归为 D1 清扫范围内。因此，PPG 迷走神经腹腔支保留不及肝支保留容易普及，包括韩国正在开展的比较 LAPPG 和 LADG 的多中心前瞻性随机对照（KLASS-04）研究中对迷走神经腹腔支的保留亦未做要求。综上所述，对于施行 PPG 的早期胃癌患者，可在保证彻底清扫 No. 7 淋巴结前提下，选择性保留迷走神经腹腔支，若可疑淋巴结转移形成神经浸润，则须将神经纤维与淋巴结从动脉膜外整块清扫，以保

证根治性为主，而不应勉强保留迷走神经腹腔支。

五、研究方向

在人工智能日益发展的今天，对于胃癌的早期诊断来说是个契机，利用人工智能技术结合内镜及影像学，力求更加准确地筛检出早期胃癌，将会是早期胃癌诊断领域的研究热点。此外，液体活检在胃癌早期诊断的应用也同样值得期待，循环肿瘤细胞（CTC）、细胞游离 DNA（cfDNA）、循环肿瘤 DNA（ctDNA）检测是目前的研究热点。其次，术前准确判断早期胃癌的淋巴结状态，对于早期胃癌的治疗方式选择至关重要。如何根据现有的检查检测手段，结合患者临床特点、肿瘤生物学行为，进行深入分析，进一步筛选出淋巴结转移风险较大的患者，仍需大规模临床研究探索。另外，淋巴结转移机制的基础研究、分子生物学研究，也会为临床判断淋巴结转移状态提供有力线索。早期胃癌治疗的重点是在保证肿瘤根治性和安全性的前提下，尽量减少患者创伤，保留器官功能。前哨淋巴结导航手术、腹腔镜手术、功能保留手术为胃癌手术的精准化提供了契机，对于改善患者术后生活质量有着重要的意义及广阔的前景，但距离临床规范化应用仍有一定距离。

（韦净涛　金成根）

参考文献

[1] Mnig SP, Hlscher AH. Clinical Classification Systems of Adenocarcinoma of the Esophagogastric Junction. Recent results in cancer research. Fortschritte der Krebsforschung. Progrès dans les recherches sur le cancer, 2010, 182:19-28.

[2] Sharma P, Dent J, Armstrong D, et al. The development and validation of an endoscopic grading system for Barrett's esophagus: the Prague C & M criteria. Gastroenterology, 2006, 131(5):1392-1399.

[3] Odze RD. Pathology of the gastroesophageal junction. Semin Diagn Pathol, 2005, 22(4): 256-265.

[4] Wallner B. Endoscopically defined gastroesophageal junction coincides with the anatomical gastroesophageal junction. Surg Endosc, 2009, 23(9):2155-2158.

[5] Tokunaga M, Ohyama S, Hiki N, et al. Endoscopic evaluation of reflux esophagitis after proximal gastrectomy: comparison between esophagogastric anastomosis and jejunal interposition. World J Surg, 2008, 32(7):1473-1477.

[6] Li H, Fang W, Yu Z, et al. Chinese expert consensus on mediastinal lymph node dissection in esophagectomy for esophageal cancer (2017 edition). J Thorac Dis, 2018, 10(4):2481-2489.

[7] Li B, Hu H, Zhang Y, et al. Extended right thoracic approach compared with limited left thoracic approach for patients with middle and lower esophageal squamous cell carcinoma: three-year survival of a prospective, randomized, open-label trial. Ann Surg, 2018, 267(5):826-832.

[8] Yang K, Chen H N, Chen X Z, et al. Transthoracic resection versus non-transthoracic resection for gastroesophageal junction cancer: a meta-analysis. PLoS One, 2012, 7(6): e37698.

[9] Japanese Gastric Cancer Association. Japanese gastric cancer treatment guidelines 2018 (5th edition). Gastric Cancer, 2021, 24(1):1-21.

[10] Kumagai K, Shimizu K, Yokoyama N, et al. Questionnaire survey regarding the current status and controversial issues concerning reconstruction after gastrectomy in Japan. Surg Today, 2012, 42(5):411-418.

[11] Nakamura M, Nakamori M, Ojima T, et al. Reconstruction after proximal gastrectomy for early gastric cancer in the upper third of the stomach: an analysis of our 13-year experience. Surgery, 2014, 156(1):57-63.

[12] Sakuramoto S, Yamashita K, Kikuchi S, et al. Clinical experience of laparoscopy-assisted proximal gastrectomy with toupet-like partial fundoplication in early gastric cancer for preventing reflux esophagitis. J Am Coll Surg, 2009, 209(3):344-351.

[13] Tanaka H. Advances in cancer epidemiology in Japan. Int J Cancer, 2014, 134(4):747-754.

[14] Bu Z, Ji J. Controversies in the diagnosis and management of early gastric cancer. Chin J Cancer Res, 2013, 25(3):263-266.

[15] Sano T, Kobori O, Muto T. Lymph node metastasis from early gastric cancer: endoscopic resection of tumour. Br J Surg, 1992, 79(3):241-244.

[16] Gotoda T, Yanagisawa A, Sasako M, et al. Incidence of lymph node metastasis from early gastric cancer: estimation with a large number of cases at two large centers. Gastric Cancer, 2000, 3(4):219-225.

[17] Takeuchi H, Kitagawa Y. Sentinel node navigation surgery in patients with early gastric cancer. Dig Surg, 2013, 30(2):104-111.

[18] Cozzaglio L, Bottura R, Di Rocco M, et al. Sentinel lymph node biopsy in gastric cancer: possible applications and limits. Eur J Surg Oncol, 2011, 37(1):55-59.

[19] Kitagawa Y, Takeuchi H, Takagi Y, et al. Sentinel node mapping for gastric cancer: a prospective multicenter trial in Japan. J Clin Oncol, 2013, 31(29):3704-3710.

[20] Park J Y, Kim Y W, Ryu K W, et al. Assessment of laparoscopic stomach preserving surgery with sentinel basin dissection versus standard gastrectomy with lymphadenectomy in early gastric cancer-A multicenter randomized phase III clinical trial (SENORITA trial) protocol. BMC Cancer, 2016, 16:340.

[21] Ajani J A, D'Amico T A, Bentrem D J, et al. Gastric Cancer, Version 2. 2022, NCCN Clinical Practice Guidelines in Oncology. J Natl Compr Canc Netw, 2022, 20(2):167-192.

[22] Smyth EC, Verheij M, Allum W, et al. Gastric cancer: ESMO Clinical Practice Guidelines for diagnosis, treatment and follow-up. Ann Oncol, 2016, 27(5):38-49.

[23] Japanese Gastric Cancer Association. Japanese gastric cancer treatment guidelines 2018 (5th edition). Gastric Cancer, 2021, 24(1):1-21.

[24] 中国胃肠肿瘤外科联盟. 中国胃肠肿瘤外科联盟数据报告(2014-2016). 中国实用外科杂志, 2018, 38(1):90-93.

[25] 近端胃切除消化道重建中国专家共识编写委员会. 近端胃切除消化道重建中国专家共识(2020版). 中华胃肠外科杂志, 2020, 23(2):101-108.

[26] 中华医学会外科学分会胃肠外科学组. 保留幽门胃切除手术专家共识及操作指南(2019版).中国实用外科杂志, 2019, 39(5):412-418.

[27] 王超杰, 徐佳, 赵刚. 早期胃癌行功能保留手术的价值和关键环节. 中国实用外科杂志, 2019, 39(5):451-454.

[28] 刘春阳, 郝迎学. 保留迷走神经胃癌根治术的研究现状与进展. 中国普外基础与临床杂志, 2016, 23(11):1407-1412.

[29] 曹晖, 赵恩昊, 邱江锋. 东西方国家对食管胃结合部腺癌外科诊断与治疗观点差异的现状和争议. 中华消化外科杂志, 2018, 17(8):788-794.

[30] 国际食管疾病学会中国分会(CSDE)食管胃结合部疾病跨界联盟, 中国医师协会内镜医师分会腹腔镜外科专业委员会, 中国医师协会外科医师分会上消化道外科医师专业委员会等. 食管胃结合部腺癌外科治疗中国专家共识(2018年版). 中华胃肠外科杂志, 2018, 21(9):961-975.

第十七章　胃癌术后随访

随着医学模式由传统生物模式向生物 - 心理 - 社会医学模式的转变，各种疾病的发生、发展均受到个人心理和社会环境的双重影响，这一理论受到越来越多的认可。满足人民群众日益增长的医学知识需求，提高基本医学素养已成为预防疾病、维护健康的重要组成部分。通常情况下，患者出院回家后并不意味着治疗的终止，大量后续的康复工作亦需要专业指导。胃癌为常见的消化道恶性肿瘤之一，具有一定的复发转移风险，因此胃癌患者在出院后的较长一段时间仍需要密切随访。胃癌手术患者因不同术式及个人恢复情况的差异，在饮食过渡方面需要一定的专业指导。胃癌术后并发症引发的迁延性或突发性腹部症状，会进一步改变患者的生活习惯、饮食方式、排便模式等生活行为，使得胃癌患者的术后照料更为复杂和繁琐，术后康复时间较其他肿瘤疾病更为缓慢。同时，也造成胃癌患者及家属更为沉重的心理、精力及经济负担。

术后随访的主要目的包括：①发现并检查患者可能出现的术后不适症状，并及时提供干预手段；②发现患者可能出现的心理问题，并及时鼓励患者前往相关科室干预；③发现尚可接受潜在根治性治疗的转移复发，即更早发现肿瘤复发或新出现的原发胃癌，并及时干预处理，以提高患者的总体生存率，改善生活质量。但目前尚无高级别循证医学证据来支持何种随访策略是最佳的。术后随访应依据患者肿瘤分期情况以及个体化原则实施。如果患者身体状况不允许接受因复发而需要的抗癌治疗，则不主张对患者进行常规肿瘤随访。同时对于缺乏维生素和矿物质的患者，建议采用饮食营养支持。

胃癌术后随访策略现状主要包括两种：①由患者主导的自我转诊策略——即按照规范告知患者随访时间范围及随访内容，由患者自行决定随访地点和时间，仅将结果汇报主诊医师进行进一步随访。此为常规随访方案，适用于一般情况较好，有一定自理能力，可自行完成按时就诊，或有固定家属陪同的患者。②由临床护理专家主导的服务策略——即由医方或者医疗服务机构的专门人员（个案管理师或临床研究协调员）负责联系安排随访检查和并发症等急症处理，本随访计划主要针对那些参加临床研究或疾病情况较重的患者。晚期疾病环境中，二线化疗和临床试验患者需要定期随访，以在显著的临床恶化之前及时发现疾病的进展。如果怀疑病情进展，应行临床病史、体格检查、血液检查及影像学检查等。

一、国际规律化随访细则

由于胃癌存在较强的生物学异质性，同时世界各国医疗环境差异较大，较为统一的随访策略细则尚未形成，仅 NCCN 指南对术后随访方案有较详细的描述。由于缺乏前瞻性研究数据，2017 年发布的第 5 版《NCCN 胃癌诊治指南》仍以回顾性研究结果和专家共识为基础制订术后随访策略。术后 5 年内的随访十分重要，随访项目主要包括全面的病史采集、体检、血液学检查（血常规、血生化）、营养状态评估、影像学检查（胸部、腹部和盆腔 CT）及胃镜等。

二、我国规律化随访细则

我国胃癌诊疗规范推荐的随访策略与 NCCN 指南的不同首先体现在随访时间节点方面。根据最新版的我国《胃癌诊疗规范（2021 年版）》，随访的主要目的是发现尚可接受潜在根治性治疗的复发转移以及更早发现复发或第二原发胃癌，以提高总生存率，改善生活质量。随访应按照个体化及肿瘤分期进行安排。一般来讲，对于分期较早的胃癌，随访频率为还是术后前 3 年每 6 个月一次，之后每年一次至术后5年；而对于进展期胃癌，随访频率为术后前2年每3个月1次，然后6个月1次至术后5年；如果病情恶化或有新发症状，则随时进行随访。此外，血液学检查项目也与NCCN指南有所差异：NCCN指南除血常规和血生化检查外并不特别推荐其他检查项目，而我国指南则增加了肿瘤相关标志物检测。某些血清学肿瘤标志物可用于胃癌术后复发与转移的监测。如CA72-4反映胃癌复发准确率较高，CA19-9偏重于反映胃癌术后肝脏转移，癌胚抗原反映胃癌术后腹膜转移的灵敏度较高。上述各指标的联合使用能提高检测效能。第10届国际胃癌大会专家组认为，断层影像检查并不能直接为患者带来生存获益，应重视断层影像检查与肿瘤标志物的联合应用。

三、CT随访的评价

计算机体层成像（CT）是评估胃癌术后复发的主要影像学手段，具有一定的不可替代性。尽管胃镜检出残胃局部复发病灶的灵敏度较高，但是否存在远处器官转移则主要依靠CT检查。然而，CT对发现非肿大的转移淋巴结、腹膜转移和远处器官微小转移灶的灵敏度较差。近年PET-CT作为一种补充影像学检查手段被广泛应用于胃癌术后复发监测及风险评估。研究结果显示，PET-CT在监测胃癌（尤其是进展期胃癌）患者术后早期复发方面有重要作用，且PET-CT检查可覆盖全身，有助于发现新增原发肿瘤。

四、胃镜随访的评价

胃癌术后的胃镜随访主要目的是在胃镜下发现新生肿瘤或原发肿瘤的复发，胃镜下可观察吻合口情况并取胃的局部组织活检以判断肿瘤复发情况。胃镜检查的策略：推荐术后1年内进行胃镜检查，每次胃镜检查行病理活检，建议患者每年进行1次

胃镜检查。对全胃切除术后发生大细胞性贫血者，应当补充维生素B_{12}和叶酸。PET/CT、MRI检查仅推荐用于临床怀疑复发，但常规影像学检查为阴性时（如持续CEA升高、腹部CT检查或超声为阴性）。

胃癌术后随访的具体方法及频率详见表17-1。

表 17-1　胃癌治疗后随访要求及规范

目的	基本策略
早期胃癌根治性术后随访	随访频率 开始术后前3年每6个月1次，然后每1年1次，至术后5年
	随访内容：（无特指即为每次） a）临床病史 b）体格检查 c）血液学检查（CEA和CA19-9） d）功能状态评分 e）体重监测 f）每年1次超声或胸、腹CT检查（当CEA提示异常时）
进展期胃癌根治性术后及不可切除姑息性治疗随访	随访/监测频率 术后前2年每3个月1次，然后6个月1次至5年
	随访/监测内容：（无特指即为每次） a）临床病史 b）体格检查 c）血液学检查（CEA和CA19-9） d）功能状态评分 e）体重监测 f）每6个月1次超声或胸、腹CT检查（当CEA提示异常时）
症状恶化及新发症状	随时随访

（何　流）

参考文献

[1] Japanese Gastric Cancer Association. Japanese gastric cancer treatment guidelines 2018 (5th edition). Gastric Cancer, 2021, 24(1):1-21.

[2] Ajani J A, D'Amico T A, Bentrem DJ, et al. Gastric Cancer, Version 2. 2022, NCCN Clinical Practice Guidelines in Oncology. J Natl Compr Canc Netw, 2022, 20(2):167-192.

[3] 国家卫生健康委员会. 胃癌诊疗规范(2018年版). 中华消化病与影像杂志(电子版), 2019, 9(3):118-144.

[4] 胡建昆, 赵林勇, 陈心足. 胃癌术后复发、转移的随访与监测. 中国实用外科杂志, 2015, 35(10): 1082-1085.

Braun 吻合　157

ERAS　305

No. 1 淋巴结　52, 89

No. 2 淋巴结　125

No. 3 淋巴结　52, 89

No. 4sa 淋巴结　125

No. 4 淋巴结　55

No. 5 淋巴结　81, 115

No. 6 淋巴结　58, 73, 103, 275

No. 7 淋巴结　119

No. 8a 淋巴结　81, 85, 111

No. 9 淋巴结　62, 85, 87, 117

No. 10 淋巴结　69

No. 11p 淋巴结　62, 87, 117

No. 12a 淋巴结　78, 113

No. 14v　73

OrVil 法 Roux-en-Y 吻合　196

Overlap 法吻合　211

Trocar 疝　121

TNM 分期　3

Uncut Roux-en-Y 吻合　173

Virchow 淋巴结　36

B

保留迷走神经手术　327

保留幽门胃切除术　6, 325

贲门部　13

贲门右淋巴结　52

C

残胃癌　265

残胃动力障碍　301

残胃空肠吻合　243

残胃全切　7

肠系膜上丛　40

F

反穿刺法　203

副交感神经　41

副右结肠静脉　106

腹腔动脉周围淋巴结　62

腹腔积液　287

腹腔镜根治性远端胃切除术　95

腹腔热灌注化疗　274

腹腔神经丛　40

腹主动脉旁淋巴结清扫　258

G

肝丛　40

肝十二指肠韧带　22, 78

肝胃动脉环　31

肝胃韧带　17, 22

肝胰皱襞　23

肝总动脉淋巴结　62

膈丛　40

J

近端胃切除术　6, 217

交感神经　41

间置空肠吻合　226

急性胰腺炎　297

急性胆囊炎　299

机械性肠梗阻　294

K

空肠空肠吻合　193, 245

L

联合肝脏切除术　254

联合肝左外叶切除术　257

联合横结肠切除术 251

淋巴结清扫 7

M

麻痹性肠梗阻 293

迷走神经后干 134

N

内脏传入纤维 41

P

脾动脉近端淋巴结 62

全胃切除术 6,183

S

食管残胃吻合 217

食管空肠功能性端端吻合 207

食管空肠吻合 239

输出袢梗阻 292

双通道吻合 231

W

胃癌扩大根治术 249

胃大弯淋巴结 55

胃底部 14

胃窦部 14

胃短动脉 28

胃短静脉 32

胃膈韧带 17,22

胃后动脉 28

胃后静脉 34

胃节段切除术 7

胃结肠韧带 18,23,56,99

胃局部切除术 7

胃空肠吻合 162

胃脾膈动脉环 31

胃脾韧带 17,23,57

胃上动脉弓 31

胃食管结合部腺癌 315

胃体部 14

胃网膜大动脉弓 31

胃网膜右动脉 27

胃网膜右静脉 32,106

胃网膜左动脉 28

胃网膜左静脉 32

胃下动脉弓 31

胃小弯淋巴结 52

胃胰韧带 18,60

胃胰皱襞 23

胃右动脉 27

胃右静脉 34

胃左静脉 34

吻合口梗阻 291

Y

胰腺损伤 296

幽门部 15

幽门上淋巴结 55,57

幽门下淋巴结 58

远端胃切除术 6,139